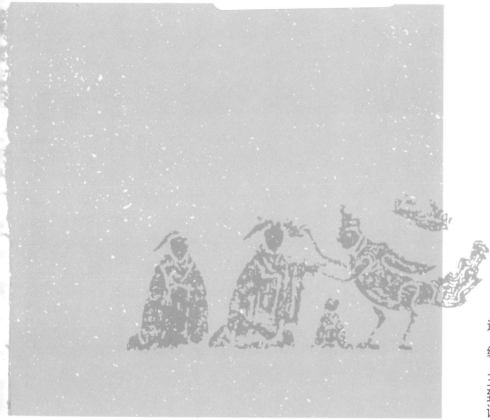

中国历代温病学·著作精选

第三辑

选编 王致谱

主　编　张志斌

副主编　吴文清

　　　　王致谱

海峡出版发行集团
THE STRAITS PUBLISHING & DISTRIBUTING GROUP | 福建科学技术出版社
FUJIAN SCIENCE & TECHNOLOGY PUBLISHING HOUSE

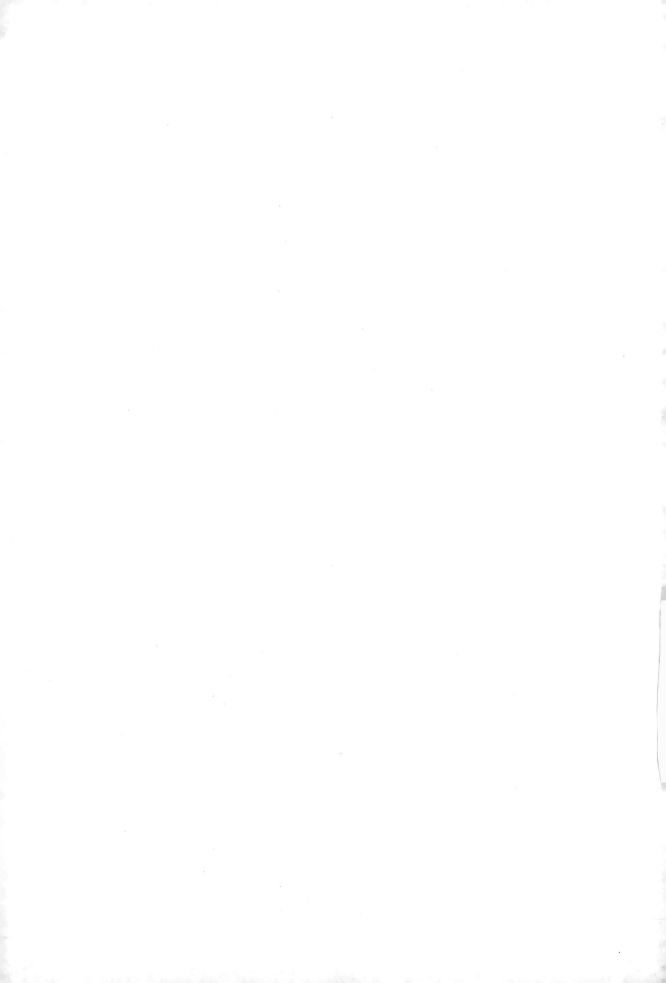

　　科学是"格致学"，包括自然科学与社会科学，属于科技文明的历史范畴，是知识体系及知识生产过程及相应的社会建制，是人类认知和智慧系统中的一种。中医药学是国学的重要组成部分，她体现了格物致知与致知格物的国学精髓，是延伸发展的深邃哲理，包括了科学史学、科学哲学、科学美学、科学社会学及各类分科之学。

　　人类生活在物质、精神、人群社会三维动态时空的复杂巨系统中，当今面临着新未知、新思考，中医药的学者们以多学科互融互鉴的方式，在科技文明历史范畴直面对世界认知的根本性问题，做新的探索，激活科技与人文的对话。在文明的视域中认识科学的意义，在科学的基础上促进文明的养育，对生生不息的新事物萌发新感悟，为中华民族的思想生机注入新活力。

　　人类社会各美其美，美人之美，美美与共，世界大同。重视始源科学（从哪里来），谋求发展科学（向哪里去）。人类总是要进化，没有一成不变，不忘根本而开放包容、以我为主而面向未来，和而不同是终极理想。这一点，正是中医药学谋求发展必须遵循的原则。不忘根源，注重中医古代原始文献的研究传承是一件重要的工作。

　　国学系农耕文明，重人伦，以"天人合德"为宇宙观、世界观、人生观。人生豪迈，家国情怀，是创新的动力。天然纯朴，保护自然，不过分地向自然索取是中华文明的特色，而创造科技文明，始于历史传承。中华民族优秀的传统文化从未断裂过，具有深广博大的包容性。中医药学是中华民族优秀传统文化的组成部分，本草学、四诊法、针灸学、方剂学等与不同的文明相互包容，在碰撞中相互融合，推进人类文明的进步。在这种碰撞发展中，前辈医家们不断总结经验，为我们留下很多宝贵的文献遗产。从东汉张仲景的《伤寒杂病论》到明末清初发展起来的温病学说，为我们现在面对突然威胁的疫病，提供了可资参考依照的宝贵历史资料。

以历史范畴看待当今科技文明的进步。一方面是"可上九天揽月，可下五洋捉鳖"的航天登月与深海探察，面对暗物质、暗能量、暗知识的发现与研发，为人类的生产生活造福；另一方面是"绿水青山枉自多，华佗无奈小虫何"，虽有基因分析，然病毒变异而疫苗跟不上防疫，治疫中医不能丢，需要中西医并重。

本次武汉的COVID-19病状，先有伏燥，继而感受寒邪形成寒燥疫，之后，再转为寒湿疫。主病在肺，涉及炎症反应、呼吸窘迫综合征及多器官毒性反应，临床全过程寒热错综、湿燥夹杂、虚实互见。史可为鉴，复习文献，提取证候要素，以"毒、寒、湿、燥、瘀、虚"为病机，结合临床特征，苔白厚腻，短气、胸痞转而气短不足以息，呼吸窘迫，毒损肺络，络瘀，血氧交换障碍，致使血氧骤降，诸经络脏腑缺氧，心悸怔忡，逆转厥脱。另据尸检病理解剖报告，两肺水肿，渗出大量黏液在肺内及胸腔，此黏液即是痰饮。由文献、临床、尸检结合，支持寒湿疫的诊断。关于治疫处方遣药，挺立一线的中医师们意志坚定多有创新，发挥了临床优势。对于毒、戾疫病的传播传变要纳入人群—自然—社会的复杂巨系统考虑，中医更重视人体的反应状态，邪与正既是对立的又是关联的。要符合邪与正对称消长，辩证交替的运动规律，平秘阴阳。

本次瘟疫全球大流行千年不遇，据运气学而论近三百年寒疫亦少见，中医药学人面临新认知、新考验。《疫证集说》记载："盖治疫，就温寒两面而言，却是温疫多而寒疫少。"自明末、清代及近现代，医家尊奉温病学派，以温邪上受首先犯肺、卫气营血为证治纲领，抗疫治病多获良效。温病学可谓是中医药学的伟大创造,高等中医教育专设有温病学科。本次寒燥、寒湿大疫的阻击战,中医药学人早期介入,全过程参与,应予认真总结,充实中医疫病学的规范内涵,切实抓紧抓好这次守正创新的良好机遇。

人类需要对自己负责任,科技文明承接过去,直面今天,展望未来。希冀人类对世界的认知发生根本改变,各民族的先进文化融汇贯通,美美与共。新型冠状病毒肺炎全球大流行,缘起"时令不正,疫疠妄行"。《素问·遗篇刺法论》记有"三年化疫"之说。丁酉年(2017年)暑夏酷热干旱,地球年平均气温升高2℃已有数年。己亥年(2019年)全球三大洋飓风频发为水祸,岁末暖冬而后阴雨,观天地阴阳、万物生灵,疠气灾疫是必然。国学以仁德至尚,道法自然,疫遂黎民之际,政令德化,举国战疫,已获阶段性成效。心若在,梦就在,张开双臂,去迎接科技文明突破预期的到来!

张志斌研究员、王致谱研究员、吴文清副研究员,是我院医史文献专业的学者,他们曾经参与主编了大型古籍整理丛书《温病大成》,受到业界的好评。在当前的新型冠状病毒肺炎全球大流行的形势下,他们重编一套精悍实用的疫病诊治相关校点本《中国历代温病学著作精选》,值得鼓励。我虽染病未愈尚在康复阶段,不敢懈怠,感谢作者的信任,故谨以数语,乐观厥成。

中国工程院院士

中央文史研究馆馆员   王永炎

中国中医科学院名誉院长

2020 年 4 月

自序

2020年新春伊始，新型冠状病毒肺炎（COVID-19），以迅雷不及掩耳之势席卷全球。人类猝不及防地陷入健康危机，甚至面临生存威胁。这不禁让人回想起，2003年春天的那场传染性非典型肺炎（SARS）使医学界经受的严峻考验。两场突如其来的灾难，大有后浪推前浪的趋势，迫使人们反思诸多的医学和社会问题。

曾几何时，由抗生素发明所引起的激动，使人们几乎产生了疾病将被征服的错觉。但是疫病，这个古老的幽灵，并不因科学昌明而隐退，它同样与时俱进，仍然徘徊在现代社会，伺机而动，再次吞噬人类的生命。艾滋病、SARS、埃博拉病、禽流感、新型冠状病毒（下文简称"新冠"）肺炎等不断出现的新型疫病，把一个又一个严峻的问题推到人类的面前，那就是现代免疫手段的发展永远赶不上病毒的变异。"道高一尺，魔高一丈"，曾经使人类在疾病面前无比自信的现代医学，正面临着最为无奈的考验。

在病毒变异，来势凶猛，而来不及研制疫苗、没有特效药的情况下，如何寻找有效的防治措施可能将成为世界医学界面临的重要使命。中医学治疗传染病的特色恰恰是不重在抓病原，而重在抓住人体对疫病的反应状态。这里的病原当然是指西医所说的病原（细菌、病毒等微生物）。所以，中医可以在西医病原尚不明确的紧急状况下，运用中医思维，中医理论和实用有效的治法从容应对。这一点通过2003年中医治疗SARS的实践，已经引起了世界医学界的关注。因此，我们在2006~2008年，整理出版了一套大型中医文献丛书《温病大成》。该丛书入选国家新闻出版总署第三届"三个一百"原创出版工程。

2020年应对新冠肺炎疫情，有许多中医药专家、医护人员与全国西医院校及军队医护人员一起，无所畏惧地逆风而行，奔赴疫情最为严重的湖北武汉抗疫第一线。从密切接触人群的防控到轻型、普通型患者及重型、危重型患者的治疗，中医药全程参与、全程发挥作用。实践证明，中西医结合能较快地改善发热、咳嗽、乏力等症状，缩短住院天数，提高核酸转阴率，有效减少轻型和普通型向重型、重型向危重型的发展，提高治愈率、减少病亡率。在一线医疗实践经验基础上，国家卫健委等主管部门以中医专家共识性的病因病机分析为依据，制定了一批中医诊疗方案，为抗击新冠肺炎起到了重要的作用。在新冠肺炎的治疗期、预防期和恢复期，中医的辨证用药都与温病的理论体系密不可分，对中医温病理论体系的研究，再次成为中医学术界关注的焦点。

中医治疗传染病的优势建立在数千年抗疫经验的基础上。回顾历史，看看中医学是如何在与疫病斗争中发展起来的，她的那些独特的思维是如何产生的，以及她的产生与发展对中华民族的繁荣昌盛起到了什么样的作用。这对我们今天在新的社会条件下如何与疫病做斗争，能提供有益的借鉴。

在西方历史上，瘟疫流行常常带来人口数量大幅度下降。如发生于公元6世纪的世界上第一次鼠疫流行，使欧洲南部失去了1/5的人口；发生于14世纪的第二次鼠疫流行，整个中东地区失去了1/3人口，其中城市有1/2的居民死亡。但是在我国古代，人口数维持相对恒定，瘟疫流行并没有引起大幅度的人口数量下降。自西汉一直到明代，我国人口数基本上在4600万到6000万之间波动，总人口数增长并不明显。

尤其值得注意的是清代。美国学者威廉·麦克尼尔撰写出版的《瘟疫与人》[1]一书中谈到了一个令人迷惑的现象，中国清代瘟疫高频率流行，人口却出现激增，从1700年的约1.5亿，至1794年增长到3.13亿，而同时期的欧洲总人口仅有1.52亿，而且是低度增长。其中的原因可

---

[1] 威廉·麦克尼尔.瘟疫与人[M].余新忠、毕会成，译.北京：中国环境科学出版社，2010.

能很多，但产生于明末、成熟于清代的温病学说也许正可以用来解释威廉·麦克尼尔的疑惑。

从现存的文字记载看，清代疫病流行的频次超过此前任何一个时期，尤其是经济文化发达、水陆交通便利、人口相对集中的江浙地区，疫病流行尤为严重。但是此时中医温病学已经诞生，并在大江南北盛行。同样也是在江浙地区，成为温病学说学术发展的中心，对温病学说发展做出杰出贡献的"温病四大家"——叶桂（天士）、薛雪（生白）、吴塘（鞠通）、王雄（孟英），均是江浙人士。他们在与疫病的斗争实践中，提出各种辨病与辨证的方法，使温病学说进一步发展起来。正是由于温病学说的产生与盛行，使清代的中国在疫病流行明显较前代严重的情况下，人口却得到了大幅度的增长。在此，笔者引用一段本人在2007年的旧作《中国古代疫病流行年表》[1]中一段文字及相关图表，大概可以显示中国古代疫病流行与人口增长之间的比较关系。

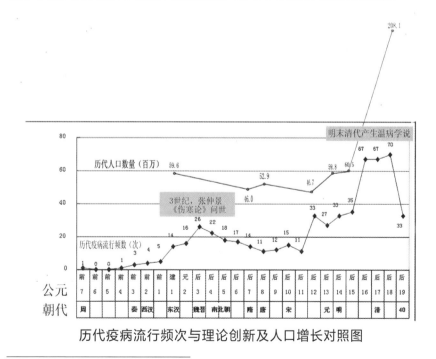

历代疫病流行频次与理论创新及人口增长对照图

〔1〕张志斌．中国古代疫病流行年表 [M]．福州：福建科学技术出版社，2007：130-132.

清代中国的人口数量有了大幅度增长，至乾隆年间，达到了2亿多……中医学在保护中国人民健康方面起到了重要作用，而又在与瘟疫作斗争的实践中发展起来。

目前，在党中央的英明决策与领导下，通过全体中西医医务人员的浴血奋战与全国人民团结一致的努力，抗击新冠肺炎在国内已经取得阶段性的胜利。在没有特效药、没有疫苗时，中医药是个好的选择。因为她有3000年的悠久历史，许多经验非常宝贵。包括这次武汉抗疫的选方用药，很多都是参考了古代中医药文献。（张伯礼向外媒介绍中国"方舱"经验：普遍采用中医药治疗）。

但是，我们必须清醒地看到，在全球范围内，形势依然很严峻，而国内，也必须提高警惕。《温病大成》出版之后，得到了很高的评价。但是，《温病大成》项目毕竟是从古文献抢救的角度出发，工作理念首先是"集大成"，要"尽量做到搜罗全面"。因此，也有读者提出，丛书篇幅太大，急用时查询不易。是否可以从文献角度再做进一步地精选，减少篇幅，让使用更为方便快捷？为回应这一要求，我们决定集中有经验的学者，精选出较为经典而实用的温疫温病相关的中医著作，重新进行整理，出版一套更为精悍的校点丛书。为当前及今后更好地应对类似传染病的突发性公共卫生事件，尽到我们医史文献工作者应有的社会责任。

2007年，我们编纂《温病大成》之时，除了"集大成"之外，还有一个工作理念是"精要求"。所谓"精要求"，体现在精选书种、精选版本、精心整理，这一点在本次编选时体现得更为突出。从大型到精悍型，图书品种的进一步精选是不言而喻的。而版本，因为前一次选择是建立在全国各图书馆普遍调研的基础上，本次就不再重新进行底本与校本的选择。我们将本次重编的重点，放在编排与整理方面。用心于做一些更为适应目前传染病诊治临床刚需的改变，更为重视瘟疫温病学术的传承，并使著作更为简洁精悍。

中医温病学说著作自明末到中华人民共和国成立之前的发展中，在起病急、传染与发展快、发热症状明显者为温病或瘟疫（包括寒疫）的共识基础上，大致又可以分为三大类。一类姑且称之谓"瘟疫类"，以吴有性（又可）《温疫论》为代表，以及按"感受戾气、寒温不同"的医学思路与表里九传辨证思想发展起来的温病学著作；另一类姑且称之谓"温病类"，以叶桂（天士）、薛雪（生白）、吴塘（鞠通）的温病学名著为代表，以及按卫气营血及三焦辨证思路发展起来的温病学著作；还有一类是出现在近代，以具体病名（部分与西医病名吻合）为阐述重点的专病著作，姑且称之为"专病类"。本丛书根据这样的三种分类，再从学术内部的发展特点出发，进行编排整理。此外，根据临床需要，还涉及体现中华人民共和国成立之前广大中医师治疫经验的温病医案。由于温病医案分散在不同的著作中，与前面三类著作收入全书不同，温病医案只选择与温病相关的医案节选收入。

根据上述原则，本丛书分为6辑，第1~3辑属瘟疫类；第4辑属温病类；第5辑属专病类；第6辑为瘟疫温病医案。

由于形势紧迫，时不我待，此丛书的编纂整理，也稍稍有一点"急就章"，欠缺与讹误恐怕在所难免。忐忑之余，希望得到读者们的批评指正。是为序。

张志斌

2020 年 4 月 23 日

校点说明

一、前设"提要"一篇，介绍本书的一般状况（作者、成书年、卷数等）、学术特色，以及本次校点版本情况。

二、尽力选取最佳底本与校本（包括主校本与他校本）。本次校勘采用"以本（底本）为主"与"以善为主"相结合的"本善兼顾"法。

三、凡底本不误而校本有误者，不改不注。底本引文虽有化裁，但文理通顺，意义无实质性改变者，不改不注。惟底本有误或引文改变原意时，方据情酌改，或仍存其旧，但加校记说明。

四、本书采用横排、简体，现代标点。容易产生歧义的简体字，仍使用原繁体。版式变更造成的文字含义变化，今依现代排版形式予以改正，如"右×药"改"右"为"上"，不出注。

五、该书药名有与今通行之名用字不同者，为便利当代读者使用，一般改用通行之名（如"黄檗"改作"黄柏"、"莪茂"改作"莪术"等）。药物异名或能体现时代用药特征的药名不改（如"栝楼"不改作"瓜蒌"）。

六、底本中医名词术语用字与今通行者不同的，为便利当代读者使用，一般改用通行或规范之名（如"藏府"作"脏腑"、"足指"作"足趾"等）。尤其是同一书用字(词)不统一或不规范时，均加统一或规范，不另出注。但经典医著中的名词术语虽与今通行者不同，不予改动（如"藏象"不改作"脏象"）。

七、底本目录与正文有出入时，一般依据其实际内容予以调整，力求目录与正文标题一致，不另加注。如原书目录分卷排列，一般全部移聚到书前，不另加注。

八、凡底本中的避讳字（影响理解原意者）、异体字（如"豆"作"荳"、"果"作"菓"等）、俗写字，或笔画差错残缺，均径改作正体字，一般不出注。若显系笔误或误用之字，则径予改正（如"日"误作"曰"、"己"误作"已"等），不出注。底本中缺字处用"□"表示。

九、原底本中的双行小字，今统一改为单行小字。原书眉批栏中之文字，根据其文意，插入正文相应的文字之后。眉批改为小字，前后用鱼尾括号（【 】）括注以为标记。

十、书中疑难冷僻字及重要特殊术语，酌情予以简要注释。

十一、为了保持原书旧貌，书中的观点及理论不作任何删改，药物剂量亦采用旧制，个别当今已禁用或改用替代品的药物也未作改动，请读者见谅。

中国历代温病学著作精选

第三辑 总目录

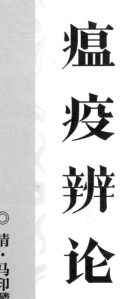

瘟疫辨论

◎ 清·马印麟 纂

提　要

　　《瘟疫辨论》为瘟疫医论著作。清·马印麟（字长公）纂，约成书于康熙四十九年（1710年）。全书不分卷，大致分为上下两册，上册论病（分56个标题），下册论方。马氏自序（雍正三年，1725年）谓"八十老人"，推算约生于清顺治二年即南明弘光元年（1645年）。

　　马氏纂著该书的目的是为了将"伤寒与时疫，辨论明白，了然胸中，直寻病源，用药无忒，俾览者易识"，故以《瘟疫辨论》为书名。虽然作者在书中只字未提吴有性，但事实上，此书确为吴有性《温疫论》张目。马氏舍弃了吴有性的戾气病因说，而全盘接受了吴有性关于瘟疫的辨证、治疗用药与预后推断，包括邪伏膜原、表里九传、攻邪不厌早等学术观点，甚至连其书上册的书目也基本同于吴氏《温疫论》。连列举的第一张方子也是吴又可的名方——达原饮。所不同的是，马氏将瘟疫常用方药凡43方综合为一册，名为"瘟疫方论"，并收载7个乡俗方，更便于读者使用。

　　此书现存有两种清代版本，即康熙四十九年（1710年）历下张廷璧校刻本（简称"张本"）与咸丰九年（1859年）聚奎堂刻本（简称"聚奎堂本"）。本次点校以张本为底本，以聚奎堂本为校本。

序

　　艺术之类，各有源流，独医卜二家权舆于上古神圣。而仙真逸士往往托以逃名，借以济世。流俗之人习其事以为生计者甚多，而妙诣者寡矣。盖自易道流于卜筮，成为市肆之业，惟医犹以躯命所关，人情不敢慢易。余于斯道未有入处，遇人有所论著，每乐谛观不倦。年来浪迹青齐，凭吊古今，有韩陵片石之感。长公马翁出其所辑《瘟疫辨论》一编，以弁简诿诿，因受而卒业焉。其于疹之原起与传变，所以异于伤寒诸症之处，能一一剖析，毫芒又为方论于后。使人知所审择而药物不至误投，其用意可为勤矣。夫善医有隐相之称，即其门如市，必身至而手及之，其所济有限。一至天行为疹，初则一家，继且传染一方，甚而遍于通都。虽有仓扁孙董，岂能一日而周？自有此编，可以广播远传，脱遘灾厉之候，审其方症而用之，无弗立效。以视身至而手及者，其所济之多寡大小，为不侔矣。然则马翁之用意勤，而隐德不更溥哉。

西吴孙其仁蒻山甫撰

叙

　　世风之不古，若也。见人之善而疑，闻人之不善而信。信则传，疑则忌，遂使宇内阐经明道之儒，异能奇术之士，抱空言而不欲自见，天下后世不获蒙其休而食其福。呜呼！此风之所以披靡而不返也。君子忍乎哉。青齐马子长公善岐黄，于瘟疫一症尤精，遂惧其学之不传，与夫俗医之或误也，于是作为辨论，思欲藏之名山，俟之其人焉。余尝谓医之为道也，主于好生，其有得于中而立之说，无非欲广厥仁术，期普其济人利物之意，此有心者所乐得而表章，俾行远而传后者也。忌也云乎哉？

　　历城赵玉张子学笃行粹，具达观之见，存不忍之心，与人为善，乐施不吝。尝从马子游而获览其藁[1]，亦深惧其学之不传，与夫俗医之或误也。慨然与曰：是余之责也。夫遂请而付诸梓。予闻而嘉之，谓其乐成人美，富而好礼也。昔先儒谓凡人随力到处有以及物，即是功业。今际昇平，圣天子矜老存孤，蠲赋恤刑，皆所以培两百之和气，跻民生于寿域。而其子能取他人寿世之书，点雠校订，且不惜重赀镌而传之，俾世之人披方对症，以收起死回生之效。斯岂非及物之功业而阴以助国家熙雍之化，养斯世和平之福者哉？他年其子荣，名仕藉其所设施足见一斑矣。余故乐为之叙，以砭世之怀忌心者。

时康熙庚寅[2]七月既望年家乡眷世弟场丘李敏祜拜题

---

〔1〕藁：通"稿"。
〔2〕康熙庚寅：即公元1710年。

目　　录

---

〔1〕瘟疫辨论大旨：原目录中无此六字，据正文补。

〔2〕辨伤寒与时疫详说：原目录中无此八字，据正文补。

〔1〕舍药治病：张本、聚奎堂本均为"舍病治药"，据正文改。

〔2〕瘟疫兼痧：原作"疫兼痧症"，据正文改。

〔3〕达原饮：自此以后凡四十三方，原为第二册目录，现移归总目录。

〔4〕活人败毒散：原为"活人败毒汤"，据正文改。

[1]增补经验效方：此六字原脱，据正文补。

[2]俗方：原作"乡俗方"，据正文改。

瘟疫辨论

古青世医马印麟长公甫　　纂

历下漪园张廷璧赵玉甫　　校

瘟疫辨论大旨

《素问》曰：冬三月，是谓闭藏。水冰地坼，无扰乎阳。盖冬令严寒，为杀厉之气。善摄生者，起居坐卧，护身周密，自然不犯寒毒。彼奔驰荷重，房劳之人，不知谨持。阳当闭藏之时，而反扰动之，则毛孔开张。腠理不固，寒毒易入，与荣卫相搏。当时壮者气行不能为害，怯者则中而成病矣。其即时而病者，名曰正伤寒。其不即时而成病者，乃寒毒藏于肌肤之间，伏于荣卫之内，至春因温暖之气而发，名曰温病。至夏同暑热之气而作，名曰热病。温热二名，直以热之多少为义。其实病原，皆由冬时触冒之所致，古人均谓之伤寒，非时行之气也。夫时行者，四时有不正之气：春应暖而反寒，夏应热而反凉，秋应凉而反热，冬应寒而反温，非其时而有其气。故一岁之中，病无长幼，率相似者，此则时行疫疠之气也。蔡君曰：瘟疫之症，虽四时寒热温凉稍有损益，未必多疫也。必兼天事之乖违，或人事之错乱，或尸气之缠染，或毒气之变蒸，各相触犯，皆能成瘟疫之病。瘟疫之人，率多火热之气。蕴蓄于房户，则一家俱病；蕴蓄于村落，则一乡俱病；蕴蓄于市厘，则一城俱病；蕴蓄于道路，则千里皆病。病状虽多，皆属热证。但去其热，而少加祛邪逐秽之品，未有不应手奏效者。但明其理，纵不善用药，但功有浅深，效有迟速耳。不得其理，妄加治疗，虚实混淆，是非纷乱，性命危于风烛矣，可不慎哉。

辨伤寒与时疫详说

仲景曰：辨伤寒与时疫，有霄壤之分。今用三承气、桃仁承气、抵当、茵陈诸汤，与伤寒方相同，何也？曰：伤寒有感冒之因，或衣单风触，或强力入水，或临风脱衣，或当檐出浴。初起头痛身疼，发热恶寒，既而四肢拘急，脉浮而数，脉紧无汗，是为伤寒也。时疫初起，凛凛恶寒，以后但热而不恶寒，一发热即口渴者是也。时疫所发，或感天时之厉气，或触时行之病气，非若伤寒从表传里而始也。伤寒一汗而解，时疫虽汗不解。伤寒不传染于人，时疫能传染于人。伤寒自毫孔而入，时疫从口鼻而入。伤寒汗解在前，时疫汗解在后。伤寒之汗表而能出，时疫之汗下而后出也。伤寒解以发汗，时疫解以战汗。伤寒不能发癍，时疫恒多发癍。伤寒初起以发表为先，时疫初起以疏利为主。伤寒与时疫，症虽不同，而所同者，皆能传胃也。时疫下后，未能即解者，何也？盖疫邪有表里分传者。在表则邪留肌肉，在里则邪留于胃。留于胃则里气结滞，表气因而不通。下之则里气开导而表气亦通，自然汗出而解也。伤寒与时疫，辨论明白，了然胸中，直寻病源，用药无忒，俾览者易识，更名曰瘟疫辨论云。

马印麟识

原　病

《类经》曰：盖春夏秋冬，四时六气，年年不移，乃岁中之主气。寒热温凉，风雨阴晴，少有损益，乃岁中之客气。生克之变化，为温热之证，亦非大疫也。按五运六气，刚柔失守，阴阳升降，不前不迁，正不退位，五行郁结，不能发越于外，乃成天地之大疫疠也。大人感之，而成瘟疫；小儿受之，多患痘疮。乃生克之流行，即安危之关系。在方隅有厚薄，在四时有盛衰。此气之来，无论老少强弱触之即病。邪自口鼻而入，故内不在脏腑，外不在经络，舍于伏脊之内，膜原之间，附近于胃，乃表里之分界，是为半表半里。即《针经》所谓，横连膜原者是，并非足少阳之半表半里也。足少阳乃六经之一，原系为表，言半里者误也。胃为十二经之海，十二经皆都会于胃，故胃气能敷布于十二经中，而荣养百骸。凡邪在经为表，在胃为里。今邪在膜原者，正当胃经交关之所，故为半表半里。其热淫之气，客于太阳膀胱经则有头项强痛，腰痛如折[1]，或发热恶寒，或恶风，脉浮缓，或浮紧，或浮数。客于阳明胃经则有身热，目痛眉棱骨痛，鼻干，不得卧，尺寸脉俱长而数。客于少阳胆经则有胸肋痛，耳聋，寒热，呕而口苦咽干。大概观之，邪客太阳居多，阳明次之，少阳又其次也。邪之所中虽殊，而病则一。凡人口鼻之气通乎天，本气充满，邪不得入，适逢亏欠，邪得乘之。昔有三人冒雾早行，空腹者死，饮酒者病，饱食者不病。疫邪所中，又何异也？若其年邪气甚厉，不论强弱，触之即病，则又不拘于此矣。其感之甚者即发，感之浅者，邪不胜正，不即发。或遇饥饱劳碌，忧思气怒，正气被伤，邪气盈溢，营卫运行之机为之阻滞，吾身之阳气，因而屈曲，故为病热。其始也，格阳于内，不及于表，故先凛凛恶寒，甚则四肢厥逆。阳气渐积，郁甚而发，故厥回而中外皆热。至是，但热而不恶寒者，因其阳气之发越也。此际应有汗，或凡无汗者，在乎邪结之轻重也。即使有汗，乃肌表之汗。若外感在经之邪，一汗而解。今邪在半表半里，表虽有汗，徒损正气，邪气深伏，何能解乎？必俟其伏邪已散，表气潜行于内，仍作战栗，邪气自内由膜原以达表，战栗止而复热。此时表里相通，故大汗淋漓，衣被湿透，邪从汗解，此名战汗。当即脉静身凉，神清气爽，顿然而愈。然有自汗而解者，即不药而自愈也。伏邪未散，所有之汗，得卫气渐通，热亦渐减，愈时复热。午后潮热者，至是郁甚，阳气与时消息也。自后但热而不恶寒，阳气之积也。其恶寒或微或甚，因其人之阳气有盛衰也。其发热，或短或长，或昼夜纯热，或黎明稍减，因其感邪之轻重也。疫邪与疟仿佛，但疟不传胃，惟疫乃传胃。始见先凛凛恶寒，既而发热，又非伤寒，寒热而兼恶寒也。至于伏邪已散，方有变证。其变或从外解，或从内陷。从外解者顺，从内陷者逆。更有表里先后之不同。有先表而后里者，有先里而

---

〔1〕 折：原作"拆"，据聚奎堂本改。

后表者，有但表而不里者，有但里而不表者，有表里偏盛者，有表里分传者，有表而再表者，有里而再里者。从外解者或发癍，或战汗、狂汗、自汗、盗汗。从内陷者，胸膈痞闷，心下胀满，或腹中痛，或燥结便闭，或热结膀胱，或胁热下痢，或恶心呕吐，谵语，舌黄、舌黑、胎刺等症。因症而知变，因变而知治，此言其大略，详见脉症、治法诸条。书曰：此际应有汗，或反无汗者，在乎邪结之轻重可知。结轻者，有汗也。何则？阳气积重，阻滞不通，是即结重。结重者，定郁极而不散，故有热而无汗。结轻者，虽郁而易散，是以有热兼有汗。结轻有汗者易治，结重汗少者难治。更以脉之数不数，参观之，则得矣。

瘟疫初起

瘟疫初起，发热恶寒，得之一二日，其脉不浮不沉而数，昼夜发热，日晡益甚，头痛身痛，其邪在伏脊之内，肠胃之间。虽头痛身痛，此邪热浮越于经，不可认为伤寒表症，辄用麻黄桂枝之类强发其汗。此邪不在经，汗之徒伤表气，热亦不减。又不可下，此邪不在里，下之徒伤胃气，其渴愈甚。宜服达原饮主之。

感之轻者，舌上白苔亦薄，热亦不甚而无数脉，一二剂自解。稍重者，必从汗解。如不能汗，乃邪气盘错于膜原，内外隔绝，表气不能通于内，里气不能达于外，不可强汗。若用发散、衣被雍遏、汤火熏蒸，便欲求汗，甚非法也。宜用达原饮主之。

感之重者，舌上白苔如积粉，满布无隙。服药后不从汗解而从内陷者，舌根先黄，渐至中央，邪渐入胃，此三消饮症也方在后。

若脉长洪而数，大汗大渴，此邪气适离膜原，欲表未表。不恶寒，反恶热，头痛，自汗，口渴，舌苔[1]，目痛，鼻干不得卧，心烦躁乱，日晡潮热，或阳毒发癍。胃热诸症。宜用白虎汤主之。

---

[1] 口渴，舌苔：此后似有脱字，然纵观全文，言"舌苔"而不言其何如者不一而足，抑为有苔之意。

如舌苔纯黄色，兼之里症，乃阳邪入胃。大便坚实，或三五日不通，发热谵语，自汗出，不恶寒。痞满燥实坚全见者、脉沉实弦数而有力者、或细弦数而有力者，用大承气汤主之。

有两三日而邪离膜原者，有半月十数日不传者。有初得之四五日淹淹慑慑，五六日后陡然而发者。凡元气胜者毒易传化，元气薄者毒不易传。设他病久亏，适染微疫，能感不能化，安望其传。不传则邪不去，邪不去则病不瘳，缠绵日久，愈沈愈伏，多致不起。如误认怯症，投以参芪，愈壅愈固，不死不休也。

传变不常

疫邪为病，有从战汗而解者，有从自汗、盗汗、狂汗而解者，有无汗竟传入胃者。有自汗淋漓，热结反甚，终得战汗方解者。有胃气壅郁，必因下乃得战汗而解者。有表以汗解，里有余邪，不因他故，越三五日，前症复发者。有发黄因下而愈者，有发黄因下而癍出者，有竟从发癍而愈者。有表症急，虽有癍，非下不愈者。此则传变不常也。有局外之变者。男子适逢淫欲，或向来下元空虚，邪热乘虚，陷于下焦，地道不通，以致小便闭塞，小腹胀痛，至夜发热。以导赤散、五苓散之类不效，投大承气汤一服，小便如注而愈者。或表有他病，一隅之亏，邪乘宿疾素所损而传者。如失血崩带，经水适来适断，心痛疝气，痰火喘急，凡此皆非常变。大抵邪行如水，唯洼者受之，传变不常，皆因人而使。盖因疫而发旧病，治法毋论其有他症，但治其疫可耳。

急症急攻

瘟疫发热一二日，舌上白苔如积粉，早服达原饮一剂。午前舌变黄色，随现胸膈满痛，大渴烦躁，此邪毒传胃也，前方加大黄下之。烦渴少减，热去六七，午前复加烦躁发热，舌上变黑生刺，鼻如烟煤，此邪毒最重，复瘀到胃，急投大承气汤。傍晚大下，至夜半热退。一日之间而有三变，数日之法，一日行之。因其毒甚，传变亦速，用药不得不紧。若忽视缓治，其症必死屡验。

表里分传

瘟疫舌上白苔者，邪在膜原也。舌根渐黄至中央，乃邪渐入胃。设有三阳现症，用达原饮。三阳加法：因有里症，复加大黄，名三消饮，三消者，消内、消外、消不内不外也。此治疫之全剂，以毒邪表里分传，膜原尚有余结者宜之。

邪热散漫

瘟疫脉长洪而数，大渴复大汗，通身发热，头痛烦渴，齿燥舌苔，目痛，鼻干，不得卧[1]，心烦躁乱，日晡潮热，或阳毒发癍，胃热诸症；伤寒三阳合病，脉浮大，腹满身重，难以转侧，口不仁[2]而面垢，谵语遗尿，名为白虎汤症。

按：白虎汤乃辛凉散表之剂，清肃化热之药也。疗阳明之郁热，烦渴，齿燥，舌刺者，非此不能除。盖已散，中结渐开，邪气方离膜原，尚未出表，而内外之气已通，故多汗，其脉洪长而数，服此汤，或战汗，或自汗而解。瘟疫初起，脉虽数，未到洪大，其时邪气尚盘错于膜原，宜达原饮服之。若用白虎，但有清热之能，而无破结之力，犹扬汤止沸耳。若邪已入胃，舌苔黄燥，腹满谵语，不大便，非承气汤不愈。误投白虎汤，既不能逐邪，徒足以伐胃气，服之邪毒反抑，脉不能行，因而细小，错误阳症得阴脉，妄言不治。见脉微欲绝，总[3]有下症，益不敢下，杂进汤药，愈投愈危。当用承气汤，缓缓下之六脉自现。

---

〔1〕不得卧：原脱，据聚奎堂本补入。

〔2〕侧，口不仁：此四字原脱，据聚奎堂本补入。

〔3〕总：当通假为"纵"。

辨论有类白虎汤症

按：白虎汤症，脉洪大而有力者为实，类白虎汤症，脉大而无力者为虚，以此为辨。

又按：阴盛格阳，阳盛格阴，二症至为难辨。盖阴盛极而格阳于外，外热而内寒不宜用；阳盛极而格阴于外，外冷而内热宜用。《经》所谓"重阴必阳，重阳必阴"，"重寒则热，重热则寒"是也。当于小便分之：便清者，外虽燥热，而中必寒不宜用；便赤者，外虽厥冷，而内实热宜用。再看口中燥润而舌苔浅深。盖舌为心苗，应南方火，邪在表则未生苔，邪入里津液抟结，则舌生苔。而滑苔白者，丹田有热，胸中有寒，邪在半表半里也不宜用。热入渐深，则舌燥而涩；热聚于胃，则舌苔而黄，宜承气汤及白虎汤。若热极，口干舌黑，乃肾水克于心火，热益深而病笃矣。然亦有苔黑属寒者，舌无芒刺，口有津液也，当用温补之剂。尤宜细辨。

论邪热盛，故脉洪大。热在表而浅，邪恶正，故恶寒。热入里而深，邪甚无畏，故不恶寒，反恶热。腹满身重，口不仁，谵语，阳明症也。面垢，少阳症也。遗尿，太阳证也。三症之中，阳明为多。属表里有邪，发表则燥热益甚，故谵语。攻里则阴气下竭而虚阳上脱，必额汗出而手足逆冷。自汗出者，三阳热甚也。与此汤解内外之热，通治阳明诸证。

内壅不汗

邪发于半表半里，一定之法也。至于传变，或出表，或入里，或表里分传，见有表，复有里，乃引经论：先解其表，乃攻其里。此大谬也。常见大剂麻黄，连进无汗，转加烦躁。何也？盖发汗之理，自内由中以达表，今里气结滞，阳气不能敷布于外，四肢未免厥逆，安能气液蒸蒸以达表也。凡见表里分传之症，务宜承气汤先通其里。里气一通，不待发散，自能汗解。

下后脉浮

里症下后，脉浮而微数，身微热，神思未清，此邪热尚留于胃也。虽无汗，宜进白虎汤，以化胃之郁热，而热自退矣。下后脉浮而数，按之豁然如无，切莫认为虚症，但进人参白虎汤，覆杯则汗解。下后脉浮而数，原当汗解，迁延日久仍不得汗者，以其素有他病，津液干枯，故不得汗，白虎辛凉以解郁热，人参补元以助津液，自然热化生津，得汗而解也。

下后脉沉

里症脉自数，得下后而脉浮者，热结开通，邪气达表，故其脉转而脉浮，当用白虎汤，汗出而解。今不得汗，后二三日转沉数者，膜原余邪复瘀到胃也，宜更下之。下后脉复浮者，仍当汗解，宜白虎汤主之。

下后身反热

应下之症，下后当脉静身凉。今反复热者，此内结开，正气通，郁阳暴伸也。瘟疫邪甚，热当渐加。如无下症，早用承气更加发热，实非承气使然，乃邪气方炽，分内之热也。若下之太早，有伤胃气。非比伤寒，有结胸痞满之变也。日后传胃，再当下之。

下后脉反数

应下失下，口燥舌干而渴，身反热减，四肢厥逆，此阳气郁伏也。既下厥回渴减，脉大而数，舌上生津，不思水饮，此里邪退去而存阴也。宜柴胡清燥汤加葛根。此症类似白虎，但热渴既减，非石膏所宜也。

余邪留伏

里证下后，热退渴减，脉亦不数，越四五日复热者，非关饮食劳复，膜原尚匿余邪，因而复热。大便不通，宜小承气汤进之，大便通而热退矣。

因症下法

瘟疫下后或一二日，或三四日，舌上复生苔刺，邪未尽也。再下之，苔刺虽未去，而锋芒已软，热渴未除，更下之。热渴减，苔刺脱，后复热，又生芒刺，宜更下之。

余里周因之，患疫月余，苔刺凡三患，计服大黄十二两，方得热不复作，其余脉悉退。所以凡下不以数计，有是症则投是药。若见理不明，中道生疑，遇此等症，反致耽搁。其中有间日一下者，有三四日连下者，有连下二日间一日者，缓急先后之间，应多与应少，与临时活法可耳。

朱海畴，时疫得下症，僵仆如尸，目闭口张，舌上苔刺。问其子所服何药，云：进承气汤三剂。每剂投大黄两许不效。余诊其脉，尚有神气，下症悉具。先投大黄一两五钱，目少动；再投舌刺软，口能言；三剂舌苔去，神思爽。四日服柴胡清燥汤，五日复生芒刺，又加烦热。再下之七日，又投承气养荣汤。热少退，八日仍用大承气汤，肢体自能转动。计半月，其服大黄二十两而愈。凡治千人不过三四人而已存案参酌。

病去结存

瘟疫下后，症脉平和，腹中有块，按之则痛，或升，或降，常作蛙声。此邪气已尽，宿结尚未除也，不可攻之，恐伤元气，于宿结又何利哉？俟饮食渐进，元气稍复，津液流通，自能传送润下也。

下 膈

瘟疫愈后，症脉平和，大便二三旬不行，作呕少食，少与汤水，呕吐愈甚，此为下膈。盖下既不通，必反于上，若进以牛黄、狗宝、藿香、丁香、二陈之类，则误矣。宜服调胃承气汤，顷下溏粪宿结，呕吐即止。慎勿骤补，如少与参、芪，下焦复闭，呕吐仍作也。

注意逐邪勿拘结粪

瘟疫可下者，有三十余症。见舌黄，心腹痞满，用达原饮加大黄下之。若邪在膜原，已有行动之机，得大黄促之而下。即使未愈，邪亦不能久羁。设一二日后，余邪入胃，仍用小承气汤，攻其余毒。大凡邪毒，贵乎早治，乘血气未乱，肌肉未消，津液未竭，使求疗之病人，不致危殆。但要察人之虚实，审邪之轻重，然后投药，则得矣。应下之病，下之无结粪，或谓下之太早故无结粪，殊不知承气本为逐邪，非专攻结粪也。若有溏粪失下，蒸作如败酱藕泥，臭不可闻者，至死不治。下之惟解溏粪，证脉和平，邪毒稍化，不必下结粪而后为行也。假如经枯血燥，年老血虚，病后血气未复，皆致燥结在经，所谓不更衣，十日无所苦，有何害也。是知燥结不致损人，邪毒为之损命也。尝见因邪致热，热致燥，燥致结，并未有燥结而致邪热也。若病久失下，燥结壅闭，瘀邪郁热，益宜得泄。下之，结粪一行，气通而邪热乃泄矣。假令后重窘急，本无结粪，宜芍药汤加大黄下之。岂因结粪而设也？乃为逐邪而设也。抑有平素大便不实，为中疫毒，胃家热甚，蒸作极臭秽恶，状如黏胶，至死不治。此应下之症，而执经论"初硬后溏不可攻"之句，诚为千古之弊。

蓄 血

大小便蓄血，便血，此因失下，邪毒久羁，血为热抟，留于肠胃，腐为黑血也。若大便反易，结粪得瘀血润下，结粪虽行，多致危殆。其有喜妄如狂者，此胃热波及于血分也，仍从胃治，宜桃仁承气汤。

辨论曰：邪热自太阴不解，传入膀胱之经，与血相抟，血自下，则热随血出，而自愈矣。若不下者，血蓄下焦，故小腹急胀，皮见青紫筋。大便黑者，乃瘀血也。胃热移于下焦气分，小便不利，热结膀胱，气滞不行也。胃热移于下焦血分，小便自利，小腹硬痛，其人如狂，热结膀胱血分也。胃实失下，至夜热者，热留血分，必致瘀血也。初起昼夜发热，日晡益甚，既投承气，昼则热减，至夜独热者，瘀血未行也，宜桃仁承气汤。服后热退身凉，此蓄血尽而热亦尽也。若妄血过多，余热尚存，犀角地黄汤调之。至夜发热，有痎疟，有热入血室者，皆不可认作蓄血下之。

衄 血

《经》曰：随经之血，走而不守，随气而行。火气逼迫，故随经直犯清道。上脑出于鼻，而为衄血；其从肺窍而出于咽者，则为咳血、咯血。其存胃中者，为守营之血守而不走。胃虚不能摄血，或为火逼，故呕吐从喉而出。《经》曰：喉与咽，二管不同也。辨论曰：口吐血出于胃，行浊道；鼻衄血出于肺，行清道。吐血之热，在腑主里；衄血之热，在经主表。杂病衄血为里热，伤寒、瘟疫衄血为表热。大凡血症，皆不饮水，惟气症则饮水。阳明病，口燥漱水不欲咽者，必衄血。伤寒当发汗而不发汗，邪热入里，逼血妄行，故见诸症。衄血者，宜犀角地黄汤。

发　黄

因疫邪传里，胃实失下，表里壅闭，瘀热与宿谷相抟，郁蒸不化，故发黄。邪人太阴，热毒固结，抟血为瘀也。蓄血但郁阳明，无关太阴，只能蓄血，不能发黄也。蓄血一行，热随血泄，黄亦随去。但治蓄血，不必治黄也。辨论：然发黄与瘀血外症及脉俱相似，但小便不利为黄，小便自利为瘀血，此为要诀。发黄之人，心脾蕴积，发热饮水，脉必浮滑而坚数。若瘀血症，即如狂，大便必黑，为异耳。凡病人身体发热，头面汗出，身无汗，齐颈而止，渴饮水浆，小便不利，如此必发黄，宜用茵陈大黄汤。

癍　疹

论曰：如锦纹者为癍，见红点如蚊蚤咬者为疹。又曰：疹轻而癍重，其色红活者轻，紫者重，黑者死，乃热极而胃烂也。皆因热甚伤血分，里实表虚，发于皮肤而为癍疹。伤寒、瘟疫，下之太早，热毒乘虚，入胃发癍。下之太迟，热留胃中，亦发癍。瘟毒发癍，冬月温暖，人感乖戾之气，至春初为积寒所折，毒气未得泄。追天气暄暖，温毒始发，肌肉癍烂，瘾疹如锦纹，宜调胃承气汤，缓缓下之。热毒发癍，与时气发癍同，或未汗下，或已汗下，热毒不散，表虚里实，热毒乘虚，入于皮肤遂发癍疹。当用化癍汤或消癍青黛饮，或调胃承气汤下之。阳毒发癍，或在暑月，长夏热极，阳气独盛，阴气暴绝，即为阳毒发癍。心躁狂走妄言，面赤咽痛，癍如锦纹，或下利赤黄，其脉洪实，或滑促。宜青黛消癍饮，或黄连解毒汤、犀角地黄汤，选而用之。

又论曰：邪留血分，里气壅闭，非下则癍不出。癍出而毒邪未解，癍已出不可大下，总有下症，少与承气汤，缓缓下之。若大下，恐癍毒内陷而危，宜进托里举癍汤。

又论曰：癍证有六。曰伤寒发癍，或下早或下迟也。曰温毒发癍，冬月感寒至春始发也。曰热病发癍，冬时感寒，至夏乃发也。曰时气发癍，天疫时行之气也。治略相同。曰内伤发癍，先因伤暑，次食凉物，逼其暑火浮游于表，宜加香薷扁豆。曰阴症发癍，元气大虚，寒伏于下，逼其无根失守之火，上烁熏肺，传于皮肤，淡红而稀少也，宜大建中汤，误投寒剂则殆矣。

谵 语

辨论曰：谵语有三症，有谵语，有郑声，有神昏，三证当分。谵语为实，实则乱言无次也，调胃承气汤主之。郑声为虚，一语频言也，白通汤主之。邪热已退而复谵语者，名曰神昏。应下失下，内热烦渴谵语，今下之，热渴既减，下症悉去，五六日后，复谵语声细，脉数无力者，此邪气去而心神未安也，名曰神昏谵语，宜清燥养荣汤加朱砂。又论曰：大小便利，手足厥冷，脉微细者，必郑声也。大便秘，小便赤，手足温和，脉洪数者，必谵语也。以此相参，然后用药万全矣。大便通而错语者，宜黄连解毒汤。大便秘而错语者，宜承气汤，胃有燥粪，令人错语。正热盛，亦令人错语。有胃实谵语者，身热汗出，大便硬为胃实，宜调胃承气汤主之。有因发汗过多，亡阳谵语者，不可下，此为津液不和，与柴胡桂枝汤和其荣卫，以通津液，然后自愈，不可作燥粪攻之。又云：阳明多血多气，法多自汗，过汗亡液，无水以制火，胃有燥粪，结而不下，故妄言妄见也。有自下利谵语者，有燥粪也，宜调胃承气汤，或小承气汤。有下后谵语者，胸满烦惊，小便不利，身重不可转侧者，柴胡加龙骨牡蛎汤。大抵谵语是热，属阳，而反见阴症者逆。

战 汗

疫邪先传表，后传里，忽得战汗，邪气输泄，当即脉静身凉，烦渴顿除。三五日后，阳气渐积，必致反复，盖表邪已解，里邪未尽故也，下之即解。若邪气留胃，热势不胜，日后作战汗方解。疫邪表里分传，里气壅闭，非下不汗，下之未尽，日后复热，当复下、复汗。下后烦渴减腹满去，或思食而不知味，里气和也。若表未退，脉浮，此邪气留连，表未解也，当得汗解。若未得汗，以柴胡清燥汤和之。服后不得汗，宜从渐解，不可苛求其汗。应下失下，热耗津液，致不能汗，以汗为津液之所化也，当服解热生津之味而汗自出。服后热不退，汗不出者死。战汗后越二三日，反加腹痛，邪未尽而欲作痢也，宜芍药汤和之。

自　汗

自汗者，不因发而自出。伏邪内散，表里通和，汗自出也。若汗自出，脉洪而数，身热大渴，此名白虎汤症也。

发斑战汗合论

凡疫邪留于气分，解以战汗；留于血分，解以发斑。气属阳而轻清，血属阴而重浊，是以邪在气分则易疏透，邪在血分恒多胶滞，故阳主速而阴主迟。所以从战汗者可使烦解，从发斑者当图渐愈。

邪在胸膈

瘟疫胸膈痞闷，心烦喜呕，欲吐不吐，虽吐而不得大吐，腹不满，欲饮不能饮，欲食不能食，此疫邪留于胃膈，宜瓜蒂散吐之。

数下亡阴

下后邪未尽，不得已数下之。两目无神，舌上干枯，唇口燥裂，以其人素禀阴虚，今复下之，重亡津液，宜清燥养荣汤。若热渴未除，里症仍在，宜承气养荣汤。

下后间服缓剂

下后或数下，膜原尚有余邪传胃，邪与胃气相并，故热不能除。宜暂停药石，俟余邪聚胃，再下之。下后宜进柴胡清燥汤，以清余热。

补泻兼施

应下失下，邪毒壅闭，耗气搏血，精神殆尽，邪火独留，循衣摸床，妄言撮空，乃胃热也。此失下之症，邪火未除，元神将脱也。攻补两难，不得已用陶氏黄龙汤，为死里求生之法。

娄全善曰：尝治循衣摸床数人，皆用大补气血之剂，因久有虚症，故用补。时疫患循衣摸床，乃邪热盛而元气虚也，用承气汤，缓缓下之而愈者，亦有数人。脉弦者生，涩者死，是阳症见阴脉者死。弦者，阳也；涩者，阴也。

妄投破气

香燥破气，异其宽胀，此大谬也。气滞食壅，枳实、槟榔、香砂、豆蔻消胀，此定法也。殊不知瘟疫之症，客邪乘害本气，客邪一除，本气自然通泰。若专于破气，毒邪何自而去？胀满何由而消耶？非用小承气汤勿愈。

寒凉遏邪

瘟疫结于膜原，昼夜发热，日晡益甚，与瘅疟相似。但瘅疟热短，过时如失，疫症热长，十二时中，不过暂缓一二时而已。邪客膜原，用达原饮以驱毒邪，此正治之法也。及邪入胃腑，口燥舌刺，心腹胀满，下症已具，当以承气投之。无识者，误认热为火邪，杂用芩、连、栀、柏等味，愈投愈危。不知瘟疫乃胃中结邪，结邪不去则热不除。大黄之性走而不守，黄连之性守而不走，若用黄连非但不能退热，且能郁遏邪气，外则身凉，内则壅热，迁延待毙，可不慎欤。

大　便

疫邪自利下清水，心下结硬，口中燥渴，用大承气汤下之，此通因通用之法也。若人素有湿热客邪入胃，终不能结，设泥于伤寒"初硬后溏"之说，失于下攻，延迟日久，蒸作极败黏腻之物，虽下不救，讵不谬乎？古人云：下如污泥者死，此之谓也。愈后大便数日不行，并无热症，此血枯肠燥，不可攻伐，俟其饮食渐加，肠中燥润，不期而日行也。如不能行，用蜜导法可也，或胆导法。

小　便

热入膀胱，干于气分，下如浊泔；干于血分，溺赤如胶。热留小肠，小便短数。须知温疫之热，入于膀胱，膀胱自病，乃胃家移热于下焦也，其治在胃。干于气分用猪苓汤，干于血分用桃仁汤。

脉 厥

瘟疫得里症，神色不变，言动自如，六脉如丝欲绝，或一手先无，或两手俱无，此皆应下失下，内结壅闭，营气逆内，不能达外，以致脉厥也。若用寒凉之味，抑遏其热，其邪愈结，脉愈不行。愚者认脉微欲绝，谓阳症得阴脉，委而弃之，误人甚矣。或用生脉散，祸不旋踵。宜承气汤缓缓下之，六脉自复。屡用屡验。常见历下，有认作脉脱，作纯阴治之，用桂附参芪之类，大补回阳之剂，下咽立毙者亦有数人，可不叹哉！

呃 逆

呃逆者，气逆上奔也。疫邪失下，胃中结热，不能下达，胃气逆行。热者寒之而自愈，结者攻之而自安也。有过用寒凉遏邪，以致呃逆，当用承气汤下之。

蛔 厥

蛔厥者，手足冷而吐蛔也。疫邪传里，胃中热炽，蛔不自安，故从上出也。有热渴者，黄连解毒汤。有下症者，用承气汤。

阳厥似阴

阳厥者，手足冷而不过肘膝也。若阴厥，则肘膝皆冷矣。或六脉无力，或脉微欲绝，外症虽阴，内则气喷如火，口鼻龈烂，烦渴谵语，口干舌燥，舌苔黄黑，或生芒刺，心腹痞痛，小便赤色，大便燥结，皆系阳症无疑。不可因其厥冷而误认为寒症也。

舍药治病

疫病本热，因用寒凉大过，变为四肢厥冷，僵仆如尸，此时当权用热药，舍病救误，良有以也。

劳复、食复、自复

疫邪已退，脉症和平。若元气未复，或因劳动，遂致发热，前症复发，此谓劳复。轻则静养可痊，重则补养而愈。吞酸作嗳，心胸满闷，或发热者，此名食复。轻则损谷自愈，重则消导方痊。如伏邪未尽，而发热者，此名自复。当问前得何症，所发何药，少投前药，以彻其余邪，自然获愈。

疫兼感冒

疫邪伏而未发，忽因风寒外感，触动疫邪，相因而发。症见头痛身痛，恶寒发热，当汗之而解。汗后潮热烦渴，不恶寒，但恶热，此外感去，而疫邪发也，当从疫治。

疫兼疟疾

疟疾数发后，昼夜发热而渴，不恶寒，舌生苔刺，心腹痞闷，饮食不思，此疫邪隐匿于疟中也。以疫法治之，后得脉静身凉，苔刺如失，或一日发，或间日发，恶寒发热如期者，此疫去而疟邪未尽也，当以疟法治之。

疫兼痢疾

《经》云：夏伤于暑，秋必疟痢。皆热毒也。热感于皮毛躯壳，则为疟，热伤于肠胃脏腑，则为痢。古人有以活人败毒散，治下痢脓血，身发热者。喻嘉言取而用之，为逆流挽舟之法，引邪而出之于外，则危症可安，死症可活。下痢脓血，更加疫气，必中外皆热，口干舌苔，腹痛里急。一人病重，能传一室，一家病起，传染一方。宜败毒散，先解其表。热势渐平，继以承气汤，以攻其里。脓血稍淡，进以黄连解毒汤，以清其热毒，二三剂可得愈矣。

疫兼暑热

疫邪至夏因暑热相因而发，元气愈亏，而邪热重加于新受之暑热，以致心腹痞闷，或胀或痛，胃气不清。但见此症，即当用解疫却暑之剂，不必拘于日期，邪传胃之说也。先治其疫，疫解而暑热亦从而退矣，宜用五瘟丹一二服而愈。

瘟疫兼痧

其症发热如蒸，两肋胀满，胸闷气急，心如火灼，烦躁不宁，口干舌涩，目胀面赤，身现紫点，隐伏不出。俗云：有羊毛疔之说。细看毛孔中，有深窝处便是。其症甚速，迟则不救。即将病人前心后背，用针各挑数十处，挑出如羊毛之形，其心烦自安。宜用运气五瘟丹，清热解毒，镇心安神。或用消癍青黛饮，去人参，加大黄，下之而愈。

汗下后周身尽痛不能转侧

若大汗下之后，表里症悉除，脉迟而细，周身尽痛，不能转侧，此汗出太过，阳气未复，非表症也。俟其谷食渐进，阳气自回，勿药而愈也。

瘟疫九传治法

表而不里者，头痛身痛，发热，凛凛恶寒，谷食稍进，无烦渴、胸满、腹胀等症，此邪气外传也，可得瘕、得汗而愈。汗出而热不退者，白虎汤。瘕出不透而热不退，宜举瘕汤。若瘕不透，汗出不彻，宜白虎举瘕合用。

表症复感

表而再表者，邪发未透，膜原尚有邪气隐伏。或二三日后，三四日后，依前发热，脉洪而数。及其解也，瘕者仍瘕，汗者仍汗。未愈者，如前法治之。

里而不表

无头痛身痛之症，惟有胸膈痞满，欲吐不吐，即少吐而不快，此邪传里之上者，宜瓜蒂散吐之。邪从吐减，邪尽病已。邪传里之中下者，心腹胀满，不呕不吐，或燥结便闭，或热结旁流，或协下热痢，并宜承气以导其邪，邪减病减，邪尽病已。上中下皆病者，不可吐，吐之为逆，但用承气导之，则在上之邪顺流而下，呕吐自止，烦满渐除。

里病复感

愈后三四日，或四五日者，前症复发，在上者仍吐，在中下者仍导之。

表里分传

邪伏膜原，表里相兼也。在表现表症，在里现里症。今表里俱病，内外壅闭，既不得汗，复不得下。此不可汗，即强求其汗，亦不可得。宜投承气，先通其里，里气一通，内无壅闭，里气尽达于表，或瘀或汗而解也。

表里分传而再分传者，乃膜原尚有余邪未尽也，以三消饮治之即愈。

表胜于里者，表症多而里症少也，当治其表，里症兼之。里胜于表者，里症多而表症少也，当治其里，表症自愈。先表而后里者，但有表症，而无里症，宜达原饮。嗣后发热，脉洪而数，自汗而渴，此邪离膜原，未能出表也，宜白虎汤。邪从汗解，脉静身凉而愈。或二三日，或四五日后，依前发热，宜达原饮。甚至胸腹胀满，烦渴热甚，舌生苔刺，加大黄微利之。

先里而后表者，始则发热渐加，里症下之，里症悉去。二三日后，复发热，头痛，身痛，烦闷而渴，宜白虎汤。服后不得汗，乃津液枯竭也，加人参，覆杯则汗解。

妇人时疫

妇人时疫，与男子无二。惟经水适来适断，时则有异也。疫邪大都入胃，偶因经水适来，行而不止。血室空虚，疫邪乘虚而入。昼则安静，夜则发热，谵语如见祟状，宜小柴胡汤，去半夏，加生地、丹皮治之。经水适断，疫邪内抟，血结不散，邪无出路，昼则热轻，夜则热重，谵语发渴，此热结瘀血也，用小柴胡去半夏，加花粉、桃仁、红花、丹皮、犀角、生地等味，以破血逐邪。如腹满而痛不大便者，前方中加大黄，微利之。

妊娠时疫

　　孕妇时疫，勿执安胎为主，而妄用参、芪。设或用之，补住邪气，结热不散，扰动胎气，必至子母俱伤。孕感疫邪，发热烦渴，舌有白苔，邪未入胃者，宜用凉膈散，去硝黄。寒热如疟者，以大柴胡汤下之。或曰：孕投承气，得毋有堕胎之患乎？予曰：服之不惟不堕，且能安胎。结粪瘀血，肠胃间事也，胎击于伏脊之间，肠胃之外，胎与肠胃绝不相关。大黄之性，荡肠胃而破燥坚，未闻能下胞孕也。服之有何害也？惟芒硝不可用耳。盖芒硝乃软坚之物，用之能使胎化为水也。

新产时疫

　　产后去血过多，冲任俱虚，与夫素有崩漏，经气久虚，皆能受邪，与经水适来同法治之。

小儿时疫

　　小儿筋骨柔脆，初感风寒，而耐寒热，定然发搐、发惊。庸医辄用抱龙丸、朱砂安神丸之类，镇定外邪，壅闭邪气，以致胸膈烦闷，气高而喘，愈投愈危，临死不救者甚多。况疫毒较外感更厉，不论老幼，皆能传染，宁小儿独无此症乎？感之则烦渴壮热，气喷如火，舌苔干燥，啼哭不已，见此等症，乃疫邪传胃也。呕吐恶心，渴而下痢，利下之物乃青黄臭水，此协热下痢也。角弓反张，两目上吊，如发惊搐，乃疫邪游溢经络，而不能顺，故发此症。不可认作惊治，宜逐邪清热兼解疫毒。

瘟疫方论

达原饮 治瘟疫初起二三日，脉不浮不沉而数，昼夜发热，日晡益甚，头痛身痛，病在半表半里，不可汗下，宜用此调和之剂。

槟榔二钱　厚朴姜汁炒，一钱　草果仁五分，研　知母一钱　白芍一钱　黄芩一钱
甘草五分

姜三片，水二盅半，煎至一盅，临卧空心温服，渣再用水二盅，煎至八分服。

按：槟榔能消能磨，除伏邪，为疏利之药，又除岭南瘴气。厚朴破滞气所结。草果辛烈气雄，除伏邪盘错。三味协力而攻，使邪气冲散，速离膜原，是为达原也。热伤津液，加知母以滋阴。热伤荣气，加白芍以和血。黄芩清燥热，甘草为和中。以前四味，如渴与饮，不过调和之剂，非退病之药也。

凡疫邪游溢诸经，当随引经药，以助发泄。如胸胁痛，耳聋，寒热，呕而口苦，此邪热客于少阳经也，本方加柴胡一钱。如腰背头项痛，此邪热客于太阳经也，本方加羌活。如目痛，鼻干，不眠，此邪热客于阳明经也，本方加葛根。

三消饮 消内，消外，消不内外也。此治疫之全剂，以毒邪表里分传，膜原尚有余结者宜之。

槟榔二钱　草果五分，研　厚朴姜汁炒，一钱　大黄一钱　葛根一钱　羌活一钱　柴胡二钱
甘草五分　知母一钱　白芍一钱　黄芩二钱

姜三片，水三盅，煎一盅，不拘时温服。

白虎汤 通治阳明诸症，脉洪数滑大而长，不恶寒，反恶热，头痛，自汗，口渴，舌苔，目痛，鼻干，不得卧，心烦躁乱，日晡潮热，或阳毒发癍，胃热诸症。

石膏火煅，亦有生用者，一两六钱　知母六钱　甘草二钱　粳米二合

先煮石膏数十沸因味淡难出，再投药并米，米熟汤成，温服。

热淫于内，故以知母。热则伤气，必以甘寒为助，故以石膏。盖甘寒泄中带补，津液内燥，故以甘草、粳米，甘平益气，缓之为使，不致伤胃也。石膏、甘草，不但清里，兼能发表，然必实热方可用。或有血虚身热、脾虚发热及阴盛格阳，面赤烦

躁，类白虎汤症误投之，不可救也。

白虎加人参汤 伤寒瘟疫大汗出后，烦渴不解，脉洪大者；伤寒若吐若下后，七八日不解，热结在里，表里俱热，时时恶寒，大渴，舌上干燥而烦，欲饮水数升者；伤寒无大热，口燥渴，心烦，背微恶寒者，并主之。

人参二两　知母一两五钱　甘草炙，五钱　糯米一合　石膏四两，碎，绵裹

上剉如麻豆大，每服抄五钱，水一盏半，煮至八分，取米熟为度，去渣温服。

大承气汤 治伤寒或瘟疫，或时行有余热症，阳邪入里，胃实不大便，自汗出，不恶寒，发热谵语，狂言妄见，口燥舌干，渴饮水浆，或壅闭烦闷，痞满燥实，及三焦大热，脉沉实、沉数，或弦数有力者，或细弦带数小而有力者。

大黄酒洗，或二三钱，或加至五钱　枳实一钱五分　厚朴一钱五分　芒硝一钱

先煎朴、实将熟，再入大黄煮二三沸，倾碗内，和芒硝服，得利则止。

按：大黄必用酒洗，若邪气居高，非酒不到。若生用，则遗高分之邪热，病愈后，变生目赤、喉痹、头肿、头痛、膈上热痰。又云：去实热，必用大黄，无枳实则不通。盖阳明属土，大黄治大实，芒硝治大燥大坚，二味治有形之血药。厚朴治满，枳实治痞，二味治无形之气药。然非大实大满，不可轻投，恐有寒中结胃，痞气之变。又云：大承气治阳明内痞，乃邪入胃腑，痞满燥实全见者，当用此下之。阳明外症身热自汗出，不恶寒反恶热是也，此为在经，仍当汗散。又云：欲行大承气，先与小承气，若腹中转矢气者，有燥粪也，可以大承气攻之。若不转矢气者，此但初硬后溏，不可攻之，攻之必胀满，不能食也。

小承气汤 治伤寒瘟疫阳明症，谵语便硬，潮热而喘，及杂病，三焦痞满不通。

大黄或三钱，或四五钱　厚朴姜汁炒　枳实各二钱

姜一钱。水煎服。

邪在上焦则满，邪在中焦则胀，胃实则潮热犹如水之潮其来有时，阳明燥金旺于申酉，故曰晡潮热。伤寒、瘟疫潮热，为胃实无虚症。又云：胃热于肺则喘，阳邪乘心则狂，故谵语。又云：大承气汤通治三焦，小承气汤不犯下焦，调胃承气汤不犯上焦。

调胃承气汤 治伤寒瘟疫阳明症，不恶寒，反恶热，口渴，便秘，谵语，腹满，中焦燥实及伤寒吐后腹胀者。阳明症，不吐不下而心烦者。

大黄酒洗，或二三钱　芒硝一钱　炙草八分

先煮大黄、甘草，熟，去渣，下硝，煮二三沸，顿服之。

邪在表，则身热汗出而恶寒，邪已入里，则表症罢，故不恶寒。身热汗出而不恶寒者，汗出亡津，邪又入里，故口渴便秘。无水以制火，内有燥粪，故妄言妄见而谵语。论烦：吐后烦为内烦，下后烦为虚烦，不吐不下心烦者，为胃有郁热。

桃仁承气汤　治伤寒外症不解，热结膀胱，小腹胀满，大便黑，小便利，躁渴谵语，蓄血发热如狂，及血瘀胃痛、腹痛、胁痛、疟疾实热，夜发痢疾，蓄血急痛等症。

芒硝一钱　肉桂二钱　炙甘草二钱五分　大黄一两　桃仁去皮尖，一钱

上咀[1]，每服一两，入姜同煎，服。

足太阳药也。大黄、芒硝荡热去实，甘草和胃缓中，此调胃承气汤也。热甚抟血，血聚则肝燥，故加桃仁之苦甘，以润燥而缓肝，加肉桂之辛热，以调荣而解外，直达瘀所而行之也。

犀角地黄汤　治伤寒及瘟疫，应发汗而不发汗，内有瘀血，胃火热盛，吐血、衄血、嗽血、便血、蓄血如狂，漱水不下咽及阳毒发斑。

生地二两　白芍五钱　丹皮五钱　犀角一钱五分，角尖尤良，作器物者不用

水三大盅，煎一盅二分，将犀角磨水调服。热甚者加黄芩五钱。

按：此足阳明胃经、太阴肺经。盖血属阴本静，因诸经火逼，遂不安其位而妄行。犀角大寒，解胃热而清心火。芍药酸寒，和阴血而泄肝火。丹皮苦寒，泄血中之伏火。生地大寒，凉血而滋水，以其平诸经之僭逆也。

黄连解毒汤　治一切火热，表里俱盛，狂躁烦心，口燥咽干，大热干呕，错语不眠[2]，吐血衄血，热甚发斑。解毒热，除酷热，饮酒复剧者。

黄连二钱，酒炒　黄柏一钱五分，炒　黄芩二钱　栀仁炒，一钱五分

水二盅，姜二片，枣一枚，煎一盅，不拘时服。如瘟疫热症，恐寒凉遏邪，必加大黄以疏通。如心火血热太甚，必加生地、丹皮。

---

〔1〕咀：咀音府（fǔ），指中药加工方法的一种，最初用嘴嚼碎，后亦用其他工具锉碎、切细。

〔2〕眠：眠（shì），同视。

邪入大肠则狂，心为热所扰则烦躁。口燥咽干，火盛津枯也。干呕者，热毒上逆也。错语者，热昏其神也。不视者，阴未得复也。发癍，热毒入胃也。胃有燥粪令人错语，正热盛亦令人错语。若大便秘而错语者，宜承气汤；大便通而错语者，宜黄连解毒汤。伤寒瘟疫衄血吐血者，当汗不汗，蕴热逼血上行也。

茵陈大黄汤 治疫邪传里，遗于下焦，小便不利，外无输泄，入于太阴，郁蒸为疸，目黄如金。

茵陈二钱　栀子一钱　大黄五钱　生姜三片

水煎服。

按：茵陈治疸退黄之圣药。今疫邪传里，小便不利，用山栀以导小肠屈曲之火，郁热既除，小便自利。要知发黄为标，小便不利为本。小便不利，病原不在膀胱，乃胃家移热也。当以小便不利为标，胃实为本，是以大黄为专功，山栀次之，茵陈又其次也。若去大黄，而仅服山栀、茵陈，是忘本治标，鲜有效矣。或用茵陈五苓散，不惟不能退黄，而小便反滞涩矣。旧论发黄，有从湿热，有从阴寒者，是妄生枝节，学者未免有多歧之惑。盖伤寒时疫传里，皆成热症，燠万物者，莫过于火。大热之际，燥必随之，又何暇生寒生热也。古方有承气症，便于三承气加茵陈、栀子，当随证施治，方为尽善。

瓜蒂散 瘟疫胸膈满闷，心烦喜呕，欲吐不吐，虽吐而不得大吐，腹不满，欲饮不能饮，欲食不能食，此疫邪留于胃膈，宜此方主之。

瓜蒂一钱　赤小豆二钱　生山栀二钱

水二盅，煎八分，后入小豆再煎，先服四分，不吐，再服。服之未尽，烦满如故，再煎服。如无瓜蒂，以淡豆豉二钱代之。

消癍青黛饮 治伤寒瘟疫，热邪传里，里实表虚，阳毒发癍。

青黛五钱　黄连一钱五分　犀角一钱，研水入　石膏二钱，煅　知母一钱　玄参一钱
栀子一钱　生地二钱　柴胡一钱　人参八分　甘草生，七分

姜二片，水三盅，煎一盅，入犀角水，再入醋一匙，和匀温服。

大便实者，去人参，加大黄二钱。

托里举癍汤 邪留血分，里气壅闭，非下则癍不出，癍出则毒邪未解。癍既出

不可大下，纵有下症，少与承气，缓缓下之。若大下，恐癍毒内陷则危，宜用此方。

当归　白芍各五分　升麻五分　川山甲末二钱　白芷一钱　柴胡一钱

水酒各半，煎服。

化癍汤　治胃热发癍脉虚者。

人参五钱　石膏五钱　萎蕤一钱五分　知母一钱五分　甘草一钱五分

上剉如麻豆大，每服五钱，水一盅半，入糯米一合，煎八分，取米熟为度，去渣[1]，温服。

清燥养荣汤　治数下亡阴等症。

知母一钱五分　花粉一钱　当归一钱　白芍二钱　生地一钱五分　广皮一钱　甘草七分，生麦冬二钱，去心　灯心廿茎

水煎服。

柴胡清燥汤　治下后余邪未尽。

柴胡一钱　黄芩二钱　陈皮一钱　甘草八分，生　花粉一钱　知母一钱

姜二片，水二盅，煎八分，服。

承气养荣汤　治里有余邪未尽。

大黄一钱五分　厚朴一钱，炒　枳实一钱，炒　生地一钱　当归一钱　白芍一钱　麦冬一钱知母一钱

水煎服。

柴胡养荣汤　治表有余邪未尽。

柴胡一钱　黄芩一钱五分　广皮一钱　甘草七分　生地一钱　当归一钱　麦冬一钱白芍一钱　知母一钱　花粉八分

姜二片，水三盅，煎一盅，温服。

瓜贝养荣汤　治痰涎壅盛，胃膈不清者。

萎仁去壳、油，一钱　贝母一钱，去心　苏子研，一钱　橘红一钱五分　知母一钱　花粉一钱白芍一钱　当归一钱

---

〔1〕去渣："去"字张本与聚奎堂本均脱，据文义加。

姜二片，细茶五分。水二盏半，煎一盏，临卧食远，温服。忌椒、蒜、腥。

活人败毒散 治疫痢兼症。

人参[1]　羌活八分　独活八分　柴胡一钱　前胡一钱　防风五分　荆芥五分　枳实一钱
甘草七分　桔梗一钱　木通一钱　灯心廿茎

姜二片，枣一枚。水二盏，煎八分，温服。

按：人参补元气养神之圣药，用于发散队中，并非补元之意，得其大力主持，俾邪气从表散也。伤于气分，下黄白痢，用本方加承气汤。伤于血分，下红痢，加桃仁、红花、生地等味。

芍药汤 治疫后成痢。

当归二钱　白芍二钱　厚朴一钱，姜汁炒　槟榔二钱　甘草七分　姜五片

如里急后重，加大黄三钱。红痢倍加白芍，白痢倍加槟榔。细茶五分，水三盏，煎一盏，渣再煎，全服。

凉膈散 治心火上盛，中焦燥实，烦躁口渴，目赤头眩，口疮唇裂，大小便秘，胃热发癍。

大黄二钱　连翘四钱　芒硝二钱　甘草二钱　栀子一钱，炒　黄芩二钱五分，酒炒　薄荷一钱五分　桔梗一钱　木通八分　竹叶十片

共为粗末，水二盏，煎一盏，入生蜜少许，温服。

大柴胡汤 治伤寒瘟疫，发热，汗出不解，阳邪入里，热结在里，心下痞硬，呕而下利，或往来寒热，烦渴，谵妄，腹满，便秘，表证未除，里症又急，脉洪沉实弦数者。

柴胡五钱　黄芩二钱五分　白芍二钱五分　大黄五钱　枳实三钱　半夏二钱，制

上作三服，水一盏半，煎至七分，加姜、枣同煎，温服。

表症未除者，发热，头痛，肋痛，寒热仍在也。里症又急者，痞硬，燥渴，谵狂，便秘也。脉沉实为在里，弦数者邪在少阳也，脉洪者邪在阳明也。其呕而自利者何以用之？又曰：里虚者便虽难而勿攻。里实者，虽吐利而可下。心烦喜呕，里热已

---

〔1〕人参：张本、聚奎堂本原方均无人参分量。

甚，结于胃中，故下之则愈。

小柴胡汤 治内外伤感少阳经，身热，恶寒，项强急痛，胸疼，呕吐恶心，烦渴不止，寒热往来，或时行发热，一切治之。

人参一钱　半夏一钱　黄芩一钱　柴胡二钱　甘草五分　姜二片　枣一枚

水二盅，煎八分，温服。

抵当汤 治疫症下焦实热，血蓄肠胃，此方主之。

大黄五钱　虻虫炙干，研，五分　水蛭石灰炒，五分　桃仁去皮、尖，研，三十个

水蛭非石灰炒用，入腹再生，为害尤甚。水二盅，煎至七分，去渣，温服。

按：伤寒太阳病不解，从经传腑，热结膀胱，其人如狂，血自下者愈，血结不行者，宜抵当汤。今瘟疫，初无表症，而惟胃实，故肠胃蓄血，多膀胱蓄血，宜此方。行瘀逐蓄之要剂，毋[1]论二便，并可行之。蓄血结甚，则桃仁力所不及，非此猛厉吃血之味，不足以抵当，故名。

黄龙汤 逐实补虚之剂。

大黄二钱　厚朴二钱　枳实一钱　朴硝一钱　人参一钱　生地二钱　当归二钱

水二盅半，煎八分钟，温服。

疫症失下[2]，迁延日久，以致补泄不及，然大虚不补，元神何以得复？大实不泄，邪毒何由而得去？勉用此汤逐实补虚为瘟疫之症一助云耳。

猪苓汤 治瘟疫热入膀胱气分，下如浊泔。

猪苓　泽泻　木通各一钱　滑石五分　甘草五分　车前一钱　灯心十茎

水煎，空心服。

桃仁汤 治瘟疫热入膀胱血分，溺赤如胶。

桃仁三钱，去皮、尖　丹皮　当归　赤芍各一钱　阿胶二钱　滑石五钱

水煎，空心服。

柴胡桂枝汤 治瘟疫，发汗过多，亡阳谵语者。不可下。与此药和其荣卫，以通津液后，自愈。

---

〔1〕毋：原作“母”，据文义改。

〔2〕疫症失下：此后至“猪苓汤　治瘟疫”凡69字，底本散漫不清，据聚奎堂本补入。

柴胡一钱　桂枝六分　黄芩六分　人参六分　白芍六分　半夏四分　甘草五分

姜、枣。水煎服。

柴胡龙骨牡蛎汤　伤寒瘟疫八九日，下之，胸满，烦惊，小便不利，谵语，一身尽痛，沉重不可转侧者，此方主之。

柴胡一钱　黄芩一钱　龙骨三分　铅丹三分　人参五分　桂枝七分　茯苓一钱　大黄一钱　半夏八分　牡蛎三分

姜、枣。水煎服。

白通汤　治少阴病，下利脉微者。

附子制，一钱　姜炮，五分　葱白一寸

水一盅半，煎至七分，温服。

运气五瘟丹　治时行瘟疫，发热头痛，身痛，腹痛，烦躁闷乱不安，或发瘟疹，或大便不通，或不省人事，谵语舌苔，身黄，遗溺不知，等症。并暑月时行，一切热症，神效无比。

甘草甲己年为君　黄芩乙庚年为君　黄柏丙辛年为君　栀子丁壬年为君　黄连戊巳[1]年为君　香附　紫苏

上七味皆生用，于冬至日为末，用大黄二两浓煎汤，去渣，熬成膏，和前药末为丸，弹子大，朱砂、雄黄为衣，再贴金簿，每服一丸，无根水磨服。此丸干重三钱，或大小不一，以便大人小儿加减用之。

大建中汤　治伤寒瘟疫，阴症发癍，寒甚脉微。

黄芪蜜炙，三钱　人参一钱或二钱　白术一钱五分　茯苓一钱　炙甘草一钱　半夏姜制，一钱　当归酒洗，一钱五分　川芎一钱　白芍一钱　熟地二钱　麦冬一钱，去心　肉苁蓉一钱　附子八分，制　肉桂八分

姜三大片，枣二枚。水四盅，煎一盅，温服。

阴症发癍者，或因汗吐下后，中气虚之，或因欲事损伤肾气，或因过服凉药，遂成阴症，寒伏于下，逼其无根失守之火，上烛熏肺而发癍点，其色淡红，隐隐见于肌

---

〔1〕巳：张本、聚奎堂本均作巳，据文义似当为十天干的最后一干，即"癸"。

表，与阳症发癍色紫黑者不同。此乃胃气虚极，若服寒药，立见危殆。

胆导法 治壮实人大便秘结不通。

用羊胆一个，入蜂蜜、香油各半酒盅，调匀，装入胆内，又用苇筒一个，长寸余，用刀将苇筒修圆，无棱刺为妙。将苇筒一头入胆内，外用线扎紧，一头用香油润入肛门内，用手掐胆汁入肛门内。立刻随手而下，效极。

蜜导法 治虚弱人大便秘结不通。

用蜂蜜炼如饴，入皂角末少许，搅匀，入水内，乘热捻作挺如枣核样，或如小指长，一二寸，纳谷道中，良久即通。

增补经验效方

避瘟解毒汤 治时行瘟疫，发热头痛，身痛，头眩目胀，心腹痞闷，五日以前，初觉即用此方，轻者一二服即愈，重才三四服而痊。

紫花地丁　黄花地丁即蒲公英　金银花　荆芥各二钱　葱头连须，二寸

水二盅，黄酒一盅，煎一盅，热服。日进二付，渣用水二盅，煎一盅，即刻服。

病至五日以后，甚则烦躁不安，口渴谵语，或发瘟疹癍点，红淡者轻，紫黑者重，或大便不通，或舌苔舌黄，或黑，或短缩，语言不真，或目不能视，口不能言，循衣摸床。病若至此，则难救矣。瘟毒解迟，必致损命。前方加石花二钱加大黄二钱。早服此药，万无一失。

按：上方北京胡正吾传，治探头瘟，屡用屡效。救活人多多。今康熙乙酉年[1]，历下患瘟疫诸症，死者不胜其数。温泉居弼乡焦公施此药济人，求药者其门如市。所施三月余，救活数千余人。

俗方 因天时疫疠流行，人多患瘟痧，今俗名为谷眼病。其病初觉时，头晕心乱，烦躁不宁，渐而心腹痛疼，即是此症。有紧慢之分。紧急者立刻损命，医药不能

---

〔1〕康熙乙酉年：即清代康熙四十四年，公元1705年。

治，急用银针，针大眼角内白皮、两耳梢、鼻尖信门、两眉梢穴窝处，即太阳穴，见血即愈。大凡有心腹痛者，兼吐泻，俱是此症。针后忌腥、冷、铁器、白饭、胡椒三日。初起先针鼻尖，用陈醋半碗，入银子不拘多少，用沙锅熬三四滚，临服时，再将银子入醋汤内研搅，温服，立刻回生。若治迟危急，看病人舌根下有紫疱，针破，用细盐挫患处即愈。阳丘魁元周公刻传，屡屡验过。

油痧瘴方 其症两肋胀满，筑心痛疼，或腹内搅肠作疼，头晕眼黑，或大小便闭塞，气不通畅，命在旦夕。吃棉花种油，香甜不油气为验。即刻将种油令病人吃足，或用至四五两，或半斤、一斤。若吃足，其病立愈。将油仍然吐出，分毫不少。真奇方也。屡验，屡效。

治时症锁喉黄方 此症初得，不论男妇，得之面黑，目黄，舌白语涩，牙关紧闭，胸膈痛疼，缓不过二三日即死。人皆错以乌痧瘴治之，多致误命。受异人所传，刊方施授。如遇此症，先以蓝布擦去舌白，次以钱醮盐水，刮两太阳穴出紫疱。用针刺破，出血见黄水为度。脖项两侧，亦如此治。后用：

生大黄三钱　硫黄一钱

共捣粗末，水二盅，煎一盅，温服，立愈。

哑瘴方 治挟岚瘴，溪源蒸毒之气。其状血乘上焦，病欲来时，令人迷困，甚则发躁狂妄，亦有哑而不能言者。皆由败血瘀心，毒涎聚于脾经所致。

柴胡二钱　黄芩一钱五分　半夏一钱　人参一钱　枳壳一钱　大黄二钱　黄连一钱
甘草生，七分

姜三片，枣一枚。水三盅，煎一盅，温服。

乌痧瘴方 初中头痛恶心，两肋胀痛，攻心不能坐卧。若得此症，吃黄豆无豆气便是。

车头油十二两　川黄连大者佳，三钱　乳香三钱

二味为末，入车脂内捣匀，以百草霜为衣，如绿豆大，每服七丸，无根水送下，立效。愈后一日不可进食。忌腥、冷、气恼三日。

白虎丸 治男妇患时行瘟痧，两肋胀满，攻心作痛，命在旦夕，百方不效。用此丸百发百中，下咽立刻回生。真仙方也。

千年古石灰为末，水为丸，如桐子大，每服二三钱，烧酒送下。或为末，酒调服亦可。如不能饮烧酒者，用酒少许，加滚水送下。治九种心痛，亦效。

瘟疫发源

◎ 清·马印麟 纂

提　要

　　《瘟疫发源》是一部专门从中医五运六气角度阐发瘟疫相关病源及诊治方法的著作。作者马印麟，字长公，号好生主人，古青（今山东益都县金岭镇）人。约生于1645年（清顺治二年，南明弘光元年）。自幼随祖父习医，以医行世，勤于著述，《瘟疫发源》纂修于雍正三年（1725年），全书不分卷。

　　马印麟参考张景岳《类经》中关于五运六气与疫病的论述，结合临证心得而撰《瘟疫发源》，书成之后又经三十多年的临床应用，屡验屡效，方予刊行。该书前三篇"瘟疫则验""瘟疫治法表其大略""瘟疫病按"例举马氏所处时代的疫病流行情况及其验案；后诸篇则分述五运六气基础知识、五运六气致病特点、五郁之发所致民病表现及治法等，最后附列五瘟丹、泻黄散等7首具有运气特点的疫病防治药方。书中最为突出的学术特点和贡献是对三年化疫理论的重构和应用。

　　马印麟对《素问遗篇》三年化疫理论的重构。三年化疫理论是由《素问遗篇》所详述的一种理论创见，《素问遗篇》在"司天、中运（岁运）、在泉"三者构成的常规运气格局基础上，增加天地二甲子以构建新格局，阐发天地二甲子刚柔失守导致三年化疫的原理。由于该理论所构建的新格局有悖于《素问》运气七篇的原有体系，故为后世许多医家所不屑。马印麟则试图融合《素问》运气七篇和《素问遗篇》的格局体系。他另辟蹊径，剔除了天地二甲子等概念，转从间气升降失常的角度重构三年化疫理论，并基于相同的"司天、岁运、在泉"格局，把刚柔失守三年化疫的易发年份从《素问遗篇》示例的甲子、丙寅、庚辰、壬午、戊申5个阳年拓展为10个阳年。如此既遵循了《素问》运气七篇的原有体系，又阐发了三年化疫的理论内核。而且，马氏还以其重构的三年化疫理论对明末清初的数次疫病流行情况进行阐释，是今人研究五运六气理论实用价值的重要参考史料。其所记载的疫病皆是刚柔失守当年或次年发生，甚至是跨年度持续流行，有力地佐证了三年化疫理论中的"三年之期"包括刚柔失守后的三年之内，而非当代学界一般认为的"三年之后"。

　　马印麟对三年化疫理论的临床应用。《瘟疫发源》中列有"五运详注原病"和"六气天时民病"篇，对干支年的气候、物候、病候、诊治法则等都予以详细分类阐释。尤其是在"六气天时民病"篇中，按十二年支对应的司天之气分成子午之岁（少阴君火司天）、丑未之岁（太阴湿土司天）、寅申之岁（少阳相火司天）、卯酉之岁（阳明燥金司天）、辰戌之岁（太阳寒水司天）、巳亥之岁（厥阴风木司天）六大类，对六十甲子年的运气格局、疾病特点，特别是从间气升降失常角度对瘟疫的易发年份展开详细论述，颇有参考价值。需注意的是，马氏不仅从间气升降失常角度阐发了甲子、甲午、壬子、壬午、戊寅、戊申、丙寅、丙申、庚辰、庚戌10个阳年刚柔失守三年化疫的原理，其对丙辰、丙戌2个阳年和乙丑、乙未、辛丑、辛未、丁卯、丁酉、己卯、己酉、癸巳、癸亥、辛巳、辛亥等12个阴年虽未明言"刚柔失守"，但亦从间气升降失常的角度认为这14年易发五郁或化为五疫。

在书中，马氏重点阐释疫病发生的运气学原理，所列方剂却甚简略，文末仅附方7首。第一首为诸疫通治方五瘟丹，其下6首则据六气间气受郁化疫而设，分别是：土郁为疫之主方泻黄散、水郁为疫之主方连翘解毒饮、木郁为疫之主方龙胆泻肝汤、相火郁为疫之主方凉膈散、君火郁为疫之主方竹叶导赤散、金郁为疫之主方泻白散。六方针对时疫特点，配合五瘟丹以直达病所，发挥疗效。由此可知，马印麟《瘟疫发源》一书方少药简，切合疫情期间的用药特点，其意在使医者在疫病诊治仓促之间，随学随用，简便廉验，可谓用心良苦。

《瘟疫发源》能从运气理论角度阐发疫病发生之源，又能参作者多年临证观察体悟以证之，难能可贵。其学术思想为清代温病名家刘奎所推崇，刘奎在《松峰说疫》书中列"运气"专篇，皆以《瘟疫发源》为蓝本。

《瘟疫发源》对五运六气理论的阐发启迪后人，对五运六气理论应活学活用，而非拘泥于六十甲子年以机械推演。书中关于瘟疫易发年份、少发年份的论述也仅是告知我们一种常法，重要的还是结合实际情况分析判断。总之，读者可从中借鉴学习思路而不拘泥，力求知常、达变而融通，是为善读书者。

此书目前仅存雍正三年（1725年）初刻本，故本次校点以此为底本，采用理校，兼参《类经》他校的办法。

王国为　撰稿

《瘟疫发源辨论》序

　　医之为道，盖自上古神圣，参天地阴阳之秘，以跻一世于和平，其功最大。自后世侪于方技之列，痛夫俗子咸托业于其间，以为衣食计，品益杂，技日疏，几以人为费而医之道隐矣。古人有言"不为良相则为良医"，医岂易言哉？北海马君长公，当代良医也。尝往来历下，与余交甚久。每见其治疗奇验，真所谓"饮上池之水而洞见垣一方"者。其品高行粹，淹博儒雅，盖隐君子者流姑托迹于是，岂与世之碌碌者同乎一日？出其所著《瘟疫发源辨论》二册示余，约而该，微而显，辨析毫芒，治法毕具，至哉！书乎。余尝历览古今来所刻方书，于疫疠一途详者或鲜。盖诸症或出于人事，而此症则本乎天行，使非通于阴阳五行之理，而究极其微，或爽毫厘，误人非细。今观是书，五运六气，洞彻条贯，造化根心调燮在手，能使垂沴之气变为甘雨和风，厥功伟矣。是书之行，诚足以上继古来神圣济世之心，宁仅曰方伎家言而已哉？因乐弁数语于首，以告夫世之读是书者。

　　　　　　时雍正二年岁次甲辰长至日平陵杨瑄序于倩月山房

《瘟疫发源》小引

　　夫医学源自伏羲，传之神农，注于皇帝。故轩辕与岐伯参酌天地阴阳，化生六气，运行一岁十二月之间。分布在人，为手足三阴三阳十二经，左右要会，作八十一篇，垂为世范，至今用之而为医家绳墨规模者也。粤自黄帝之后，二千五百余年。汉长沙张仲景先生恤于民命多被伤寒瘟疫损害横夭，因而详考古经函微之玄机，气运主客之迁变，以著《伤寒卒病方论》一十六卷，使后之学者有可依据。仲景迄今又千余载，凡著作医书遏往古者八九倍矣。然皆究其末而不求其本。青齐长翁马先生尧善岐黄，洞彻奥秘，千经百论，无不探本穷源。手著《瘟疫发源辨论》上下卷，发明五运六气之至要，为瘟疫时症之根源。其言简，其理明，易于习诵，使人知所由来，其用心可谓深且大矣。诚灵书之纂要，后学之指迷，瘟疫之秘诀，生人之厚幸耶。桓毫末无知，不自揣其鄙陋，妄笔而志之，幸勿哂其俚劣云。

时雍正三年岁次乙巳蒲月上浣之吉

古燕同学弟余东桓敬远氏识于泺滨倩月斋之西堂

自 序

　　予年八十岁，细自数十岁时受祖父之岐黄医业，从师训读数载。父亡之后，各处访求明师贤友，讲究议论。至于前辈如东垣、丹溪、河间、仲景四大明师岐黄，将诸病、脉理、经络脏腑、本草无不注释，详悉明白，惟有瘟疫一门而未尝发明受病之由。诸家虽有数句，至简至约，不甚详细，闷怀心腹二十余年。凡遇瘟疫之症，流行颠倒差乱，误人多多。忽而青州，宗玉张公，亦是世家岐黄，所积之书，赐《类经》一部，四十余册。朝夕昼夜苦读穷究，黄帝与岐伯注天文地理，人事三才，其书理义深远，繁多难读，盖学浅不能便览。吾将瘟疫一门，由博返约，采集一册，名曰《瘟疫发源》，使后人便易入门。至今三十余年，屡验屡效。方敢刊刻济人。所验之年岁，略表一二，开例于下，以使后学诚信。再求高明指示。

　　　　　　　雍正三年岁次乙巳古青三世医八十老人马印麟甫纂

凡　例

　　《瘟疫发源》一书，根源自黄帝与岐伯问答，注《类经》一部。其理其文深远玄妙，人多不录。上古之时，无药无方，按脏腑经络，专以针灸妙用，为古今《素问》，乃岐黄之祖。视者幸勿以其繁而厌之。

　　《类经》一书，内分阴阳，化生五行，注天干地支，六十花甲，分为五运六气，各有主气、客气，乃五运主气者。春温、夏热、秋凉、冬寒，乃四时之正气也。六气主气者，风火暑湿燥寒是也。凡主气者，年年不移。客气者，每岁而迭迁。若主客之气正化，则天时风雨调和而五谷丰收，则民亦舒而无病。然一岁之中，全在客气之流行变化。若主客之气不和，阴阳不得升降，则五行相制，天时寒热温凉，不应主气，则天有不测之气象，风云雷雨，旱潦不均。五谷亦不能丰收，而民多患灾难疫疠之热症。

目　　录 [1]

瘟疫发源

---

〔1〕目录：原在前四篇正文之后，且未录入前四篇。现据正文内容，将目录前移，并收入前四篇的篇名。

---

〔1〕五运六气药方：原为"五运六气方"，据正文改。

瘟疫发源

古青世医马印麟长公甫　纂

历下漪圆张廷璧赵玉甫　校

瘟疫则验

今将瘟疫书内，逢刚柔失守，阴阳升降不前，不迁正不退位，五行相制，运克天气不和，并天刑之年，所验之天时民病，不能尽注，略表数句，以待后人再验可也。

假如崇祯十一年[1]，岁次丁丑，为运克天气不和之年。此年杀气乃行，自北直由山东，大兵荒乱，杀戮黎民无数。至十二年戊寅[2]，亦是刚柔失守，天运失时，其年大旱。十三年己卯[3]，亦是阴阳不得升降，饥歉岁年，饿死者、瘟病死者无数。此乃刚柔失守，天气不和之验也。

康熙七年，岁次戊申，亦是刚柔失守之年。天运失时，其年六月十七日二皷时地震，由西北而至东南，山东青州、沂州、郯城，一切楼瓦房倒坏，城崩地烈，伤损人亦不少。至八年己酉、九年庚戌，此二年民患瘟疫热症，人多暴死。亦是刚柔失守之验也。

康熙十二年，岁次癸丑，其年民舒无病。惟冬月五之气，主客之气皆燥金，主寒露早下，霜乃早降。终之气，在泉主客之气，皆是太阳寒水用事，天时主严寒大举，霜雪乃积，凝水坚水，阳光不治，杀令行也。此年一冬大雪大寒，冻死者亦有数人。岂不是客气之流行变迁一验也。

---

〔1〕崇祯十一年：当为崇祯十年（1637 年）。
〔2〕十二年戊寅：当为崇祯十一年戊寅。
〔3〕十三年己卯：当为十二年己卯。

康熙二十五年，岁次丙寅，亦是刚柔失守，天运失时，运克天气不和之年。初之客气君火，而兼相火司天，主春气大温，草木早荣。二之气主气君火，此年君火当降在泉。遇水运承之，降而不下，君火返郁，火不务其德，则炎暑流行，火气太过，热极之变也。火极太甚则水来复之，甚则云趋雨府，洪水冲决。此年主天下大水，青州大桥水崩。亦是此年，民患大疫疠热症。

康熙三十年，岁次辛未，乃天刑之年，阴阳不得升降，土下克水。故日不相得，天时寒暄不时，则田禾亦不能丰收，民病暴热乃生，郁疠乃化，多生热症。陕西省大歉，饿死病死者无数。

康熙三十四年，岁次乙亥，为天气不和之年。山西洪洞县，六月初四日地震，城崩地裂，及一切楼瓦房倒坏，饿死、病死者无数。此乃天刑之年一验也。

康熙四十一年，岁次壬午，为刚柔失守，天运失时之年。此年乃太阴湿土，当升司天，中运遇木，则土不能升天。土郁不升，因木之胜也。人病在脾胃，土郁欲发，必待得位之时而后作，微甚如见。三年化疫。四十二年癸未，四十三年甲申，四十四年，其年稍平，山东六府瘟疫盛行太甚，其人死者无数，遍地尸骸。不知别省何如。医医不明五运六气，若多用清解发表之剂，病轻者即重，重者即死，误人多多。吾按五运，土郁治法，用泄黄散，研化五瘟丹，或三消饮，选而用之。轻者立愈，重者即轻，凡照此法治者，百无一失。此其验也。

雍正元年，岁次癸卯，为运克天气不和之年。天时孔府文庙火灾。二年，岁次甲辰，亦是运克天气不和之年，朱夫子文庙火灾。此二年民多患瘟疫热症，惟济南府北七县更甚，病死者无数。三年，岁次乙巳，亦是运克天气不和之年。天时春旱，夏秋多雨，济南、东昌二府，民患水灾大难。以至北直，东三府，青、莱、登，天时多患虫灾，田禾半收。此冬天气大温不寒，皆因在泉之气相火，终之客气亦是相火，二火交炽，畏火司令，故主冬温不寒，阳乃大化。蛰虫出见，流水不冰，地气大发，草乃生，人乃舒。岂不是天气不和，客气流行之验也。

瘟疫治法表其大略

瘟疫受病，皆因五行相克，阴阳不得升降，以致五运五郁，客气流行变迁，人感天地疫疠不正之气。内虚之人，邪由口鼻而入；壮实之人，外邪不能侵害。此疫疠之邪，非若伤寒感冒，邪气由毛孔而入，断不可认为伤寒感冒表症，强发其汗，徒伤表气，病亦不减，反使病轻者重，病重者即危。

一论瘟疫皆是热症。如初举一二日间，发热，头晕头痛，身痛，口干发渴，呕泄等症，初用达原饮，调和疏通之剂，其病速愈。此时受病日浅，又不可下。若下之太早，则成结胸。病至五六日，舌上生苔，其苔各色不同。或咽喉肿痛，汤水不下，或发癍、发疹，或大便干结，或三五日不通。当速用三消饮，轻者二三剂而愈，甚者五七剂而痊。若瘟毒太甚，危在旦夕，而头痛，腹痛，紫黑瘟疹，或身目发黄，舌苔，语涩，或不省人事，或谵语，或妄言撮空，循衣摸床，烦躁不宁，遗溺不知等症。当速用加减运气五运丹[1]，连进二三服，立可回生。

又论瘟疫俱是热症，宜用清解寒凉之剂，又最宜用大黄。盖大黄乃是流通之物，且能却邪逐秽之妙品。若不用大黄，徒用寒凉，寒则凝滞，但非不能退热，反能郁遏邪气，以至外则身凉，内则壅热，迁延待毙，莫可救援。可不慎欤。

又论瘟症，至五七日之间，当为速下。若日久失下，内结壅闭，以致脉厥。此时若徒用寒凉之味，无大黄流通之性，愈遏其热，其邪愈结，脉愈不行。遇者认脉微欲绝，委而弃之，误人甚矣。或妄投参、芪、桂、附，大补回阳之理，下咽立毙。可不叹哉。病若至此，宜用小承气汤，加槟榔二钱，缓缓下之，六脉自复，诸症渐愈。

又论瘟症下法，病至七八日，舌上生苔，即当速下。或大便结滞不行，更当速下。下过二三次，轻者自愈，重者舌上苔退刺软，热渴减。或又复热，即再下之，凡下不以数计。病有浅深，有是症则投是药。若见理不明，中道生疑，遇此反致耽误。可不异哉。

---

[1] 五运丹：据文义当为"五瘟丹"。

瘟疫病按

一武举，年三十余岁，身壮体健，忽患瘟热之症。延迟至七八日间，烦躁不宁，坐卧不安，循衣摸床，妄言撮空，手足战栗，六脉散乱，水饮不下，大便不通，小便赤涩。有作虚症治之，命在旦夕。用五瘟散，每服三钱，新汲凉水调化送下，日进三服。次日诸症全退，饮食调养数日而安。

一男子，年五十余岁，患瘟症延迟数日，失于解利，以至于神昏不省人事，大便结滞，舌上苔刺，目不能视，口不能言，六脉似有似无，或六脉俱脱。皆因疫毒太甚，闭塞经络，以致脉道不行。用过清解通利之煎剂，内加大黄三钱，日进三服，绝然不动。因大黄经过水火煎炼，去其猛烈之性，故用之则不效。举家惊慌，以备后事。吾将用过通利之剂，俱宜生用研末，用新汲凉水调匀，灌下，日进二服。大便通利二三次，口亦能言，目亦能视。次日再进一服，则诸症全愈。

若此等瘟疫之毒太甚，其毒结于腹内，熏蒸脏腑经络，以致真气受伤，而疫疠之毒，日日炽盛，则百病生出。必用生大黄，猛烈大将军之势，方能攻结破敌，疫疠之毒。不然，其毒不能善退。盖大黄之性，有毒攻毒，其毒亦能解大黄之性，则不损元气，善能逐毒外出，而元气渐复。此乃泄中有补也。如此等症，屡用屡效，百无一损。

黄帝曰：疫疠热症，当何禁之[1]？岐伯曰：热病少愈，余邪未尽，食肉则复，多食则遗，此其禁也。若不戒饮食劳倦，情欲扰乱，然脾胃气虚，未能消化坚食，故热复生。宜清淡饮食，最忌腥膻、油腻、煎炒之物，常待三分饥。戒劳役、怒恼、房事，宜净养数日，其病渐愈，元气渐复，再不复感。

八十老人注验

---

[1] 当何禁之：出自《素问·热论》，"病热当何禁之"。

五运六气瘟疫发源

《素问》曰：医之道，上知天文，下知地理，中知人事，方可言医。天、地、人，三才地位，阴阳五行之变化，莫不上达于天，如阴阳五星运气，风雨寒暑之应；下推于地，方宜水土、草木昆虫、万物胜衰之应；通于人事之变化，如表里血气、脏腑经络、疾病安危之应。医之源发乎阴阳，然阴阳化生于五行金木水火土，流为十干甲乙丙丁戊己庚辛壬癸，则成五运，以应人之五脏心肝脾肺肾。五行化生，地支十二子丑寅卯辰巳午未申酉戌亥。阴阳对冲，则为六气风寒暑湿燥火。以应人之六腑。今之时医，不知医之源流，阴阳胜衰，五行生克制化，天文地理。人事不晓，更不知五运六气为何物，则不知四时万物之始终，生死之本也。能觉预防者，上智也。能因几辨理者，明医也。既不能知，而且云乌有者，下愚也。按：五运六气，刚柔失受[1]，阴阳升降不前，不迁正，不退位，各有年岁。大人感之，而成疫疠，小儿受之，多患痘疮。然岁中客气之流行，即安危之关系。或疫气偏行，而一方皆病风温；或清寒伤脏，则一时皆犯泻痢；或痘疹胜行，而多凶多吉。期各不同，或疔毒偏生，是阴是阳，各从其类。或气急喘嗽，一乡并兴；或筋骨疼痛，人皆道苦。或时下多有中风，或盛行痰火。诸如此者，以众人而患同病，谓非运气之使然欤？张子曰：病若不是当年气，看于何年运气同，只向某年求活法，方知都在至真中。扁鹊曰：阴淫寒疾寒水之令太过，阳淫热疾相火之令太过，风淫末疾风木之令太过，雨淫腹疾湿土之令太过，晦淫惑疾燥金之令太过，久晴不雨当为疫疠、风瘴，明淫心疾君火之火太过。《经》曰：天运有胜衰，人气有虚实。医不知此，焉得为工？噫！儒之道，博约而已矣；医之道，运气而已。学者可不由此入门，而求其蕴奥耶？

---

〔1〕刚柔失受：据上下文义，当为"刚柔失守"。

五运详注

阴阳化生五行木火土金水，流为十干甲乙丙丁戊己庚辛壬癸，天干运化于五方位甲乙东方木，壬癸北方水，丙丁南方火，戊巳中央土，庚辛西方金，分为五运：木为初运，火为二运，土为三运，金为四运，水为五运。此乃主运，年年不移。

天干阴阳配合，化为五运。

甲与己合，化土之岁，土运统之。

乙与庚合，化金之岁，金运统之。

丙与辛合，化水之岁，水运统之。

丁与壬合，化木之岁，木运统之。

戊与癸合，化火之岁，火运统之。

此乃客运。每岁迭迁。

六气详注

阴阳化生，地支十二子寅辰午申戌，六阳年；戊丑卯巳未酉亥，六阴年。

阴阳配合五行，运化五方位。

寅卯属春，东方木也。巳午属夏，南方火也。

申酉属秋，西方金也。亥子属冬，北方水也。

辰戌丑未四季，中央土也。

阴阳刚柔对冲，化为六气，风、火、暑、湿、燥、寒也。

子午之岁，少阴君火司天阳，卯酉阳明燥金在泉阴；

丑未之岁，太阴湿土司天阴，辰戌太阳寒水在泉阳；

寅申之岁，少阳相火司天阳，巳亥厥阴风木在泉阴；

卯酉之岁，阳明燥金司天阴，子午少阴君火在泉阳；

辰戌之岁，太阳寒水司天阳，丑未太阴湿土在泉阴；

巳亥之岁，厥阴风木司天阴，寅申少阳相火在泉阳。

六气分主客

主气以其年年不移，故谓之主。

厥阴风木为初之气，主大寒节至春分；

少阴君火为二之气，主春分至小满；

少阳相火为三之气，主小满至大暑；

太阴湿土为四之气，主大暑至秋分；

阳明燥金为五之气，主秋分至小雪；

太阳寒水为六之气，主小雪至大寒。

客气加于主气之上，以其年年迁转，故谓之客。

子午之岁，少阴君火司天，卯酉阳明燥金在泉。

初之客气太阳加厥阴之上；

二之客气厥阴加少阴之上；

三之客气少阴加少阳之上；

四之客气太阴加太阴之上；

五之客气少阳加阳明之上；

六之客气阳明加太阳之上。

丑未之岁，太阴湿土司天，辰戌太阳寒水在泉。

初之客气厥阴加厥阴之上；

二之客气少阴加少阴之上；

三之客气太阴加少阳之上；

四之客气少阳加太阴之上；

五之客气阳明加阳明之上；

六之客气太阳加太阳之上。

寅申之岁，少阳相火司天，巳亥厥阴风木在泉。

初之客气少阴加厥阴之上；

二之客气太阴加少阴之上；

三之客气少阳加少阳之上；

四之客气阳明加太阴之上；

五之客气太阳加阳明之上；

六之客气厥阴加太阳之上。

卯酉之岁，阳明燥金司天，子午少阴君火在泉。

初之客气太阴加厥阴之上；

二之客气少阳加少阴之上；

三之客气阳明加少阳之上；

四之客气太阳加太阴之上；

五之客气厥阴加阳明之上；

六之客气少阴加太阳之上。

辰戌之岁，太阳寒水司天，丑未太阴湿土在泉。

初之客气少阳加厥阴之上[1]；

二之客气阳明加少阴之上；

三之客气太阳加少阳之上；

四之客气厥阴加太阴之上；

五之客气少阴加阳明之上；

六之客气太阴加太阳之上。

巳亥之岁，厥阴风木司天，寅申少阳相火在泉。

初之客气阳明加厥阴之上；

二之客气太阳加少阴之上；

三之客气厥阴加少阳之上；

---

〔1〕上：原作"土"，据文义改。

四之客气少阴加太阴之上；

五之客气太阴加阳明之上；

六之客气少阳加太阳之上。

司天在泉左右间气

去岁在泉之右间，当升今岁司天之左间；

去岁司天之右间，当降今岁在泉之左间。

左间太阴，子午少阴君火司天，右间厥阴，

右间少阳，阳明燥金在泉，左间太阳；

左间少阳，丑未太阴湿土司天，右间少阴，

右间阳明，太阳寒水在泉，左间厥阴；

左间阳明，寅申少阳相火司天，右间太阴，

右间太阳，厥阴风木在泉，左间少阴；

左间太阳，卯酉阳明燥金司天，右间少阳，

右间厥阴，少阴君火在泉，左间太阴；

左间厥阴，辰戌太阳寒水司天，右间阳明，

右间少阴，太阴湿土在泉，左间少阳；

左间少阴，巳亥厥阴风木司天，右间太阳，

右间太阴，少阳相火在泉，左间阳明。

司天在泉解

司天在泉四间气者，乃客气之六步也。凡主岁者为司天，位当三之气。司天之下相对者，为在泉，位当终之气。司天之左，为天之左间，右为天之右间。在泉之左，为地之左间，右为地之右间。每岁客气，始于司天前二位，乃天之右间，是为初气，以至二气、三气，而终于在泉之六气，每气各主一步。然司天主行天之气令，其位在上。自大寒节起，以主上半年。在泉主地之气化，其位在下。自大暑节为始，通主下半年。岁运居上下之中，主气交之化。故天气欲降，则运必先之而降；地气欲升，则运必先之而升也。又论曰：初之气、二气、三气尽，天气主之；四气、五气、终气尽，地气主之。此即上下卦之义。然则三气、四气，则一岁之气交也，乃天地气交之时，故自四月始，至八月终，总计四个月，一百二十日之间。而岁之旱潦丰俭，物之生长收成，皆系乎此，故曰气交之分。人气从之，万物由之也。岐伯曰：上而司天，下而在泉，中而气交，人之居也。言天者求之本，言地者求之位，言人者求之气交。本者，天之六气，风、火、暑、湿、燥、寒也；位者，地之六步，木、火、土、金、水、火是也。言天者，求之本，谓六气之胜衰，而上可知也；言地者，求之位，谓六步之终始，而下可知也。人在天地之中，故求之于气交，则安危亦可知矣。又论曰：上者谓天，天气下降；下者谓地，地气上升。一升一降，气交于中也，而人居之，则生万易，无非气交之使然。盖天无地之升，则不能降；地无天之降，则不能升。故天地互相为用，升降乃天运循环之道也。天气不足，地气随之；地气不足，天气从之。运居中而当先也。如司天生克中运为顺，中运生克司天为逆，在泉亦然。顺分生克之殊，逆有大小之别。此古人举运气之端倪耳。若其二气相合，象变迥异，千变万化，何有穷尽？如四时有非常之化，常外更有非常。四方有高下之殊，殊中又分高下。百步之内，晴雨不同；千里之外，寒暄非类。故察气候者，必因诸天；察方宜者，必因诸地。圆机之士，又当因常以察变，因此以察彼，庶得古人未发之玄，而尽其不言之妙欤。

五运详注原病

岁运有余属先天，为太过之年，甲丙戊庚壬五阳刚之年是也。

六甲年甲己化土，甲为阳刚之土也。土之太过，是谓敦厚也阜高也，万物之化无不赖土以充成。土本高厚，在山川烟埃朦郁，土之气也。雨湿流行湿生则燥避，土之化湿，土胜则克水，故肾脏受邪，治当以除湿补肾。脾属土，甚则土邪有余，脾经自病。脾主肌肉，外应四肢，肌肉痿行善瘛抽掣也，脚下痛。脾太过，则令四肢不举。脾虚则腹鸣，飧泄不化。其德厚重，故其政安静，其动柔润重淖淖者泥湿也，其变震惊、飘聚、崩溃飘骤乃雷廷暴风也，崩溃乃洪水冲决也，此以土极而兼木复之化。

其谷稷麻。稷土谷，麻木谷，土齐木化也。

其畜牛犬。牛土畜，犬木畜，其育齐也。

其果枣李。枣土果，李木果。

其虫裸毛。土气有余，倮毛齐化。

太溪，肾脉也。土亢则肾绝，故死不治。

六丙年丙辛化水，丙为阳刚之水也。水之太过，为流衍之纪。水胜则阴气大行，天地闭而万物封藏。岁水太过，寒气流行，寒病乃生，邪害心火。水化寒，水胜则克火，故心脏受邪，治当以逐寒补心。民病身热烦躁，心悸，阴厥上下中寒，谵妄心痛。甚则水邪有余，肾脏自病。肾病则腹大，胫肿，喘咳，身重，寝汗。

其德凝惨寒氛，寒之化也。寒氛，雨雪貌。

其动漂泄沃涌。漂，浮于上也；泄，泻于下也；沃，灌也；涌者，溢也。其变冰雪霜雹，非时而有故曰变。

其病胀，水气胜也。其象冬，凡寒气霜雪冰，皆冬气之化。其气坚，凛烈坚凝，寒之胜也。

其谷豆稷。豆水谷，稷土谷，水有余，则齐土化也。

其果栗枣。栗齐枣实也。

其畜彘牛。彘水畜，牛土畜，彘齐牛育也。

其虫鳞[1]裸。水有余，故鳞齐倮育。

神门，心脉也。水亢则心绝，故不治。

六戊年戊癸化火，戊为阳刚之火也。火之太过，乃赫曦之纪赫，音黑；曦，音希，阳光炎盛也。阳胜则万物俱盛，阴气内化，阳气外荣，阴降于下，阳升于上也。民病火邪

---

〔1〕鳞：原作"麟"，据上下文义改。

伤阴，寒热交争，故为疟。火克肺金，令人喘咳。火逼血妄行于上，故口鼻出血。下泄于二便。故水泄注下。火炎上焦，则咽干耳聋，肩背皆痛。

论曰：心病者，胃中痛，胁支满，胁下痛，膺背肩胛间痛，两背内痛。

太渊，肺脉也。火亢则肺绝，故死不治。

其动炎灼妄扰，火盛之害也。

其德暄暑郁蒸，热化所行，其应夏也。

其变炎烈沸腾，火气太过，热极之变也。

其病笑疟、疮疡、血流、狂妄、目赤，皆火盛也。

若火不务其德，暴烈其政，甚则雨水霜雹，则金气受伤，水必复之，故其为灾如此，而寒邪反伤心也。

其谷麦豆。麦火谷，豆水谷，麦齐豆也。

其果杏栗。杏火果，栗水果，其实同也。

其畜羊彘。羊火畜，彘水畜，其育齐也。

其虫羽鳞。羽属火，鳞属火，羽齐鳞化也。

六庚年乙庚化金，庚为阳刚之金也。金之太过，乃坚成之纪，万物收引，而退避也。岁金太过，燥气流行，燥病乃生，肝木受邪，治当以清燥补肝。民病两胁下少腹痛，目赤嘴疡，耳无所闻，皆肝胆经病。金气太过，则肃杀甚，故伤及肝经。若肝不及，则令人胃痛，引背下则两胁胠胀，甚则不可反侧，金伤于肝也。

金邪有余，肺经自病，故喘咳气逆，肩背痛。金病不能生水，以致肾阴以病，故尻阴、股膝、髀腨、胻足皆痛。

其德雾露萧瑟，清肃之化也。其变肃杀凋零，杀令行也。

其动暴折疡疰。暴折者，金气有余；疡疰者，皮肤之疾。

金不务德，而暴害乎木。火必报复，而金反受伤。故其为病，则邪害于肺。其病喘喝，胸凭仰息，火乘肺金，故其病咳。

其谷稻黍。黍火谷，金齐火化也。

其畜鸡马。金火二畜，孕育齐也。

其果桃杏。金齐火实也。

其虫介羽。介齐羽化也。

太冲者，肝脉也。金亢则肝绝，故死不治。

六壬年丁壬化木，壬为阳刚之木也。布散阳和，发生万物之象也。木和相生，则阳和布化，则阳气日进，而阴气日退。

岁木太过，木之化风，风气流行，风病乃生。木胜则克脾土，故脾脏受邪，治当平肝木，以补脾土。木太过，不务其德而侮土，则金必复之，故乘秋令而为灾如此。至其为病，则邪反伤肝矣。

民病飧泻食减，体重烦冤，肠鸣，腹胁支满，皆脾虚气衰所致。木胜肝强，故善怒，眩冒巅疾，甚则反胁痛而吐甚。肝脉布于胁肋，木强则肝逆，故胁痛。吐甚者，木邪伤胃也。

其动掉眩巅疾掉者，颤摇也；眩者，旋转也，风木太过，故有此病。

其德鸣靡启拆。鸣，风木声也；靡者，散也；启拆，即发陈之义。

其变振拉摧拔。振，怒；拉，谓败拆；摧，谓仆落；拔，谓出本。

其谷麻稻。麻木谷，稻金谷，齐其化也。

其果桃李。李木果，桃金果，李齐桃也。

其畜鸡犬。鸡金畜，犬木畜，犬齐鸡也。

其虫毛介。毛齐介育也。

冲阳者，胃脉也。木亢则胃绝，故死不治。

岁运不及属后天，为不及之年，乙丁己辛癸五阴年是也。

六丁年丁壬化木，丁为阴柔之木也，木气不及，是谓委和之纪。阳和委屈，发生少也。木气衰，土气无制也。火无所生，故长自平。木衰金胜，故收气乃早。

岁木不及，燥乃大行，燥病乃生。木不及，则金乘之，故燥大行，生气不政，物秀而实，草木晚荣，凉雨时降，风云并兴。

民病中清，胠胁满，少腹痛。金气乘木，乃肝之病也。肠鸣溏泄，木不生火，乃脾之寒也。

其病肢废、痈肿、疮疡。木被金伤，肝筋受病，风淫末疾，故为肢废，痈肿、疮疡，所由生也。

其主飞蠹蛆雉。飞而蠹者，阴中之阳虫也。蛆者，蝇之子，蛆入灰中，蜕化为蝇，其性喜暖畏寒，火运之年尤多也。雉，火禽也。凡此皆火复之礼。

其气敛，其用聚。木兼金化，收气胜也。

其谷稷稻。土之稷，金之稻，木不及二谷当成也。

其果枣李。枣，土果也。李当作桃，金果也木不及则土金二果盛。

其畜犬鸡。犬木畜，鸡金畜，有胜衰也。

其虫毛介。毛木虫，介金虫，盛衰同上。

草木晚荣，苍干凋落。木不及，故草木晚荣。金盛之，故苍干凋落。物秀而实，肤肉内充，生气虽晚，化气速成故也。

阳明上临，金气清肃，故为白露早降。金胜者，火必衰。火衰者，土必弱。虫蚀甘，甘黄属土，而阴气蚀之，故虫生焉。观晒能除蛀，则虫为阴物可知矣。

胜复皆因于木，故灾眚在三，东方震宫也。

六乙年乙庚化金，乙为柔阴之金也。金气不及，是谓从革之纪。岁金不及，而火气乘旺，故灾大乃行，热病乃生，治当以清肺降火。

民病肩背瞀重瞀者，闷也，鼽嚏鼻流清涕也，血便注下，金受火邪，故为此诸症。

金衰火亢，水来复之，故寒雨暴至，乃令冰雹、霜雪。灾伤万物，寒之变也。是谓无根之火，故为头脑户痛，延及脑顶，发热，口疮，心痛等症。

炎光赫烈，则冰雪霜雹，乃火盛金也。

其病咳喘鼽衄，火有余而病及肺也。

其谷麻麦。麻木谷，麦火谷，二谷成也。

其果杏李。李木果，杏火果，金不及，故二果成也。

其畜鸡羊。鸡为金畜，当衰；羊为火畜，当盛。

其虫介羽。介金虫，羽火虫，有盛衰。

胜复皆因于金，故灾眚在七，西方兑宫也。

六己年甲己化土，己为阴柔之土也。土气不及，是谓卑监之纪。岁土不及，则木气乘旺，故风气盛行，治当以益脾平肝。化气失令，木专其政，则草木荣美。发生在木，而成实在土，土气不冲故秀而不实，成而秕也秕，音比，糠比也。

土德衰，故两惄期。金无所生，故收气平也。

民病飧泻霍乱，体重，腹痛，筋骨繇复_{繇复者，摇动反复也}，肌肉眴、酸，善怒，蛰虫蚤附。凡此飧泄等症，皆因脾弱肝强所致。

土衰木亢，金乃复之。其为胃胁暴痛，下引少腹者_{肝胆病也}。

其土脏病，则为涌呕；肉理病，则为疮疡、溃烂、痈肿。其病胸满痞塞，土气不足而脾不运也。其病飧泄，土衰风胜也。

其谷豆麻。豆水谷，麻木谷，二谷成也。

其果李栗。李木果，栗水果，土不及二果成也。

其畜牛犬。牛为土畜，当衰；犬为木畜，当盛。

其虫倮毛。倮属土，毛属木，有胜衰也。

胜复者，皆因于土。故灾眚见于四维，土位中宫，而寄旺于四隅，辰戌丑未土也。

六辛年_{丙辛化水，辛为柔阴之水也}。水气不及，是谓涸流之纪，则源流干涸也。六辛阴水之年，阳反用事，水不及而湿土乘之，故湿病乃生，治当以补肾除湿。水衰则火土同化，故气反用，其化乃速，暑雨数至。

民病腹满，身重，濡泄，寒疡流水，腰股痛，足痿清厥，脚下痛，甚则附肿。藏气不收，肾气不衡，土湿太过，伤及肾阴，故为此诸症。寒疡流水，阴蚀、阴疽之类也。清厥，乃寒厥也。腑肿者，浮肿也。藏气者，水气也。衡者，平也。

不政不冲，水气衰也。

火无所畏，故蛰虫不藏也。

草木条茂，荣秀满盛，长化之气，丰而厚也。

埃昏骤雨，则振拉摧拔。埃昏骤雨，土胜水也。振拉摧拔，木复土也。

其病癃闭，肾气不化也。水不及，故邪伤肾也。

其谷黍稷。黍火谷，稷土谷，二谷当成。火谷曰黍而《本经》作麦。

其果枣杏。枣土果，杏火果，水不及则二果成也。

其畜彘牛。彘水畜，当衰[1]；牛土畜，当旺。

其虫鳞倮。鳞水虫，倮土虫，盛衰亦然。

---

〔1〕衰：原作"裹"，据前后文义改。

盛复皆因于水，故灾眚在一，北方坎宫也。

六癸年戊癸化火，癸为阴柔之火也。火气不及，是谓伏明之纪。阳德不彰，光明伏也。岁火不及，而水乘之，故寒乃大行，寒病乃生，治当以补心逐寒。

火不及，生物不长，承实而稚，遇化已老。物之成实者，惟稚而短，及遇土化之令，而气已老矣。阳气屈伏，蛰虫蚤藏，阳不施于物也。

民病胸中痛，胁支满，两胁痛，脊背肩胛间及两臂内痛。郁冒朦昧，心痛暴瘖，胸腹大，胁下与腰背相引而痛。郁冒朦昧：冒，若有所蔽也，又曰，目无所见也。

凝惨栗烈水胜火也，暴雨霖沥土复水也，雷霆震惊火郁达之也，沉阴淫雨乃阴云蔽日也。淫，久雨也，此皆湿复之变。

其主冰雪霜寒，水反胜也。

其病昏惑悲忘，乃火不足，而心神溃也。

其谷豆稻。豆水谷，稻金谷，二谷成也。

其果栗桃。栗水果，桃金果，火不及二果成也。

其畜马彘。马火畜，当衰；彘水畜，当旺。

其虫羽鳞。羽属火，鳞属水，有胜衰也。

胜复皆因于火，故灾眚在九，南方离宫也。

六气天时民病

子午之岁壬子、壬午、戊子、戊午、甲子、庚子、庚午、丙子、丙午、甲午，少阴君火司天，岁气热化之候。司天者，天之气也。阳明燥金在泉，在泉者，地之气候也。

君火者，手少阴心经也。心者，君主之官，神明出焉。君火乃人身之主宰，阳气之本余，象主土，乃发生万物之源。

少阴司天，其化以热，凡炎蒸郁燠，庶类蕃茂，皆君火之化，而阳光明耀，温养万物。热淫于上，故火行其政，君火之下，阴精承之，故大雨且至。

民病胃中烦热，嗌干等症，皆君火上炎，肺金受伤也。金气主右，故右胁满。

按："经脉篇"：以溺色变，肩臂背臑及缺盆中痛，肺胀满，膨膨而喘咳，为手太阴肺经病。鼽衄，肩前臑痛，为手阳明大肠经病。盖肺与大肠为表里，金被火伤，故诸病皆主于肺也。

尺泽穴，手太阴肺脉也。在肘内廉大纹中，动脉应手。金不胜火，则肺气竭而尺泽绝，故死不治。

羽虫属火，同天之气故安静；介虫属金，同地之气故育。金气在地则木衰，故毛虫胎孕不成。

阳明燥金在泉。在泉者，地之气候也。金气燥淫胜于下，雾雾清瞑。

民病喜呕。呕而苦，善太息，心胁痛，不能转侧，甚则嗌干面尘，身无膏泽，足外反热，为足少阳胆经病。嗌干面尘，为厥阴肝经病。此以金邪淫胜，故肝胆受伤，而为病如此。

芥虫属金，同其气故育；毛虫属木，受其制故耗。金火之气不相合，故羽虫不成。

燥金在泉，燥在地中，故湿毒之物不生。

子午之岁：

壬子、壬午：

上少阴君火司天，中太角木运，下阳明燥金在泉。运生天气曰小逆，木上生火也，故病亦微。

子午之岁，当少阴君火迁正司天，而太阴湿土以上年在泉之右间，当升新岁司天之左间，故畏天冲，木星胜之也。土遇升天，木运抑之。遇壬子、壬午，木运之年，壬为阳木有余，其气先天而至。岁运遇木，乃能胜土，故太阴湿土升天不前，则为土郁，木之胜也。人病在脾，土郁欲发，必待其得位之时而后作。

壬午年刚柔失守，微甚如见。三年化疫，微至乙酉，甚在甲申，土疫发也。药宜泄黄散，煎汤量冷，研五瘟丹，不拘时，空心送下。

木强，民病则脾胃受抑，为黄疸满闭等症。

其运风鼓，其化鸣紊启拆。

其变振拉摧拔。

其病支满，肝木强也。

戊子_{天符}、戊午_{太乙天符}：

少阴君火司天，中太徵火运，下阳明燥金在泉。运于司天之气相同，日天符，运与气皆火，戊午年。运临本气之位，日岁会，火运临之，午火位也。

其运炎暑，其化暄曜郁燠。

遇太阳司天曰热，少阳司天曰暑，少阴司天曰炎暑，皆兼司天之气，而言运也。

其变炎烈沸腾，太征之变也。

其病上热血溢，阳火盛也。

戊子、戊午二年，多热症而无瘟疫。

甲子、甲午：

少阴君火司天，中太宫土运，下阳明燥金在泉。

天气生运曰顺化，火下生土也_{当年病少}。

其运阴雨，其化柔润时雨。

其变震惊飘骤，太宫之变也。

其病中满身重，土湿之滞也。

子午之年，阳明燥金当迁正在泉。而太阳寒水，以上年司天之右间，当降为新岁在泉之左间，故畏地阜，土胜窒之也。水运降地，而土运抑之。遇土运太过，先天而至。

甲子、甲午年：阳土有余之岁也。土运承之，降而不入，即天彰黑气，暝暗凄惨，才施黄埃而布湿，寒化令气，蒸湿复令。久而不降，伏之化郁，寒郁于上，而湿制之，则脾肾受邪。故民病寒厥，四肢重怠，阴痿少力。天布沉阴，蒸湿间作也。

甲子、午，刚柔失守，如此三年变而为大疫也。水气被抑，至三年后，必发而为水疫也。

甲子至丙寅，三年首也，至丁卯，三年后也。药宜泽泻、知母、青黛、玄参、童便、连翘各一钱，煎汤量冷，研化五瘟丹，并青黛末调服。

庚子、庚午_{天刑之年，俱同天符}：

上少阴君火司天，中太角金运，下阳明燥金在泉。

庚子、庚午二年，运同司地，曰燥金。太过之运，加地气曰天符。天刑之年，火下克金也，故曰不相得则病。虽有杂症，而无瘟疫。本年金运太过，而君火司天制之，则金得其平，所谓坚成之纪。

其运凉劲，其化雾露萧瑟。

其变肃杀凋零。

其病下清，即二便清泄，及下体清冷也，金气之病。

丙子_{岁会}、丙午_{天气不和之年}：

上少阴君火司天，中太羽水运，下阳明燥金在泉。

丙子年，运临本气之位，曰岁会，子水位也。

运克天气，曰不和。水上克火，故病甚也。杂病虽多，而无瘟疫。

其运寒，其化凝惨栗冽。

其变冰雪霜雹。

云驰雨府，湿化乃行，时雨乃降，此即阳明司地，燥极而泽之义。

民病咳喘，血溢，血泄，鼽嚏，目赤眦疡，寒厥入胃，心痛，腰痛，腹大，嗌干，肿痛等症。

初之气，客气太阳寒水，加厥阴用事，地气迁，热将去。上年巳亥，少阳终之气，至此已尽，当云热将去。寒乃始，蛰复藏，水乃冰，霜复降，风乃至，阳气郁。寒水之气，客于春前，故其为候如此。

民反周密，关节禁固，腰脽痛。炎暑将起，中外疮疡，此皆寒气之病。然少阴君火司天，又值二之主气，故炎暑将起，中外疮疡。脽，音谁，即尻臀骨也。

二之气，阳气布，风乃行，春气以正，万物应荣，寒气时至，民乃和。风木之客，加于君火之主，故阳气风行春气，万物荣也。司天君火未盛，故寒气时至。木火应时，故民气和。

其病淋，目瞑，目赤。气郁于上而热，君火为病也。

三之气，客气君火司天，加于相火之主，故大火行，庶类蕃鲜。火极水复，热极寒生，故寒气时至。

民病气厥心痛，寒热更作，咳喘目赤。二火交炽，故病如此。

四之气，客主之气，皆湿土用事，故为溽暑，大雨时至。寒热互作，民病寒热，嗌干，黄瘅，鼽衄，渴饮，湿热之病也。

五之气，畏火临，暑反至，阳乃化，万物乃生、乃长、乃荣，民乃康。畏火者，乃相火也。时当秋收，而阳气化，故万物荣，民乃康。

终之气，燥令行，燥金之客，加于寒水之主，金气收。故五之气，余火内格，而为病咳喘，甚则血溢。寒气数举，则雾霿翳，皆金水之化也。

丑未之岁丁丑、丁未、辛丑、辛未、癸丑、己丑、己未、乙丑、乙未、癸未，太阴湿土司天，岁气湿化之候。司天者，天之气也。

太阳寒水在泉，在泉者，地之气也。

湿土者，足太阴脾经也。脾主中央戊巳土，每季寄旺十八日，合为七十二日，以应一岁，六六三百六十之成数也。

太阴司天，土气在天，为湿化，凡云雨滋润，津液充实，皆土之化也。湿淫于上，沉阴旦布。沉，深也。沉阴雨变，则浸渍为伤，故物枯槁。

民病胕肿痛等症，皆土旺克水，肾经病也。按："经脉篇"云：以腰脊头项痛，为足太阳膀胱病。以饥不欲食，咳喘则有血，心如悬，为足少阴肾经病。肾与膀胱为表里，水为土克，故诸病皆本于肾也。

太溪绝死不治。足少阴肾经脉也，在足内踝后根骨上，动脉应手。水不胜土，则肾气竭，而太溪绝死不治。

丑未之岁，倮虫属土，同天之气故安静无损。麟虫属水，同地之气故育。在泉水盛则火衰，故羽虫胎孕不成。

太阳寒水在泉，丑未岁也，寒淫所盛于下，则凝肃惨栗。

民病少腹，控睾引腰脊，上冲心痛，嗌痛，颔肿血见。

寒淫于下，自伤其类，则膀胱与肾受之。膀胱居腹，故少腹痛。肾主阴丸，故控睾。太阳之脉，挟脊抵腰中，故引腰脊。肾脉络心，故上冲心痛。心主血而寒逼之，故血见。嗌痛颔肿，为小肠经病，亦水邪侮火而然。

麟虫属水，同其气故育。羽虫属火，受其制故耗。

水土之气不相合，故裸虫不育。

太阳寒水在泉，寒在地中，故热毒之物不生。

丑未之岁：

丁丑、丁未：

上太阴湿土司天，中少角木运，下太阳寒水在泉。

运克天气，曰不和，水上克土也，故病甚。

灾三宫。三者，东方震宫也，木气不及，故灾及之。

丁丑、丁未二年，杂症甚多，而有微疫，作杂症治之。

癸丑、癸未：

上太阴湿土司天，中少徵火运，下太阳寒在泉。

运生天气，曰小逆。火上生土也，故病亦微。

火运不及之年，热病亦微，而无瘟症。

灾九宫。九，南方离宫也。火运不及，故灾及之。

巳丑、巳未：俱太乙天符，凡此日得病主危。

上太阴湿土司天，中少宫土运，下太阳寒水在泉。

运临本气之位，曰岁会。土运临之，辰戌丑禾土也。其病危，运与气相同，曰天符。

灾五宫。五，中宫也。土运不及，故灾及之。

土运不及，而有司天之助，其病亦少。

乙丑、乙未：

上太阴湿土司天，中少商金运，下太阳寒水在泉。

天气生运曰顺化，土下生金也。

顺化之年，民舒无病。

灾七宫，西方兑宫也。金运不及，故灾及之。

丑未之岁，太阳当迁正在泉。而厥阴风木，以上年司天之右间，当降为今岁在泉之左间，故畏地晶，金气窒之也。以上年子午岁气有余，司天少阴不退位，则右间厥阴亦不能降下也。金运承之，降之不下，抑之变郁。即乙丑、乙未岁也，亦能制抑厥阴，郁而为病，木郁金胜，故苍埃见而杀令布。久而不降，抑之化郁。

乙丑、乙未二年，厥阴风木当降在泉，遇金运承之，降而不下，则木郁于上，发为木疫，药宜龙胆泻肝汤加羌活、防风，研化五瘟丹送下。

辛丑、辛未天刑之年：

上太阴湿土司天，中少羽水运，下太阳寒水在泉。辛年水运不及，而湿土司天胜之，所谓流涸之纪。

天刑之年，土下克水也，故曰不相得则病。

灾一宫。一，北方坎宫也。水运不及，故灾及之。

丑未之年，太阴湿土当迁正司天。而少阳相火，以上年在泉之右间，当升新岁司天之左间，故畏天蓬，水胜之也。

丑未阴年不及，故太阴司天未迁正，则少阳左间，亦不得其位。遇辛丑、辛未，天蓬之年，则少阳相火被抑，故升天不前，则为火郁，水之胜也。火郁不升，则人病在心，皆心之包络。

天时则寒氛反布，凛冽如冬，水复涸，冰再结，暄暖乍作，冷复布之，寒暄不时。

民病伏阳在内，烦热于中，心神惊骇，寒热间争。其气令民病，较己亥年君火不升者尤佳。火郁既久，暴热乃生，郁疠乃化，伏热内烦，痹而生厥，甚则血溢，此相火郁发为病。

辛丑、辛未之岁，少阳相火，当升司天，遇水运升之不前，则为火郁。药宜凉膈散加知母，煎汤量冷，研化五瘟丹服之。

阳气退避，大风时起。

司天之气，乃湿气下降，地气乃寒气上升，故原野昏霾，白埃四起。

司天主南，而太阴居之，故云奔南极，雨湿多见于南方。夏尽入秋，谓之差夏。

民病寒热腹满，身胀满，胕肿，痞逆，寒厥，拘急，皆寒湿所化之病。

故阴凝于上，寒积于下，寒水胜火，则为冰雹。阳光不治，杀气乃行，杀气者，即阴气也。

本年寒政太过，故谷气有余者，宜高宜晚，以其能胜寒也。不及者，宜下宜早，以其不能胜寒也。民之强弱，其气亦然。

初之气，地气迁，寒乃去。春气至，风乃来，生布万物以荣，民气条舒，风湿相薄，雨乃后。客主之气，皆厥阴风木用事。寒去物荣，以太阴湿土司天，故风湿相薄，风胜湿，雨乃后时而至。民病血溢，筋络拘强，关节不利，身重筋痿。

风病在筋，湿病则肉，故为此病。血溢者，风胜于肝也。

二之气，大火气正，物承化，民乃和。客主之气，皆少阴君火用事，故大火气正，物承其化，民亦和也。

其病瘟疠大行，远近咸若。湿蒸相薄，雨乃时降。

三之气，天政布，太阴湿土司天，故湿气降地，气腾而为雨。三气之后，则太阳在泉主之，故寒乃随之。感于寒湿，则民病身重胕肿，胸腹满。寒凝湿滞，故其为病如此。

四之气，少阳相火用事，其气尤烈，故曰畏火，皆相火也。客以相火，主以湿土，火土合气溽蒸上腾，故天气否隔。然太阳在泉，故寒风随发于朝暮。湿蒸相薄，草木凝烟，以湿遇火，故湿化不流。惟白露阴布。以成秋令也多阴雨。

民病腠里热，血暴溢，疟痢，心腹满热，胪胀，甚则胕肿。湿热并行，故为是病。胪者，皮腹也。胕肿，肉浮肿也。

五之气，惨令巳行，寒露下霜乃早降，草木黄落。客主之气，皆阳明燥金用事，故其政令如此，民舒无病。

终之气，寒大举，湿大化，霜乃积，凝水坚冰，阳光不治。

在泉客主之气，皆太阳寒水用事，故其政令如此。

感于寒，则病令人关节禁固，腰脽痛。关节在骨，腰脽属肾与膀胱，皆寒水同类为病。

以上十年，上湿下寒，故寒湿持于气交。然太阴司天，则水郁；太阳在泉，则火郁。郁化源详，义见太阳之政。

寅申之岁戊寅、戊申、甲寅、甲申、庚寅、庚申、丙寅、丙申、壬寅、壬申，少阳相火司天，岁气火化之候。司天者，天之气也。

厥阴风木在泉，在泉者地之气也。

少阳相火，乃三焦浮流之火，火邪炎上，主克肺金。金受克，则肾水失母，上盛下虚，上攻变生诸疾，疾至伤元气。

其化以火，少阳属相火，亦曰畏火。凡炎暑赫烈，阳气盛极，皆相火之化。而为炎光赫烈，燔灼焦然。

相火淫胜，则金受其制，故温气流行，金政不平。

民病头痛发热，恶寒而疟，热上皮肤痛，色变黄赤，传而为水，身面胕肿，腹满仰息，泄注赤白，疮疡，咳，唾血，烦，心胸中热，甚则鼽衄，病本于肺火克肺金。相火用事，金气受伤，客热内燔，水不能制，故为此诸病，皆本于肺也。

天府绝，死不治，天府，手太阴肺脉也，在臂臑内廉，腋下三寸，动脉应手，金不胜火，则肺气竭。而天府绝，死不治。

羽虫同天之气，故静；毛虫同地之气，故育。在泉木盛则土衰，故裸虫不成。

厥阴风木在泉。寅申岁也，风淫于地，则木盛土，风盛湿。尘埃飞扬，故地气不明，平野昏昧。木气有余，故草乃早秀。

民病洒洒振寒，数欠，为阳明胃脉；自食则呕，身体皆重，为太阴脾病。且厥服肝脉，贯膈布胁肋，故又为心痛支满等症。皆木邪淫胜，脾胃受伤之病。

毛虫属木，同其气故育。木克土，故裸虫耗。木郁于下，火失其上，故羽虫虽生而不育。

厥阴风木在泉，风行地中，故清毒之物不生。

寅申之岁：

壬寅、壬申：运同司地，曰天符[1]。

上少阳相火司天，中太角木运，下厥阴风木在泉。

运生天气，曰小逆。木上生火也，故病亦微。

运于四孟月同，曰支德符。壬寅年木运临之，寅属木，春孟月也。太过之运加地气，曰天符[2]。

壬寅、壬申二年，运同司地，曰风木。

---

〔1〕天符：壬寅、壬申年太过之，岁运当在泉之气属性相同，为"同天符"年。

〔2〕天符：当为"同天符"。

其运风鼓，其化鸣紊启拆。此壬年太角之政化。

其变振拉摧拔。

其病掉眩，支胁，惊骇。风木相火合病也。

治司天之火，木运太过。

壬寅、壬申二年，病少无瘟。

戊寅、戊申：

上少阳相火司天，中太徵火运，下厥阴风木在泉。

运与司天之气相同，曰天符。

其运暑，其化暄嚣郁燠。暄嚣，火盛之象。此戊年太徵之政化。化，作德；嚣，作暑。

其变炎烈沸腾，太徵之变。

其疫上热郁，血溢，血泄，心痛，火之为病，内应于心。

寅申之年，少阳相火当迁正司天。而阳明燥金，以上年在泉之右间，当升新岁司天之左间，故畏天英，火星胜之也。遇戊申、戊寅，戊为中运，阳火有余。其气先天而至，金欲升天，火运抑之，故升之不前，金郁不升。人病在肺，金郁欲发，必须待得位之时而后作。

戊申年刚柔失守，如此天运失时，三年之中，金疫发也。速在庚戌，迟则辛亥，即瘟疫热症。药宜泄白散，煎汤量冷，研化五瘟丹送下。

天气时雨不降，西风数举，咸卤燥生。民病上热，喘嗽，血溢。燥金气郁于地，故时雨不降。硝硇白，见而燥生。火胜于上，故肺金受伤而咳嗽，血溢。金郁之发，肃杀气行。

民病胁满，悲伤，金邪伐肝也。金气寒敛而燥，故为嗌干，手足折，皮肤燥等症。

甲寅、甲申：

上少阳相火司天，中太宫土运，下厥阴风木在泉。天气生运，火下生土也，曰顺化。

其运阴雨，其化柔润重泽。

其变震惊飘骤。

其病体重，胕肿，痞饮。

甲寅、甲申，顺化之年，而民无病。

庚寅、庚申：

上少阳相火司天，中太商金运，下厥阴风木在泉。天刑之年，火下克金也，故曰不相得则病。

运于四孟月日同，支德符。庚申年，金运临之，申属金，秋孟月也。

其运凉，其化雾露清功。此庚年，太商之正化，其德雾露肃瑟。

庚寅、庚申二年，虽有病而微，亦无瘟症。

其变肃杀凋零，其病肩背胸中痛。火邪在肺也。

丙寅、丙申：

上少阳相火司天，中太羽水连，下厥阴风木在泉。运克天气，曰不知。水上克火，故病甚也。

其运寒肃，其化凝惨栗冽。

其变冰霜雪雹。

其病寒，浮肿。

丙寅刚柔失守。

寅申之岁，少阴降地，厥阴当迁正在泉。而少阴君火，以上年司天之右间，当降为今岁在泉之左间，故畏地玄，水胜窒之也。遇丙寅、丙申，水运太过，先天而至，亦能制抑君火，使之不降。君火欲降，水运承之，降而不下，即彤云才见，黑气反生，暄暖如舒，寒常布雪，凛冽复作。天云惨凄，皆寒水胜火之化。久而不降，热郁于上，伏之化郁，寒胜复热，赤风化疫。民病面赤心烦，头痛目眩，多温热之症。

丙寅年，刚柔失守，天运失时，三年之中火疫发也。早至戊辰，晚至己巳。气微则疫小，气甚则疫大，故至有迟速。

丙寅、丙申二年，少阴君火当降在泉。遇水运承之，降而不下，人病在心，则为火郁。火郁欲发，必须待得位之时而后发，故当因其势而解之、散之、扬之。药宜五瘟丹之类，以解利之。竹叶导赤散煎汤，研化送下。

民病寒中，外发疮疡，内为泻满。火盛于外，故民病寒中。外热故为疮疡，内寒故为泄满。

其病寒热，疟泄聋瞑，呕吐上怫_{音佛，心郁不舒也}，肿色变。热盛寒复，则水火交争，故为诸病。

初之气，地气迁，风胜乃摇，寒去大温，草木早荣，寒来不杀。初气君火用事，而兼相火司天，故气候大温也。

温病乃起。其病气怫于上，血溢目赤，咳逆头痛，血崩胁满，肤腠生疮。君相二火合气，故其为病如此。

二之气，火反郁，白埃四起，云趋雨府，风不胜湿，雨乃零，民乃康。太阴湿土用事，故主气君火，反郁而埃起，湿胜雨零也。然主客相生，民乃康。

其病热郁于上，咳逆，呕吐，疮发于中，胸嗌不利，头痛，身热，昏愦_{愦，音贵，心乱也}，脓疮，皆湿热所化之病。

三之气，天政布，炎暑至。少阳上临相火专令，故炎暑至，雨乃际。民病热中聋瞑，血溢脓疮，咳，呕，衄衊，渴，嚏欠，喉痹，目赤，善暴死。主客之火交炽，故为热病如此。

四之气，凉乃至。燥金之客，加于湿上之主，故凉风至，而炎暑间化。间者，时作时止之谓。土金相生，故民和平。

其病胸满，身肿。燥盛者，肺自病，故胸中满。湿胜者，脾自病，故身体重。

五之气，寒水之客，加于燥金之主。水寒金敛，暑去寒来，雨乃降，气门乃闭。气门，乃腠理空窍也。所以发泄荣卫之气，故曰气门。

刚木早凋，民避寒邪，君子周密。金肃水寒，当畏避也。

终之气，厥阴在泉，风木用事。主气以寒水生之，地得正气，而风乃至，万物反生，霜雾以行。地气不应。曰雾。

其病关闭，不禁心痛，阳气不藏而咳。时当闭藏，而风木动之，风为阳，故其为病如此。

卯酉之岁丁卯、丁酉、癸卯、癸酉、己卯、乙卯、乙酉、辛卯、辛酉、己酉，阳明燥金司天，岁气燥化之候。司天者，天之气也。

少阴君火在泉，在泉者，地之气也。

阳明燥金者，手阳明大肠之气象。庚辛，金也，其化以燥。凡清明干肃，万物坚刚，皆金之化。而为清凉劲切，雾露萧瑟。

燥金淫胜于上，则木受其克，故草生荣俱晚。

在于人，则肝血受伤，不能荣养筋骨，故生内变。且金气太凉，能革发生之气，故草生之应如此。然阳明燥金在上，则少阴君火在下，故蛰虫来见。

阳明司天，介虫同司天之气，故静，羽虫同在泉之气，故育。

民病左胁胠痛等症，皆肝经病，肝木主左也。

按："经脉篇"云：以心胁痛，不能转侧，面微有尘，为足少阳胆经。腰痛不可俯仰，丈夫㿉疝，妇人少腹痛，嗌干面尘，飧泄，为足厥阴肝经病。此以肝与胆为表里，木被金伤，故诸病本于肝也。

太冲脉绝，死不治。太冲，足厥阴肝脉也，在足大指本节后二寸，动脉应手。木不胜金，则肝气竭而太冲绝，故死不治。

少阴君火在泉，在泉者，地之气也。

君火淫胜于下热淫所胜，故焰浮用泽，阴处反明，蛰虫不藏。民病腹中常鸣者。火气奔动也。气上冲胸者，火性炎上也。喘不能久立，寒热皮肤痛者，火邪乘肺也。目瞑者，热甚阴虚，畏阳光也。齿痛颔肿，热乘阳明经也。恶寒发热如疟，金水受伤，阴阳交争也。热在下焦，故少腹中痛；热在中焦，故腹胀大颐音拙。

燥结不通，则邪实于内，以苦软之，宜承气汤。

羽虫属火，同其气故育；介虫属金，受其制故耗而不育。

少阴在泉，热在地中，寒毒之物不生。

卯酉之岁：

丁卯、丁酉：

上阳明燥金司天，中少角木运，下少阴君火在泉。

天刑之年，金下克木也，故曰不相得则病。

岁运不及，而司天燥金胜之，则金兼木化，反得其政，所谓委和之纪。阳和委屈，发生少也。

丁卯年，运临本气之位，曰岁会，木运临之。卯，木位也。其病不死，但执迟而缓。

卯酉之年，太阳降地，少阴当迁正在泉。而太阴湿土，以上年司天之右间，当降为今岁在泉之左间，故畏地仓，木胜窒之也。如上年寅申岁气有余，司天少阳不退位，则右间太阴亦不能降下，遇木运以至。

丁卯、丁酉年，木运承之，降而不下，即黄云见而青霞彰，郁蒸作而大风雾翳埃胜，折损乃作，皆风木胜土之化。久而不降，土气郁久，故天为黄气。地为湿蒸，人病在脾胃，故为四肢不举，昏眩，肢节痛，胃腹作满，填臆等症。木运不及，故本方受灾。阳年太过，不言灾宫也。

丁卯、丁酉二年，太阴湿土当降在泉，岁运遇木，则太阴湿土降而不下，则为土郁。人病在脾，土郁欲发，必待得位之时而后作。药宜泄黄散，煎汤量冷，研化五瘟丹，服之而愈。

癸卯、癸酉：

上阳明燥金司天，中少徵火运，下少阴君火在泉。

癸年阴火不及，上见燥金，则金得其政，所谓伏明之纪。

运克天气，曰不和，火上克金也。故病甚虽杂病多，无瘟疫之症。不及之年，加地气曰同岁会。

癸卯、癸酉二年，运临司地曰君火。

己卯、己酉：

上阳明燥金司天，中少宫土建，下少阴君火在泉。二年金与土运虽相得，然子临父位，为逆。

运生天气，曰小逆，土上生金也，故病亦微。

卯酉之年，阳明燥金当迁正司天。而太阳寒水，以上年在泉之右间，当升新岁司天之左间，故畏天芮，土胜之也。

卯酉阴年，气有不及，司天阳明未得迁正，而左间太阳亦不得其位。水欲升天，土运抑之。己卯、己酉皆土运，为天芮之年，亦能制抑。太阳寒水升之不前，水郁不升，人病在肾，水郁为害，待得位之时而发也。升之不前，湿而热蒸，寒生两间，民病注下，食不及化。湿胜于上，寒胜于下，故气令民病如此。久而成郁，冷来克热，冰雹卒至。药宜连翘青黛饮，煎汤量冷，研五瘟丹送下。

乙卯、乙酉：岁会、太乙天符[1]。

上阳明燥金司天，中为少商金运，下少阴君火在泉。运同天气曰天符，运与司天皆金。卯酉年，运临本气之位曰岁会。金运临之，酉金位也，其病危。乙年金运不及，得阳明司天之助，所谓从革之纪。

辛卯、辛酉：

上阳明燥金司天，中少羽水运，下少阴君火在泉。天气生运曰顺化，金下生水也，顺化之年，民舒病少。

初之气，太阴用事，时寒气湿故阴凝，燥金司天故气肃。水冰者，气肃所成。寒雨者，湿土所化。其病中热胀，面目浮肿，善眠，鼽衄，嚏欠，呕，小便黄赤，甚则淋。主气风木，客气湿土。风为阳，湿为阴，风湿为患，脾肾受伤，故为此诸症。

二之气，阳乃布，民乃舒，物乃生荣。少阳相火用事，于春分之后，故其应如此。

疠大至，民乃暴死。主君火，客相火，二火交炽，臣位于君，故疠疫大至，民善暴死。

三之气，天政布，司天阳明燥金用事也，故凉乃行。然主气相火当令，故燥热交合，至三气之末，以交四气，则主以太阴，客以太阳，故燥极而泽矣。

民病寒热。以阳胜之，时行金凉之气，故民病寒热。

四之气，寒雨降，太阳用事于湿土之时，故寒雨降也。

民病暴仆，振栗，谵妄，少气，嗌干引饮，及为心痛，痈肿，疮疡，寒疟之疾，骨痿，便血。四气之后，在泉君火所主，而太阳寒水临之。水火相犯，故为暴仆振栗

---

〔1〕太乙天符：乙卯年、乙酉年均为"天符年"，乙酉年同时又为"岁会年"，故为"太乙天符年"。

及心痛等症。

五之气，春令反行，草乃生荣，厥阴风木用事而得在泉君火之温，故春令反行，草乃生荣，民气和。

终之气，阳气布候反温，蛰虫来见，流水不冰。少阴君火用事。故其气候如此。

民乃康平，其病温。其病为温火之化也。

然燥金司天，则岁半之前，气过于敛，故宜汗之、散之。君火在泉，则岁半之后，气过于热，故宜清之也。

辰戌之岁壬辰、壬戌、戊辰、戊戌、甲辰、庚辰、庚戌、丙辰、丙戌、甲戌，足太阳膀胱寒水司天，岁气寒化之候。司天者，天之气也。太阴湿土在泉，在泉者，地之气也。

太阳与足少阴肾经，合为表里，属北方壬癸水也。主冬旺七十二日，主寒水胜，则邪乘心，乃水克火受寒伤，故诸病皆主于心也。

太阳属水，其化以寒，凡阴凝栗冽，万物闭藏，皆水之化。司天之气，寒水是也。寒淫所胜于上，故寒反至，水且冰。若乘火运而火气炎烈，则水火相激，故雨暴乃雹。

民病寒水胜，则邪乘心水克火，故为血变于中心主血，发为痈疡，多生疮疡等症。按："经脉篇"云：以手心热，臂肘挛急，腋肿，胸胁支满，心中澹澹大动，面赤，目黄，为手厥阴心包络病。盖火受寒伤，故诸病皆本于心也。

神门绝，死不治。神门，手少阴心脉也，在手掌后，锐骨之端，动脉应手。火不胜水，则心气竭而神门绝，死不治。

诸动气者，知其藏也。动气者，气至脉动也，察动脉之有无，则脏气之存亡可知矣。

鳞虫同天之气化，故静；裸虫同地之化，故育。

太阴湿土在泉，在泉者，地之气候也。

草乃早荣，湿淫所胜土为草木之资生，埃昏岩谷岩谷，土厚之处，黄反见黑黄，土色；水，黑色，土胜湿淫，故黄反见黑。民病积饮心痛寒湿乘心也，耳聋浑浑焞焞，嗌肿喉痹三焦经病，阴病血见，少腹痛肿，不得小便，以邪湿下流为阴虚肾病。病冲头痛，目似脱，项似拔，腰似折，髀不可以屈，腘音国如结，腨音篆如别，为膀胱经病，此以土邪淫胜克水而肾合三焦、膀胱俱为脏，故病及焉。

裸虫属土，同其气，故育；鳞虫属水，受其制，故不成。

太阴湿土在泉，湿在地中，土得位也，故其化淳淳者厚也，故燥毒之物不生。

辰戌之岁：

壬辰、壬戌：

足太阳寒水司天，中太角木运，下太阴湿土在泉。司天生运曰顺化，水生木也，顺化之年，民舒病少。

其变振拉摧拔。振者，撼动也；拉，支离也；摧，败折也；拔者发根也。壬为阳木，风运太过，则金令承之，故有此变。

其运风，其化鸣紊启坼。风为木化，鸣风，木声也。紊，繁盛也。启坼，明芽发而地脉开也。

其病眩掉目瞑。目运曰眩，头摇曰掉，目不开曰瞑。木运太过，故有此风木之病。

戊辰、戊戌：天刑之年，水下克火也。

上太阳寒水司天，中太徵火运，下太阴湿土在泉。火运太过，得司天寒水制之，则火得其平，所谓赫曦之纪。

其运热，其化暄暑郁燠。

其变炎烈沸腾乃火气之熏蒸，火运太过，则寒水承之，故有此变。

其病热郁，火运太过，故有此病。虽生热症，而瘟疫少。

甲辰、甲戌：运克天气曰不和，土上克水，故病甚也。虽杂病甚，而瘟疫微。

上太阳寒水司天，中太宫土运，下太阴湿土在泉。

太过之运加地气，曰天符[1]。甲辰、甲戌，运同司地曰湿土。

甲辰、甲戌，运临本气之位曰岁会，土运临之，辰戌丑未上位也。

其运阴埃，其化柔润重泽。埃者，尘也；柔润重泽，皆中运湿土之化。

其变震惊飘骤。土运太过，则风木承之，故有是变。

其病湿下重，土湿之病也。

---

〔1〕天符：当为"同天符"。

庚辰、庚戌：

上太阳寒水司天，中太角金运，下太阴湿土在泉。运生天气曰小逆，金上生水也，故病亦微。

中金运太过，又能胜水。

其运凉，其化雾露萧瑟。

其变金运肃杀，万物凋零，火气承金，即阳杀之象。金气太过，其病燥，肺金受伤，故背闷瞀，而胸胀满。

庚辰刚柔失守，如此天运化疫，三年之后，发而为疫。微则徐，三年后。甚则速，三年首也。速至壬午，徐至癸未。木疫发也，药宜羌活、紫苏、薄荷、滑石，煎汤量冷，研五瘟丹服。

辰、戌之年，太阳寒水当迁正司天，而厥阴风木以上年在泉之右间，当升新岁司天之左间，故畏天柱，金星胜之也。

遇庚辰、庚戌，庚为阳金，其气先天而至，中运胜之，忽然不前，木运升之，金乃抑之，木不能前，暴郁为害。金能胜木也，木郁不升，人病在肝。木郁欲发，必待其得位这时而后作。升之不前，清生风少，肃杀于春，露霜复降，草木乃萎。

民病瘟疫早发，咽嗌乃干，四肢满，肢节皆痛，金胜木衰之也。金气肃杀于春，阴胜抑阳，故民病为瘟疫，节痛等症。木郁既久，其极必发，故大风摧拉等变。而民病为卒中偏痹，手足不仁等症。

丙辰、丙戌：

上太阳寒水司天，中太羽水运，下太阴湿土在泉。运气相同曰天符，运与气皆水。

其运寒，其化凝惨凛冽，此丙年水运之正化也。其变冰雪霜雹。水太过，土气承之，故有此变。冰雹土之象也。

其病大寒，留于溪谷。溪谷者，筋骨肢节之会。水运太过，寒甚气凝，故为是病。

辰、戌之岁，少阳降地，太阴当迁正在泉，而少阳相火以上年司天之右间，当降为今岁在泉之左间，故畏地玄，水胜室之也。遇水运太过先天而至，丙辰、丙戌年，水运承之，降而不下，即彤云才见，黑气反生，暄暖欲生，冷气卒至，甚即冰雹也，皆寒水胜火之化也。与丙申岁，少阴不降者同义。

丙辰、丙戌之岁，少阳相火当降，今岁在泉，遇此二年水运承之，降而不下，则为火郁，变而瘟疫。药宜凉膈散兼导赤散，加知母，五瘟丹服之。

久而不降，伏之化郁，冷气复热，赤风化疫。民病面赤心烦，头痛目眩也。赤气彰而热病欲作。少阳火郁为病，太阳寒水司天。太阴湿土在泉，故天气肃，地气静，水土合德。

民病寒湿，肌肉萎，足痿不行，濡泄，血溢。血溢乃火郁之病，皆寒湿使然。

岁半之后，地气主之。自三之气止，极雨散之后，交于四气，则在泉用事，而太阴居之。故又雨朝北极，湿化布焉，泽流万物，土之德也。雷动于下，火郁发也。

太阳寒水司天之客气，加于主气之上。本年初之气，少阳用事。上年在泉之气，至此迁移。故曰地气迁。后仿此。

初之气，少阳相火用事，地气迁，气乃大温，草乃早荣。上年终之气君火，今岁初气相火，二火之交，故气乃大温，草乃早荣。

民病乃疠，温病乃作。身热头痛，呕吐，肌腠疮疡。客气相火，主气风木，风火相搏，故为此诸病。肌腠疮疡，斑疹之属也。

二之气，阳明燥金用事，民乃惨，草乃遇寒，故大凉至而火气抑。民病气郁中满，寒乃始。清寒滞于中，阳气不行也。

三之气，太阳寒水用事，天政布，寒气行，雨乃降，即司天之气也。民病寒，反为热中，痈疽注下，心热瞀闷，不治者死。

若人伤于寒，而谓病热之理，所谓太阳寒水司天，寒气下临，心气上从之义。盖寒侮阳，则火无不应，若不治之，则阳绝而死矣。

按：六气司天，皆无不治者死之说，惟此太阳寒水言之，可见人以阳气为生之本，不可不顾也。

四之气，厥阴风木客气用事，而加于太阴湿土主气，故风湿交争。而风化为雨，木得土化，故乃长、乃化、乃成。

民病厥阴风木之气，值大暑之时，木能生火，故民病大热。以客胜主，脾土受伤，故为少气，肉萎，足萎，注下赤白等症。

五之气，少阴君火用事，岁半之后，地气主之。以太阴在泉，而得君火之化，阳复化，草乃长、乃化、乃成。万物能长能成，民亦舒而无病。

终之气，太阴湿土在泉，地气正也，故湿令行阴凝太虚，埃昏郊野。民情喜阳而恶阴，故惨凄。以湿令而寒风至，风能胜湿，故曰反，反者孕乃死。所以然者，人为裸虫，从土化也，风木非时相加，故土化者，当不育也。

以上十年，皆寒水司天，湿土在泉，湿宜燥之，寒以温之。味苦者，苦从火化，治寒以热也。

寒水司天，则火气郁，湿土在泉，则水气郁，故必折去其致郁之气，则郁者舒矣。

寒水司天，则心火不胜。太阴在泉，则肾水不胜。则诸太过者抑之，不胜者扶之，则气无暴过，而疾不生矣。

巳亥之岁丁巳、丁亥、癸巳、癸亥、己巳、己亥、乙巳、乙亥、辛巳、辛亥，厥阴风木司天。岁气风化之候，司天者天之气也。少阳相火在泉，在泉者，地之气也。厥阴风木，乃足厥阴肝经也。肝属木，乃东方甲乙木，春旺七十二日，主木旺，木邪乘土，故诸病皆主于脾也。

其化以风，凡和气升扬发生万物，皆风之化。木气在天为风化，而飘怒摇动，云物飞扬。

风淫于上，淫邪盛也，故太虚埃昏，云物扰乱。风木主湿，故寒生春气，而流水不冰。然风胜则金令乘之，清肃气行，故蛰虫不出。

民病胃脘当心而痛，上支两胁，隔咽不通，饮食不下，舌本强，食则呕，腹胀食不下，溏泄，瘕，水闭。病本于脾，此以木邪乘土，故诸病皆本于脾也。

冲阳绝，死不治。冲阳，乃足阳明胃脉也，在足跗上，动脉应手。土不胜木，则脾胃气竭而冲阳绝，故死不治。

少阳相火在泉，在泉者，地之气也。火淫所胜相火淫胜于下，故熘明郊野。热极生寒，故寒热更至。

民病注泄赤白热伤血分则注赤。热伤气分则注白，热在下焦，故少腹痛，溺赤，便血。其余诸症，皆与少阴在泉同候。

羽虫属火，同其气故育；介虫属金，受其制故耗。火在泉则木为退气，故毛虫属木，亦不育。

少阳相火在泉,火在地中,则寒毒之物不生。

巳亥之岁:

丁巳、丁亥俱同天符[1]:

上厥阴风木司天,中少角木运,下少阳相火在泉。运与气相同曰天符,运与气皆木。

灾三宫。三者,东方震宫也。木气不及,故灾及之。

癸巳、癸亥俱同岁会:

上厥阴风木司天,中少徵火运,下少阳相火在泉。天气生运曰顺化,木下生火也,顺化之年,民舒病少。

癸巳、癸亥二年,阳明燥金欲降,火运承之,降而不下,则成金郁发而为疫。药宜泄白散,煎汤量冷,研化五瘟丹送下。

灾九宫。九为离宫,火运不及,故灾及之。

巳、亥之岁,阳明降地,少阳当迁正在泉,而阳明燥金以上年司天之右间,当降为今岁在泉之左间,故畏地肜,火气胜之也。如上年辰戌,岁气有余,司天太阳不退位,则右间阳明亦不能降下,遇火运以至。癸巳、癸亥年,火运承之,降而不下。金欲降而火承之,故清肃行而热反作也。热伤肺气,故民病昏倦,夜卧不安,咽干引饮等症。金气久郁于上,故寒白气起。民病肝木受邪,故为掉眩,手足直而不仁,两胁作痛,满目茫茫等症。

己巳、己亥天刑之年:

上厥阴风木司天,中少宫土运,下少阳相火在泉。天刑之年,木下克土也,故曰不相得则病,虽病无瘟。

本年土运不及,风木司天胜之,则木兼土化,所谓卑监之纪。

灾五宫。五,中宫也。土运不及,故灾及之。

乙巳、乙亥:

上厥阴风木司天,中少商金运,下少阳相火在泉。运克天气曰不和。金上克木,

---

[1] 俱同天符:丁巳、丁亥为"天符年"。

故病甚也，虽病甚而瘟少。

灾七宫。七，兑宫也。金运不及，故灾及之。

辛巳、辛亥：

上厥阴风木司天，中少羽水运，下少阳相火在泉。运生天气曰小逆，水上生木也，故病亦微。

辛巳、辛亥年，君火欲升，而水运承之，则为火郁，发而为火疫。药宜凉膈散、导赤散，加竹叶，煎汤量冷，研五瘟丹服之。

此年受瘟，必待火得位之年而发。

灾一宫。一，坎宫也。水运不及，故灾及之。

巳亥之年，厥阴风木当迁正司天，而少阴君火以上年在泉之右间，当升新岁司天之左间，故畏天蓬，水星胜之也。

巳亥阴年，气多不及，司天厥阴不得迁正，而左间少阴亦不得其位。而阳年则不然也。遇辛巳、辛亥阴年水运不及，君火欲升天而中水运抑之。不及之年，而以能制抑君火，则弱能制弱。而中水运，天蓬窒之，则水胜而君火不前也，火郁不升而为害。火郁之发，必待其得位之时而后作，癸未年，火郁瘟疫发也。君火相火同，火郁不升，人病在心，皆在心之包络。

升之不前，即清寒复作。冷生旦暮。民病伏阳而内生烦热，心神惊悸，寒热间作。天蓬水胜，火升不前，故气候清寒。民病热郁不散。火郁之发，故暴热至而为疫疠、温疟等症。泄去其火，热病可止。

天气扰，地气正，风木司天，故天气扰相火在泉，土得温养故地气正。

木在上，故风生高远；火在下，故灾热从之。土气得温，故云雨作，湿化乃行。风燥火热，胜复更作，蛰虫来见，流水不冰。

初之气，寒始肃，杀气方至，阳明燥金用事也。

民病寒于右之下。金位西方，金旺则伤肝，故寒于右之下。

二之气，寒不去，华雪水冰，杀气施化，霜乃降，上焦寒，雨数至，阳乃化。太阳寒水用事，故其气候如此。然以寒水之客，加于君火之主，其气必应，故阳复化。民病热于中，客寒外加，火应则热于中。

三之气，天政布，风乃时举，厥阴风木，司天之气用事也。厥阴加于少阳相火，风火交加，民病泣出耳鸣掉眩，风木之气见证也。

四之气，溽暑，湿热相薄，争于左之上，以君火之客，加于太阴之主。

四气为天之左间，故湿热争于左之上。

民病黄疸，而为胕肿。此湿热相蒸而为病也。胕肿，肉浮肿也。于足跗之跗不同。

五之气，燥湿更胜，沉阴乃布，寒气及体，风雨乃行。客以湿土，主以燥金，燥湿更胜，其候若此。

终之气，畏火司令，阳乃大化，蛰虫出见，流水不冰，地气大发，草乃生，人乃舒。少阳在泉，故候如此。

其病温疠，时寒气热，故病温疠。

本年厥阴司天，则土郁；少阳在泉，则金郁。郁气化源，义见前章。

五运五郁天时民病详解

天地有五运之郁：金、水、木、火、土。人身有五脏之应，心、肝、脾、肺、肾，则结聚而不行，当升不升，当降不降，当化不化，而郁病作矣。故或郁于气，或郁于血，或郁于表，或郁于里，或因郁而生病，或因病而生郁。郁而太过者，宜裁之，抑之；郁而不及者，宜培之、助之。大抵诸病多有兼郁，此所以治有不同也。

土郁之法[1]

天时 岩谷震惊木胜制土，土之郁也，郁极则怒，怒动则发。岩谷者，土深之处。震惊者，土气之发也，雷殷气交殷者，盛也；气交者，升降之中以三气四气之间，埃昏黄黑尘霾蔽日也，化为白气湿蒸之气，岚之属也。川流漫衍，田牧土驹川流漫衍，涸没郊原也；田牧土驹，以洪水之后群驹散牧于田野也，云奔雨府，霞拥朝阳，山泽埃昏，其乃发也雨府乃太阴，湿聚之处；霞拥朝阳，见于旦

---

〔1〕土郁之法：据上下文义为"土郁之发"。

也；埃昏者；土气之浊也。土气被郁，所化皆迟。然土郁之发，必在三气四气之时，故犹能生长化成。不失其时也。

民病 湿土为病。湿在中焦，故心腹胀。湿在下焦，故数后下利。心为湿乘，故心痛。肝为湿侮，故胁胀。呕吐者，有声为呕，有物为吐[1]。霍乱者，吐利并行，而心目瞭乱也。注下者，大便暴泻也。湿气伤肉，则胕肿身重。皆土发湿邪之症。

土郁治法 土郁夺之。夺者，直取之也。凡土郁之病，湿滞之属也，其脏应脾胃，其主在肌肉四肢，其伤在胸腹。土畏壅滞。凡滞在上者，夺其上，吐之可也；滞在中者，夺其中，伐之可也；滞在下者，夺其下，泻之可也。凡此皆谓之夺，非独止于下也。

金郁之发

天时 天洁地明，气清气切火胜制金。金之郁也，大凉乃举。草树浮烟大凉者，金之寒气；浮烟者，金之敛气，燥气以行，雾霿数起金气至，则燥气行；阴气行，则雾霿起。雾霿者，乃厚雾也。杀气来至，草木苍干，金乃有声杀气者，阴气也；苍干者，凋落也。金乃有声，金气劲而秋声发也。山泽焦枯，土凝霜卤，怫乃发也燥气行，故山泽焦枯，土面凝白，卤结为霜也。金旺五之气，主秋分八月中后，凡六十日有奇，故其发也。

民病 咳逆嗌干，肺病而燥也。心胁满引少腹，善暴病，不可反侧，金气胜而伤肝也。金气肃杀，故面色陈而恶也。

金郁治法 金郁泄之。泄者，疏利也。凡金郁之病，为敛、为闭、为燥、为塞之属也。其脏应肺与大肠，其主在皮毛声息，其伤在气分，或解其表，或破其气，或通其便。凡在表、在下、在上，皆可为之泄也。

水郁之发

天时 阳气乃避土胜制水，水之郁也。水郁而发，寒化大行，故阳气乃避，阴气暴举，大寒乃至。川泽严凝，寒雾结为霜雪寒雾者，寒气之如雾也，甚则黄黑昏翳，流行气交，乃为霜杀，水乃见灾黄土色，水黑色，水为土郁而发，故二色并见于气交。阳光不治，空积沉阴，白埃

---

[1] 有声为呕，有物为吐：此八字原为小字，据前后改为大字。

昏瞑而乃发也。其气二火前后，君火二之气、相火三之气，自春分二月中，而尽于小暑六月节。凡一百二十日，皆二火之所主。水本旺于冬，其气郁，故发于火令之时，阴乘阳也。

民病 寒客心痛，腰脽痛，关节不利，屈伸不便，善厥逆，痞坚腹满此皆寒水之气为病。火畏水。故心痛。寒入肾，故腰脽痛。寒则气血滞，筋脉急，故关节不利，屈伸不便。阴气胜，阳不得行，故厥逆，痞坚腹满。

水郁治法 水郁折之。折者，调制也。凡水郁之病，为寒为水之属也。水之本在肾，水之标在肺，其伤在阳分，其反克在脾胃。水性善流，宜防泛溢。凡折之法，如养气可以化水，治在肺也；实土可以制水，治在脾也；壮火可以胜水，治在命门也；自强可以帅水，治在肾也；分水可泄水；治在膀胱也。凡此皆谓之折，岂独折之而已哉。

木郁之发

天时 太虚埃昏，云物以扰，大风乃至，发屋折木木有变，金胜制木，木之郁也。木郁之发，风气大行，故有埃昏云扰，发屋折木等候，皆木之为变也。太虚苍埃，天山一色。或为浊气，黄黑郁若，横云不起雨而乃发也，其气无常苍埃浊色，黄黑郁若，皆风尘也。风胜湿，故云虽横而不起雨。风气之至，动变不定，亦无常期。长川草偃，柔叶呈阴，松吟高山，虎啸岩岫，佛之先兆也草偃者，草之风必偃也。呈阴者，凡柔叶皆乖，因风翻动而见叶底也。松吟声在树间也，虎啸则风生，风从虎也。凡见此者，皆木郁将发之先兆。

民病 胃脘当心而痛，上支两胁，膈咽不通，食饮不下，甚则耳鸣眩转，目不识人，善暴僵仆，此皆风木肝邪之为病。厥阴之脉，挟胃贯膈，故胃脘当心而痛。膈咽不通，食饮不下也。上支两胁，肝气自逆也。肝经循喉咙，入颃颡，连目系上会于巅，故坚僵。最伤胃气，故令人善暴僵仆。

木郁治法 木郁达之。达者，畅达也。凡木郁之病，风之属也，其脏应肝胆，其经在胁肋，其主在筋爪，其伤在脾胃、在血分。然木喜调畅，故在表者当疏其经，在里者当疏其脏，但使气得通行，皆谓之达，诸家以吐为达者，又安足以尽之？

火郁之发

天时 太虚曛翳，大明不彰水胜制火，火之郁也，盖火郁之发，热化大行，故太虚曛翳昏昧，大明反不彰也。炎火行，大暑至，山泽燔燎，材木流津，广厦腾烟，土浮霜卤，止水乃减，蔓草焦黄，风行惑言，湿化乃后。燔燎腾烟，炎热甚也。材木流津，汁溶流也。霜卤水泉干涸，而卤为霜也。止水，蓄积之水也。风行惑言，热极风生，风热交炽，而人言惑乱也。湿化乃后，雨不至也。火本旺于夏，其气郁，故发于未申之四气。四气者，阳极之余也。

民病 少气，疮疡痈肿，胁腹胸背、头面四肢，䐜愤，胪胀，疡痱，呕逆，瘛疭，骨痛，节乃有动，注下，温疟，腹中暴痛，血溢，流注，精液乃少，目赤，心热，甚则瞀闷，懊憹，善暴死，此皆火胜之为病也。壮火食气故少气，火能腐物故生疮痛，阳邪有余故为䐜塞愤闷，胪腔胀满，疡痱疮毒等症，火气上冲故呕逆，火伤筋则瘛疭抽制，火伤骨则骨痛难支，火伏于节则节乃有动，火在肠胃则注下，火在少阳则温疟，火实于腹则腹暴痛，火入血分则血溢流注，火烁阴分则精液乃少，火入肝则目赤，火入心则心热，火炎上焦则瞀闷，火郁膻中则懊憹，火性急速败绝真阴则暴死。

火郁治法 火郁发之[1]。发者，发越也。凡火郁之病，为阳为热之属也。其脏应心于小肠三焦，其主在肺络，其伤在阴。凡火所居，其有结聚敛伏者，不宜蔽遏，故因其势而解之、散之、升之、扬之，如开其窗，如揭其被，皆谓之发，非独于发汗也。

禹贡九州分野八卦定位

乾宫 雍州今属陕西省。禹贡曰：黑水西河为雍州。其界西据黑水，东距西河，谓之西河者，主冀都而言也。

坎宫 冀州今属北直隶、山西，兼河南省，彰德、卫辉、怀庆三府。禹贡曰：三面距河。兖河之西，雍河之东，豫河之北。《周礼·职方·河内》曰：冀州是也。又

---

[1]火郁发之：原脱，据文义补。

曰：幽州而营并于幽。营即辽东也。

艮宫　兖州今属山东省，兖州、东昌二府。禹贡曰：济河惟兖州。其界东南据济，西北距河。

震宫　青州今属山东省，济南、青州、莱州、登州四府并辽东。禹贡曰：海岱惟青州。其界东北至海，西南距岱。岱，泰山也。

巽宫　徐州今属南直隶徐州。禹贡曰：海岱及淮。惟徐州，其界东至海，南至淮，北至岱，而西不言济者，以岱之阳，济东为徐。岱之北，济东为青。言济不足以辨，故略之也。《尔雅·济东》曰：徐州者周无青，并青于徐也。《周礼·正东》曰：青州者，周无徐，并徐于青也。

离宫　扬州今属南直隶、浙江、江西、福建、广东五省。禹贡曰：淮海惟扬州。其界北至淮，东南至海。

坤宫　荆州今属湖广、广西、贵州三省。禹贡曰：荆州衡阳惟荆州。其界北距南条荆山，南尽衡山之阳。

兑宫　梁州今属四川、云南二省，兼贵州省，贵阳、思州、普安等州。禹贡曰：华阳黑水惟梁州。其界东距华山之南，西距黑水。

中宫　豫州今属河南省，兼湖广，襄阳、郧阳二府。禹贡曰：荆河惟豫州。其界西南至南条荆山，北距大河。

十二地支方位

子齐，青州；丑吴，扬州；

寅燕，幽州；卯宋，豫州；

辰郑，兖州；巳楚，荆州；

午周，三河河南；未秦，雍州；

申晋，梁州，四川成都汉曰益州；

西赵，冀州，山西北直；

戍鲁，徐州；亥卫，并州，今日属冀州，山西北直。

凡九州岛十二宫，天星分野，《内经》止言九宫分数，未有九州详载。按殷周以下之制，皆以扬州隶丑，青州隶子，徐州隶戍，如前图之类莫解。所谓且天星，周于六合，而欲以中国尽配之，其义何居？及考奇门诸家，则合于禹贡，复有此九宫分野。与前十二宫者，有所不同，抑又何也？此其中恐有误者。盖不在此，则在彼矣。今并图于此，以便考正。

五运六气药方

运气五瘟丹 一名凉水金丹　专治时行瘟疫，发热头痛，身痛腹痛，无汗，日久不愈，或身目发黄，或发斑，发疹，发痧，或谵语舌苔，或大小便五六日不便等症。服此无不立效。并暑月一切热症，男妇大人小儿，用之如神。

甘草 甲己年为君　黄芩 乙庚年为君　黄柏 丙辛年为君　栀子 丁壬年为君　黄连 戊癸年为君　南香附 去毛土　真紫苏叶 各一两，为君者加一两

以上七味，俱生用不见火，于冬至日为末。用锦纹大黄二两熬膏，和前药末为丸，如弹子大，重三钱，朱砂雄黄为衣，再贴真金。每服一丸，新汲凉水研化送下。或丸大小不一，以便大人小儿加减用之。大人每服重三钱者一丸，如小儿十岁上下者每一钱五分[1]。病轻日浅者，一服而愈；病深日久者，三四服而痊。忌腥辛辣，油腻煎炒，并一切厚味之物。

按五瘟五郁加减，引用开列于后。

泻黄散 土郁为疫治脾胃伏火，舌苔口燥，唇干口疮，口臭烦渴等症。

防风 四钱　藿香 七分　山栀 一钱　石膏 一钱　生甘草 二钱

共为末，每服二三钱，入水二盅，煎一二沸，连末量冷，研化五瘟丹服之。病甚者，将泻黄散永不见火同研化五瘟丹，新汲凉水调服。

连翘解毒饮 水郁为疫乃脾肾受伤，以致面赤身黄，体重烦渴，口燥舌苔，头面

---

〔1〕一钱五分：此前似脱"服"字。

肿大，咽喉不利，大小便涩滞，发斑、发疹等症。

青黛八分　元参一钱　泽泻一钱　知母一钱　连翘一钱　童便一盅

水二盅，煎一盅，量冷，研五瘟丹送下。

龙胆泻肝汤　木郁为疫乃肝胆经受病，实火湿热，胁痛耳聋，胆溢口苦，躁扰狂越，头晕目眩，胃胁痞塞，咽嗌不利，肠胃燥涩等症。

胆草　黄芩　栀子　泽泻　木通　车前　当归　生地　柴胡　甘草生。各一钱

水三盅，煎一盅，量冷研五瘟丹服之。加羌活一钱，防风七分。

凉膈散　相火郁而为疫治相火上盛，中焦燥实，烦躁口渴，目赤头眩，目疮唇裂，吐血衄血，大小便秘，胃热发斑、发狂等症。

连翘四钱　大黄[1]酒浸　芒硝二钱　生甘草二钱　栀子炒，一钱　黄芩一钱五分　薄荷一钱　知母二钱

上为末，每服三钱，同五瘟丹研化，送下。

泻白散　金郁为疫乃肺与大肠受病。肺火太盛，皮肤蒸热，洒淅寒热，日晡尤甚，咳嗽气急，烦热口渴，胸膈不利等症。

桑白皮一钱五分，蜜水炒　地骨皮水洗，一钱五分　甘草七分，生　粳米一钱　黄芩一钱

水二盅，煎八分，量冷，研五瘟丹服之。

竹叶导赤散　君火郁为疫乃心与小肠受病。治一切火热表里俱胜，狂躁烦心，口燥咽干，大热，干呕，错语不眠，吐血衄血，热甚发斑，便赤[2]淋痛，口糜舌疮，大便燥结等症。

生地二钱　木通一钱　淡竹叶一钱五分　连翘一钱　大黄一钱，生　栀子一钱　黄芩一钱　薄荷八分　黄连八分　甘草梢八分

水三盅，煎一盅，量冷，研化五瘟丹，送下。

---

〔1〕大黄：用量原脱。

〔2〕便赤：当为"小便赤"，即"尿赤"之意。

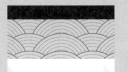

疫疹一得

◎清·余霖 撰

提　要

　　《疫疹一得》是论述出疹性温疫的专著，清·余霖（师愚）著于乾隆五十九年（1794 年），共上、下两卷。

　　上卷主要论述疫疹之病源、病状及治疫大法。余氏所论，有其特色。与前代温病学家一样，余氏首论"疫"与"伤寒"是性质不同的两类疾病。其特色之处，在于特别强调"伤寒无斑疹"。在病源方面，在赞同吴有性之"疠气"说的同时，又十分重视运气。他说："疫症者，四时不正之疠气，夫疠气，乃无形之毒"，"疫症之来，有其渐也；流行传染，病如一辙。"但是，疠气形成传染流行是有条件的，"此天时之疠气，人竟无可避者也，原夫致此之由，总不外乎气运"。所以，"苟不参同司天大运、主气小运、受病之由，按经络源流而施治，焉能应手取效？"

　　其下卷论述疫病瘥后 20 症、疫疹形色，以及疫疹的治疗。该卷的特色在于论述疫疹形色的鉴别，以提示疫疹的顺逆现象，以此作为预后的诊断。如其论疫疹之形：以"松浮"者为顺，以"紧束有根"为逆；论疫疹之色：以"红活"者为良，以"淡红、深红、艳红、紫赤"等为不良。此后，提出疫疹的治疗，给出了 30 首常用方剂，包括治疗不同形色斑疹的处方。卷末附有验案 12 则，均为治疗成功的重症医案。

　　该书成书之后有较多抄本及校注本。本次校点选用嘉庆二年（1797 年）五长福的手抄本为底本，嘉庆十六年（1811 年）裴奉辰手抄本为主校本，以道光延庆堂刻本为他校本，并参考了咸丰三年（1853 年）手抄本及光绪五年（1879 年）刻本。

张 序

予素不知医，而能言医。凡医以愈病也，服其药而病愈，虽百口非之，而于病者何损？服其药而病不愈，虽百口是之，而于病者[1]何益？则言医，莫若先言其效。医有立效，莫若我师愚余先生也。然世之非之者曰：其效寡而不效者多，其效暂而不效者常也。甚或曰：其效幸而不效者则不可救也。为斯语者，亦知夫效寡、效暂、效幸乎？治[2]百病而一痊之，则为寡；立百方而一验之[3]则为暂；不究其源而适逢其会，则为幸。安有预立其方，先言其症；或断以三日而加剧、五日而加剧、七日而加剧。且症在危险，他人[4]束手；辨在疑似，他人莫决。先生则毅然任之，确然信之，大声疾呼曰："服则得生，不服则死。"诚如其言，历历不爽。甚至抄其方而亦愈，饮其药滓而亦愈，其效若此，犹得非之曰寡、与[5]暂、与幸哉？虽然其效若此，人犹起而非之，何也？彼岂乐死恶生哉？狃于所习见，而震于所不知耳！复以用药之过峻、分两[6]之过重，皆前人所未有也。予初亦疑焉，适遇寓有病者[7]，医之无不立效，荐医他人而又效，后乃历荐而罔不效。有合家疑之，而予独委曲以征其信；群医驳之，而予独固执以证其是。幸而信予者皆得痊，然口众我寡，安得执途人而遍告之？则[8]《疫疹一得》之书之所以付梓也。如梓而得行，则传之有人，而痊者必多；治之有人，而愈者必常；习之有人，则共知其所以然，而不瞽以为幸矣。庶几乎予非阿好我师愚也，亦可见信于众矣。

乾隆五十九年岁次甲寅仲秋月
诰授荣禄大夫刑部左侍郎
同乡姻弟张若淳顿首拜譔[9]

---

〔1〕而于病者：原本无此四字，今据嘉庆十六年本补之。
〔2〕治：嘉庆十六年本作"疗"。
〔3〕一验之：延庆堂本作"验一方"。
〔4〕人：嘉庆十六年本作"医"。
〔5〕与：嘉庆十六年本无此字，延庆堂本、咸丰本、光绪本均作"曰"。
〔6〕分两：嘉庆十六年本作"程分"。
〔7〕者：嘉庆十六年本作"人"。
〔8〕则：嘉庆十六年本作"则"，延庆堂本作"此"。
〔9〕譔：同"撰"。

林 序

　　轩岐之世，人无疵疠，论述阙如。后之医者，递著方书，而于疫疹一门，未开生面。独张氏仲景，略见其绪于《伤寒论》内，然亦语焉不详。以故世之言医者，大率与伤寒类治，所谓"失之毫厘，差以千里"，致令偶婴诊疠者，不死于医[1]病而死于医，岂其不务活人哉？由其[2]辨症立方中，实茫无一得故也。桐城余师愚先生，与予同客都下[3]，订忘年之交，历二十余年，今年且将七十矣，得摄生之术，貌古而神清，少时奋志读书，有不可一世之桀，而屡踬名场，乃喟然曰：不为良相，当为良医，古人其诏我哉！遂弃举子业，专务岐黄，然犹未得出人一头地。岁甲申，桐邑中人率病疫，时先生游大梁，痛其尊人为群医所误，乃益肆力于古[4]书，研究于阴阳寒暑，及气运主客之分，纤悉无遗，而后恍然有悟，独于疫疹一门，神而明之。实能辟前人之所未见未闻者，逆之则死，顺之则生。三十年来，自南而北，所全活人，殆不可以数计。丁酉岁[5]，予为农部唐尧峰先生校书，寓之西有亭，时李万仞、赵象九明府，皆下榻于此。予病，卧床数月，服象九方未验，万仞素知先生者，为予延[6]之，起我沉疴，先生之力也。尧峰、象九，年少于先生，不数年间，皆卒于官，万仞以其子宦[7]黔，走万里外。嗟乎！曾几何时，而已不胜今昔之感矣。予则于壬子夏五[8]，谒选入都，家人半染时疫，先生治之，辄霍然。是岁都门故多疫症[9]，凡活于先生手者，十室而九，盖于此道中，诚不啻[10]三折肱矣。爰以其数年苦心孤诣，著为一书，名之曰《疫疹一得》，盖犹抑然其心，

---

〔1〕医：嘉庆十六年本无此字。

〔2〕由其："由其"之后嘉庆十六年本作"所为"，延庆堂本作"所谓"，原本中无此二字。

〔3〕下：原本作"中"，今据嘉庆十六年本改为"下"。

〔4〕古：原本作"古"，嘉庆十六年本作"古人"。

〔5〕丁酉岁：嘉庆十六年本于"丁酉岁"之前有"忆"字。

〔6〕延：原本作"言"，今据嘉庆十六年本改为"延"。

〔7〕宦：咸丰本作"官"。

〔8〕五：嘉庆十六年本作"午"，延庆堂本、咸丰本、光绪本均作"五"。

〔9〕疫症：嘉庆十六年本作"时疫"。

〔10〕诚不啻：原本无此三字，今据嘉庆十六年本补之。

第以为千虑之一得云尔！然予以为庖羲之卦，始于一画；孔门之道，精于一贯。人特患无此一得耳！今先生持此《一得》，以治一人而一人治，以治千万人而千万人治，则[1]所谓是万为一，一实万分者，胥于是乎在，以视夫世之漫然尝试者，果何如耶？乃先生以所独得于心者，不肯私之于己，而必欲公之天下，仁人之用心固如是也。所愿是集梓行，俾世之悬壶者，咸得先生之《一得》，以辨症而立方。当此升平之世，不益跻斯[2]人于仁寿矣乎？予友黄光亭者病笃，予梦一长者曰：余方用至某药则黄病可愈，醒而志之，果验。同时以梦延先生，诊者皆历历有奇效。或曰：梦，幻境也。独于先生有不爽者。

乾隆五十九年岁次甲寅夏至前一日

赐进士出身即选县正堂愚弟蜀西吕桥

居士蔡曾源拜书于长安客次

---

〔1〕则：嘉庆十六年本无此字，延庆堂本、咸丰本、光绪本均有之。

〔2〕斯：嘉庆十六年本作"期"，延庆堂本、咸丰本、光绪本均作"斯"。

吴　序

　　医之为言意也，意可传而不可传，要不离乎理者近是。予友余君师愚，儒也，非[1]医也。忆予应童子试，适郡城[2]，辄与师愚俱当青鞋布袜，客邸谈心时，其意既已[3]异矣。已而连试不利，弃儒为医，遂挟其技游都下。予甲辰至京，见其车马仆从甚盛，自王公以下，无不折节相向，心异之，然犹未察其意也。甲寅寓青岩师宅，距师愚居不数武，晨夕过从。时久无雨，暑气盛行，人多疾病，病则必死。医家胥[4]束手不治，师愚辄予以石膏、黄连等剂，无不立效，其得之则生，弗得则死者，不可更仆数。而予门下奎氏兄弟，一存一夭，尤属明验[5]。盖其意犹是按脉切理之意，而神明变化不可端倪，有非意之所能尽者，医技也进乎道矣。然存活日多，而谤之者日益众。夫师愚无必用石膏之意，而有必用石膏之时。观入秋数月以来，未尝轻用凉剂，其意亦可见矣。乃谤之者谓"师愚非石膏不立剂"，是诬人也。至以谤师愚之故，并谓石膏为断不可用，是《本草》之载此药，神农之尝是药，均不得为无过，岂不更诬药哉？诬人既已不可，诬药而愚者信焉、妄者传焉，虽遇热症凶危，辄仍以柴胡、桔梗当之，不效则投以泽泻、丹、苓，又不效则投以人参、桂、附。至于一误再误，死而后已，医者犹诩诩得意曰：非我也，命也。是以谤师愚之故，而累及无辜，置人之生死于弗顾也，岂不大可叹哉！予非有阿于师愚，顾窃闻孟子之言曰：若药不瞑眩，厥疾不瘳；苟药未至于瞑眩，疾已验其大瘳。则亦庶乎有以得其意也，何也？师愚儒也，非医也，此意将遍告同人，适师愚《疫疹一得》之书成，因书是以弁之，聊以为"一得"之一助云！

乾隆五十九年岁次甲寅菊月下瀚种之愚弟

吴贻咏顿首拜譔

---

　　[1] 非：延庆堂本作"即"。
　　[2] 城：嘉庆十六年本无此字，延庆堂本、咸丰本、光绪本作"城"。
　　[3] 既已：原本作"已既"，今据嘉庆十六年本乙转。
　　[4] 胥：延庆堂本作"齐"。
　　[5] 验：嘉庆十六年本作"征"。

自 序

　　幼读鲁论，至隐居以求其志，行义以达其道，即心焉志之曰：丈夫不当如是耶！愿窃比焉。力学二十余年，屡踬名场，翻然自顾，樗栎之资，原非国器，奈何犹穷经皓首，终为童子师哉。于是究心《灵》《素》，志在岐黄，医[1]虽小道，亦足以行吾艺耳。遍览一十三科，以及诸子百家，各穷元妙。独伤寒一门，张氏仲景以为急病，辨症稍差，夭折生命，论载三百九十七法，一百一十三方，以济天下后世也。其用心可谓仁矣！至于疫症，多于伤寒百倍，安忍置而勿论哉？夷考其时，或未有疫欤？抑或仲景之书，原有一十六卷，今世只传十卷，而疫疹一门，亦在遗亡之数欤？以致后人纷纷立说，祖述宪章，俱以伤寒立论，其于热疫一症，往往略而不讲，是以业斯道者，所诵所传，连篇累牍，无非伤寒。及其临症，只就伤寒一例治之，不知其为疫也。流弊于人，沦肌浃髓，举世同揆，万人一法。究之死者不知何病以死，生者不知何药以生。抚今思昔，可胜慨哉！乾隆甲申，予客中州[2]，先君偶染时疫，为群医所误，及奔丧回里，检视诸方不外此法[3]，抱恨终天，曷其有极？思于此症，必有以活人者，公之于世，亦以稍释予怀。因读《本草》，言石膏性寒，大清胃热，味淡而薄，能表肌热；体沉而降，能泄实热。恍然大悟，非石膏不足以治热疫，遇有其症，辄投之无不得心应手。三十年来，颇堪自信，活人所不治者，笔难罄述。窃思一人之治人有限，因人以治人无穷，因不揣鄙陋，参合司天、大运、主气、小运，著为《疫疹一得》，欲以刍荛之见，公之于人，使天下有病斯疫者，起死回生，咸登寿域，予心庶稍安焉。敢以著书立说，自矜能事耶。

　　　　　　乾隆五十九年岁次甲寅季春月　桐溪师愚氏余霖自叙

---

　　[1]医：原本无，今据嘉庆十六年本补之。
　　[2]州：原本无，今据嘉庆十六年本补之。
　　[3]此法：嘉庆十六年本作"吐、汗、下三法"。

目　　录

疫疹一得卷下

疫疹一得卷上

桐溪师愚氏余霖　辑著

参合六十年客气旁通图

司天在泉，四间气纪步，各主六十日，八十七刻半。客行天令，居于主气之上，故有温凉寒暑、蒙暝明晦、风雨霜雪、电雹雷霆不同之化。其春温、夏暑、秋凉、冬寒，四时之正令，岂能全为运与气所夺？则当其时，自有微甚之变矣。布此六十年客气旁通，列于主位之下者，使知其气之所在也。

少阴	太阴	少阳	阳明	太阳	厥阴
子午	丑未	寅申	卯酉	辰戌	巳亥
太阳客	厥阴客	少阴客	太阴客	少阳客	阳明客

厥阴，初之气。寒气切烈，霜雪冰水。大风发荣，雨生毛虫。热风[1]伤人，时气流行。风雨凝阴，不散。瘟风[2]至。清风，雾露蒙昧。

厥阴客	少阴客	太阴客	少阳僭客逆	阳明客	太阳客

少阴，二之气。为温风雨，雨生毛虫。天下疵疫，以正得位。时雨。大热早行，疫疠乃行。凉风不时。寒雨间热。

少阴客	太阴客	少阳客	阳明客	太阳客	厥阴客

少阳，三之气。大暑炎光。雷雨电雹。大暑炎光，草萎河干。凉风间发，热争冰雹。寒气间至，热争冰电。热风[3]大作，雨生羽虫。

---

[1]风：延庆堂本作"气"。

[2]风：嘉庆十六年本作"疫"。

[3]风：延庆堂本作"雨"。

太阴客　　少阳客　　阳明客　　太阳客　　厥阴客　　少阴客

太阴，四之气。大雨霖注，零雨雷电。炎热沸腾。清风雾露。害雨寒物[1]。风雨摧拉，雨生倮虫。山泽浮云，暴雨溽湿。

少阳客　　阳明客　　太阳客　　厥阴客　　少阴客　　太阴客

阳明，五之气。温风乃至，万物乃荣。大凉燥疾。早寒。凉风大作，雨生介虫。秋气[2]热湿[3]，热病时行。时雨沉阴。

阳明客　　太阳客　　厥阴客　　少阴客　　太阴客　　少阳客

太阳，终之气。燥寒劲切。大寒凝冽。寒风飘扬，雨生鳞虫。蛰虫出见，流水不冰。凝阴寒血[4]，地气湿[5]。冬温蛰虫，流水不冰。

运气之变成疫[6]

夫五运六气，乃天地阴阳运行升降之常也。五运流行，有太过不及之异；六气升降，则有逆从胜复之差。凡不合于德化政令者，则为变眚，皆能病人，故谓之时气。一岁之中，病症相同者，五运六气所为之病也。《纲目》

论四时运气

《内经》曰：不知年之所加、气之盛衰、虚实之所起，不可以为工矣。王冰以为：四时运气，尚未该通；人病之由，安能精达？夫运有五而气有六。六气化者，寒、暑、燥、湿、风、火也；然又有君火、相火之分焉。木之化曰风，主于春；君火

---

〔1〕害雨寒物：嘉庆十六年本作"寒雨害物"。
〔2〕气：嘉庆十六年本作"风"，延庆堂本作"气"。
〔3〕热湿：延庆堂本作"温热"，嘉庆十六年本作"湿热"。
〔4〕血：嘉庆十六年本作"雪"。
〔5〕湿：嘉庆十六年本"湿"后有"濡"字，延庆堂本无"濡"字。
〔6〕疫：延庆堂本作"疾"。

之化曰热，主于春末夏初；相火之化曰暑，主于夏；金之化曰燥，主于秋；水之化曰寒，主于冬；土之化曰湿，主于长夏（即六月也）。天之气始于少阴，终于厥阴，此少阴标、厥阴终也；地之气始于厥阴木，而终于太阳水，故天之六气，反合于地之十二支。以五行正化、对化为其缩，则知少阴司子午，太阴司丑未，少阳司寅申，阳明司卯酉，太阳司辰戌，厥阴司巳亥，此天气始终之因也。地之气，反合于天之四时，则厥阴风木主春，少阴君火主春末夏初，少阳相火主夏，太阴湿土主长夏，阳明燥金主秋，太阳[1]寒水主冬，此地气始终之因也。夫四时寒暄[2]之序，加以六气司化之令，岁岁各异。凡春温、夏热、秋凉、冬寒，皆天地之正气；如春应温而反寒，夏应热而反凉，秋应凉而反热，冬应寒而反温，皆四时不正之气也。天有不正之气，人即有不正之疾。疫[3]症之来，有其渐也；流行传染，病如一辙。苟不参同司天大运、主气小运、受病之由，按经络源流而施治，焉能应手取效？予每遇此症，静心穷理，格其所感之气，随症施治，无不效若影响。然用药必须过峻，数倍前人，或有议其偏而讥其妄者，予亦不过因所阅历，聊以尽吾心耳！至于世之褒贬，悉听悠悠之口而已。

论疫与伤寒似同而异

伤寒初起，先发热而后恶寒；疫症初起，先恶寒而后发热，一两日后，但热而不恶寒。此寒热同而先后异也。有似太阳、阳明者，然太阳、阳明头痛不至如破，而疫则头痛如劈，沉不能举。伤寒无汗，而疫则下身无汗，上身有汗，惟头汗更盛。头为诸阳之首，火性炎上，毒火盘踞于内，五液受其煎熬，热气上腾，如笼上熏蒸之露，故头汗独多。此又痛虽同而汗独异也。有似少阳而呕者，有似太阴自利者。少阳而呕，胁必痛、耳必聋；疫症之呕，胁不痛、耳不聋。因内有伏毒，邪火干胃，毒气上

---

[1]太阳：原本作"太阴"，今据嘉庆十六年本改为"太阳"。
[2]寒暄：嘉庆十六年本无"暄"字。
[3]疫：嘉庆十六年本作"疾"。

冲，频频而作。太阴自利者，腹必满；疫症自利者，腹不满。大肠为传送之官，热注大肠，有下恶垢者、有旁流清水者、有日及数十度者。此又症异而病同也。种种分别是疫，奈何犹执伤寒治哉？

论伤寒无斑疹

仲景论：冬至后为正寒伤[1]。可见非冬至后，不过以类推其治耳。其言伤寒，重在"冬至后"三字。世人论仲景书，究心七十二症，至于"冬至后"三字，全不体贴，是以无论春夏秋冬，俱以伤寒治之。要知四时之气，寒特一耳。以冬月因寒受病，故曰伤寒。至春而夏，由温而热，亦曰伤寒，不知寒从何伤？予每论热疫，不是伤寒，伤寒不发斑疹。有人问曰：子言热疫不是伤寒，固已。至云伤寒不发斑疹，古人何以谓伤寒热未入胃，下之太早，热乘虚入胃，故发斑；热已入胃，不即下之，热不得泄，亦发斑。斯何谓也？曰：此古人立言之误也。即"热"之一字，以证其非，热与寒相反而不相并者。既云伤寒，何以有热入胃？又曰热已入胃，何以谓之伤寒？即用白虎、三黄、化斑、解毒等汤，俱从热治，未作寒医，何今人不悟古人之误，而因以自误而误人也。至论大者为斑，小者为疹；赤者为热极，五死一生；紫黑者胃烂，九死一生。予断生死，则又不在斑之大小、紫黑，总以其形之松浮、紧束为凭耳。如斑一出，松浮活于皮面，红如朱点纸，黑如墨涂膏肤，此毒之松活外现者，虽紫黑成片，可生；一出虽小如粟，紧束有根，如履底透针，如矢贯的，此毒之有根锢结者，纵不紫黑亦死。苟能细心审量，神明于松浮紧束之间，决生死于临症之顷，始信于言之不谬也。

---

[1]寒伤：嘉庆十六年本作"伤寒"。

疫疹穷源

上古无疫疹，亦无痘，有之自汉始，何也？盖因天地开辟于子丑，人生于寅，人禀清轻无为之性，斯时茹毛饮血之味，内少七情六欲之戕，外无饮食厚味之嗜，浑然一小天地，是以无疫亦无疹。及汉始有者，亦由天地大运主之。自汉迄今，天地大运，正行少阴[1]，即如仲夏，一日十二时论之，自子而丑、而寅、而卯、而辰，虽在暑天，人犹清爽；待[2]交巳午，炎炎之势，如火炽热。由此推之，疫疹之有于汉后者，可悟，运气之使然也。但未经岐黄断论，后人纷纷俱访[3]伤寒类推其治，即仲景所谓至春变温、夏变热、秋变湿，亦略而不察，且立言附和。有云瘟疫伤寒、瘟疹伤寒、斑疹伤寒，甚至热病伤寒。抑知既曰伤寒，何以有瘟、有斑、有疹、有热？认症既讹，故立言亦谬，是以肆行发表攻里，多至不救。至河间解毒清热之论出，有高人之见，异人之识，其旨既微，其意甚远。后人未广其说而反以为偏。《冯氏锦囊》亦云：斑疹不可妄为发表。此所谓大中至正之论，惜未畅明其旨，后人何所适从？吴又可著《瘟疫论》，辨伤寒、瘟疫甚晰，如头痛、发热恶寒，不可认为伤寒表症，强发其汗，徒伤表气；热不退，又不可下，徒损胃气。斯语已得其奥妙，奈何以瘟毒从鼻口而入，不传于胃而传于膜原，此论似有语病。至用达原、三消、诸承气，犹有附会表里之意。惟熊凭昭《热疫治验》首用败毒散去其爪牙，继用桔梗汤，同为舟楫之剂，治胸膈及六经[4]邪热。以手、足少阳，俱下膈络胸中三[5]之气，气[6]同相火游行一身之表。膈与六经，乃至高之分；此药浮载，亦至高之剂，施于无形之中，随高下而退胸膈及六经之热，确系妙法。予今采用其法，减去硝黄，以疫乃无形之毒，难以当其猛烈，重用石膏，直入戊己，乃捣其窝巢之害，而十二经之患，自易

---

〔1〕阴：嘉庆十六年本作"阴"，延庆堂本作"阳"。
〔2〕待：嘉庆十六年本作"迨"。
〔3〕访：嘉庆十六年本及延庆堂本作"仿"。
〔4〕及六经：原本作"于六脉"，今据嘉庆十六年本中"疫疹提要"改。
〔5〕三：嘉庆十六年本作"三焦"。
〔6〕气：嘉庆十六年本无"气"字。

平矣，无不屡试屡验，故于平日所用方法，治验详述于下，以俟高明者正之。

疫疹案

疹出于胃，古人言热毒未入于胃而下之，热乘虚入胃，故发斑；热毒已入于胃，不即下之，热不得泄，亦发斑。此指误下、失下而言。夫时行疫疹，未经表下，如热不一日而即发，有迟至四五日而仍不透者。其发愈迟，其毒愈重。一病即发，以其胃本不虚，偶染邪气不能入胃，犹之墙垣高大、门户紧密，虽有小人，无从而入，此吴[1]又可所谓"达于膜原"者也。至有迟至四五日而仍不透者，非胃虚受毒已深，即发表攻里过当。胃为十二经之海，十二经都朝宗于胃，胃能敷布于十二经，荣养百骸。毫发之间，靡所不贯，毒既入胃，势必亦敷布于十二经，戕害百骸。使不有以杀其炎炎之势，则百骸受其煎熬，不危何待？瘟既曰毒，其为火也明矣。且五行各一其性，惟火有二：曰君，曰相。内阴外阳，主乎动者也。火之为病，其害甚大，土遇之而赤，金遇之而镕，木遇之而燃，水不胜火则涸。故《易》曰：燥万物者，莫熯乎火。古人所谓"元气之贼"也。以是知火者疹之根，疹者火之苗也。如欲其苗之外透，非滋润其根，何能畅茂？一经表散，燔灼火焰，如火得风，其焰不愈炽乎？焰愈炽，苗愈遏矣，疹之因表而死者，比比然也。其有表而不死者，乃麻疹、风疹、暑疹之类。有谓"疹可治而斑难医"，人或即以疫疹为斑耳。夫斑亦何不治之有哉，但人不敢用此法耳！

论疫疹之脉不宜表下

疫疹之脉未有不数者。有浮大而数者，有沉细而数者，有不浮不沉而数者，有按之若隐若现者，此《灵枢》所谓"阳毒伏匿"之象也。诊其脉，即知其病之吉凶。

---

[1] 吴：原本无此字，今据嘉庆十六年本加之。

浮大而数者，其毒发扬，一经表热，病自霍然；沉细而数者，其毒已深，大剂清解，犹易扑灭；至于若隐若现、或全伏者，其毒重矣，其症险矣。此脉得于初起者间有，得于七八日者颇多，何也？医者初认为寒重，用发表，先亏其阳，表则不散；继之以下，又亏其阴。殊不知伤寒五六日不解，法在当下，尤必审其脉之有力者宜之。疫症者，四时不正之疠气。夫疠气乃无形之毒，胃虚者感而受之，病形颇似大实，而脉象细数无力。若以无形之疠气，而当硝、黄之猛烈，邪毒焉有不乘虚而入耶？弱怯之人，不为阳脱，即为阴脱。气血稍能驾御者，必至脉转沉伏，变证蜂起，或四肢逆冷，或神昏谵语，或郁冒直视，或遗尿旁流，甚至舌卷囊缩、循衣摸床，种种恶症，颇类伤寒。医者不悟，引邪入内，阳极似阴，而曰变成阴症，妄投参、桂，死如服毒，遍身青紫，鼻口流血。如未服热药者，即用大剂败毒饮[1]，重加石膏，或可挽回。予因历救多人，故表而出之。

论[2]疫疹因乎气运

乾隆戊子年，吾邑疫疹流行，一人得病，传染一家，轻者十生八九，重者十存一二，合境之内，大率如斯。初起之时，先恶寒而后发热，头痛如劈，腰如被杖，腹如搅[3]肠，呕泄兼作，大小同病，万人一辙。有作三阳治者，有作两感治者，有作霍乱治者。迫至两日，恶症蜂起，种种危症，难以枚举。如此而死者，不可胜计。此天时之疠气，人竟无可避者也。原夫致此之由，总不外乎气运。人身一小天地，天地有如是之疠气，人即有如是之疹疾。缘戊子岁，少阴君火司天，大运主之；五六月间，又少阴君火加以少阳相火，小运主之。二之气与三之气合行其令，人身中只有一水，焉能胜烈火之亢哉？医者不按运气，固执古方，百无一效。或有疑而商之者，彼将朗诵陈言，援以自证。要之执伤寒之法以治疫，焉有不死者乎？是人之死，不死

---

〔1〕败毒饮：嘉庆十六年本作"清瘟败毒饮"。

〔2〕论：原本无，今据目录补。

〔3〕搅：嘉庆十六年本及延庆堂本作"绞"。

于病而死于药，不死于药而死于执古方者之药也。予因运气而悟疫症，乃胃受外来之淫热，非石膏不足以取效耳！且医者意也。石膏乃寒水也，以寒胜热，以水克火，每每投之，百发百中。五月间，予亦染疫，凡邀治者，不能亲身诊视，叩其症状，录授其方，互相传送，活人甚众。癸丑京师多疫，即汪副宪、冯鸿胪，亦以予方传送，服他药不效者，俱皆霍然。故笔之于书，名曰"清瘟败毒饮"，随症加减，详列于后，并附治验。

疫疹之症

头痛倾侧

头额目痛，颇似伤寒，然太阳、阳明头痛不至于倾倒难举；而此则头痛如劈，两目昏晕，势若难支。总因毒火达于两经，毒参阳位，用釜底抽薪之法，彻火下降，其痛立止，其疹自透。误用辛香表散，燔灼火焰，必转闷症。

骨节烦痛，腰如被杖

骨与腰，皆肾经所属。其痛若此，是淫热之气，已流于肾经。误用表寒，死不终朝矣。

遍体炎炎

热宜和不宜燥，至于遍体炎炎，较之昏沉肢冷者，彼则遏郁，而此则发扬，以其气血尚可胜毒，一经清解，而疹自透。妄肆发表，必至内伏。

静躁不常

有似乎静而忽躁，有似乎躁而忽静，谓之不常。较之癫狂，彼乃发扬，而此则遏郁。总为毒火内扰，以至坐卧不安。

火扰不寐

寤从阳，主于上；寐从阴，主于下。胃为六腑之海，毒火壅遏，阻隔上下，故不寐。

周身如冰

初病，周身如冰，色如蒙垢，满口如霜，头痛如劈，饮热恶冷，六脉沉细。此阳极似阴，毒之隐伏者也。重清内热，使毒热外透。身忽大热，脉转洪数，烦躁谵妄，大渴思冰，症虽枭恶，尤易为力。若遇庸手，妄投桂、附，药不终剂，死如服毒。

四肢逆冷

四肢属脾，至于逆冷，杂症见之，是脾经虚寒、元阳将脱之象。惟疫则不然，通身大热，而四肢独冷。此烈毒壅遏脾经，邪火莫透。重清脾热，手足自温。

筋抽脉惕

筋属肝，赖血以养。热毒流于肝经，疹毒困不能寻窍而出，筋脉受其冲激，故抽惕若惊也。

大渴不已

杂症有精液枯干，水不上升，咽干思饮，不及半杯，而此则思冰饮水，百杯不足。缘毒火熬煎于内，非冰水不足以救其燥，非石膏不足以制其焰。庸工忌戒生冷，病家奉为神术，即温水亦不敢与，以致唇焦而舌黑矣。

胃热不食

四时百病，胃气为本，至于不食，似难为也。而非所论于胃热者。乃邪火犯胃，热毒上冲，频频干呕者有之，旋食旋吐者有之。胃气一清，不必强之食，自无不食矣。

胸膈郁遏

胸乃上焦心肺之地，而邪不易犯。惟火上炎，易及于心，以火济火；热移于肺，金被火灼，其躁愈盛，气必长吁，胸必填满而郁遏矣。

昏闷无声

心之气，出于肺而为声。窍因气闭，气因毒滞，心迷而神自不清，窍闭而声不出矣。

腹痛不已

胃属湿土，列处中焦，为水谷之海，五脏六腑十二经脉，皆受气于此，邪不能干。弱者著而为病，偏寒偏热，水停食积，皆与真气相搏而痛，此言寻常受病之源也。至于疫疹腹痛，或左或右，痛引小腹，乃毒火冲突，发泄无门。若按寻常腹痛分经络而治之，必死。如初起，只用败毒散，或凉膈散加黄连，其痛立止。

筋肉瞤动

在伤寒过汗则为亡阳，而此则不然。盖汗者心之液，血之所化也。血生于心，藏于肝，统于脾。血被煎熬，筋失其养，故筋肉为之瞤动。

冷气上升

病人自言胃出冷气，非真冷气也，乃上升之气，自肝而出，中挟相火，自下而上，其热尤盛。此火极水化，热极之征，阳亢阴微，故有冷气。

口秽喷人

口中臭气，令人难近。使非毒火侵炙于内，何以臭气喷人乃尔也。

满口如霜

舌苔[1]分乎表里，至于如霜，乃寒极之象。在伤寒故当表寒，而疫症如霜，舌必厚大，此火极水化，误用温表，旋即变黑。《灵枢》曰：热症舌黑，肾色也。心开窍于舌，水火相刑[2]必死。予已经过多人，竟无死者，可见古人亦有未到处，但无此法耳！

咽喉肿痛

喉以纳气通于天，咽以纳食通于地。咽喉者，水谷之道路，气之所以上下者。至于肿痛，是上下闭塞，畏用清凉，为害不浅。

---

〔1〕苔：原本作"胎"，今据嘉庆十六年本改为"苔"。
〔2〕刑：原本作"形"，今据延庆堂本改。

嘴唇㖞[1]肿

唇者，脾之华，以饮食出入之门，呼吸相关之地，㖞肿不能自如，脾热可知。

脸上燎泡

燎泡宛如火烫，大小不一，有红有白，有紫黑相间，痛不可忍，破流清水，亦有流血水者。治同大头。经验

大　头

头为诸阳之首，其大异常。此毒火寻阳上攻，故大头。

痄　腮

腮者，肝肾所属。有先从左肿者，先从右肿者，有右及左、左及右者。不急清解，必成大头。

颈　肿

颈属足太阳膀胱经，少阴肾经与膀胱为表里。热毒入于太阳，故颈肿。

耳后硬肿[2]

耳后，肾经所属，毒发于此，其症甚恶，即宜清散。耳中出血者不治。

哈舌弄舌

舌者，心之苗。心宁则舌静，心乱则舌动。心在卦为离，属火，下交于肾，得坎水相济，成其为火，故为君火。寂无所感，自然宁静；毒火冲突，燔炙少阴，以火遇火，二火相并，心不能宁，哈舌其能免乎？

红丝绕目

目者，肝、脾、肺、肾所属。红丝缠绕，此脾火传肺，肺传肾，肾传肝。治宜重

---

[1] 㖞：原本作"掀"，今据文意改。
[2] 硬肿：嘉庆十六年本作"肿硬"，延庆堂本、咸丰本、光绪本均作"硬肿"。

清脾热，兼治三经，而红自退。误以眼科治之，为害不浅。

头汗如涌

头乃一身之元首，最清轻而邪不易干。通身焦燥，独头汗涌出，此烈毒鼎沸于内，热气上腾，故汗出如涌。

咬 牙

齿者，骨之余。有以咬牙为血虚，谓杂症则然耳。疫疹咬牙，是肝经热极。肝为血海，被火煎熬，牙失其养，故频频而作。

鼻衄涌泉

杂证鼻衄，迫于肺经浮游之火，而疫则阳明郁热上冲于脑。鼻通于脑，热血上溢，故从鼻出若[1]泉。

舌上珍珠

舌上白点如珠，乃水化之象，较之紫赤黄黑，古人谓之芒刺者更重。

舌如铁甲 此三十六舌未有者

疫症初起，苔如腻粉，此火极水化。医者误认为寒，妄投温表，其病反剧。其苔愈厚，加以重剂，以致精液愈耗，水不上升，二火煎熬，变白为黑，其坚如铁，其厚如甲，敲之戛戛有声，言语不清，非舌卷也。治之得法，其甲整脱。经验

舌丁 亦三十六舌未有者

发于舌上，或红或紫，大如马乳，小如樱桃，三五不等，流脓[2]出血。重清心火，舌上成坑，愈后自平。经验

---

〔1〕若：嘉庆十六年本、延庆堂本作"如"。

〔2〕脓：原本作"浓"，今据嘉庆十六年本改作"脓"。

舌　长

热病愈后，舌出寸余，累日不收，名曰阳强。因犯房劳，而得长数寸者不救。

舌　衄

肝热太盛，血无所藏，上溢心苗而出。

齿　衄

牙床属胃，齿统十二经。此阳明热传少阴，二经相并，故血出牙缝。

谵　语

心主神，心静则神爽；心为烈火所焚[1]，神自不清，谵语所由来矣。

呃　逆

人之阴气，赖胃以养。胃火上冲，肝胆之火，亦相随助之。肺金之气不能下降，由清道而上冲喉咙，故呃而有声。

呕　吐

邪入于胃则吐，毒犹因吐而得发越。至于干呕则重矣。总因内有伏毒，清胃自不容缓。

似痢非痢

瘟毒移于大肠，里急后重，赤白相兼，或下恶垢，或下紫血，其人必恶寒发热，小水断[2]缩。此热滞大肠，只宜清热利水，其痢自止。误用通利止涩之剂，不救。

---

〔1〕焚：嘉庆十六年本作"燔"。
〔2〕断：嘉庆十六年本及延庆堂本作"短"。

热注大肠

毒火注于大肠，有下恶垢者，有利清水者，有倾[1]肠直注者，有完谷不化者。此邪热不杀谷，非脾虚也，较之似痢者稍轻。考其症，身必大热，气必雄壮，小水必短，唇必焦紫，大渴喜冷，四肢时而厥逆，腹痛不已。此热注大肠，因其势而清利之，泄自止矣。

大便不通

大肠为传送之官，欲通则易，欲实则难。杂证见此，有补有下，而疫症闭结，因毒火煎熬，大肠枯燥，不能润下，误用通利，速其死也。

大便下血

邪犯五脏，则三阴脉络不和，血自停滞，渗入大肠，故血从便出。

小便短缩如油

小便涩赤，亦属膀胱热极，况短而且缩，其色如油乎！盖因热毒下注，结于膀胱。

小便溺血

小便出血，小腹必胀而痛。至于血出不痛，乃心移热于小肠，故血从精窍中来也。

发 狂

猖狂刚暴，骂詈不避亲疏，甚至登高而歌，弃衣而走，逾垣上屋，非寻常力所能及。语生平未有之事、未见之人，如有邪附者。此阳明邪热扰乱神明，病人亦不自知，多有看香送祟、佩服符以驱邪者，可发一笑。

痰中带血

火极生痰，肺热之征。至于带血，热极之象也。

---

〔1〕倾：原本作"清"，今据嘉庆十六年本改作"倾"。

遗 尿

疫症小便自遗，非肾虚不约，乃热毒流于膀胱。其人必昏沉谵语，遗不自知。

喘 嗽

诸病喘满，皆属于热。《五脏生成篇》曰：上气喘嗽，厥在胸中。过在手阳明、太阴胸中者，太阴肺之分也，手阳明大肠为肺之表，二经之邪热，逆于胸中，则为喘嗽也。

发 黄

黄者，戊己[1]之色，属太阴脾经。脾经挟热，不能下输膀胱，小水不利，经气郁滞，其传为疸，周身如金矣。

循衣摸床撮空同

在伤寒列于不治。疫疹有此，肝经淫热也。肝属木，四肢属土，肝有邪热，淫于脾经，此木来克土，木动风摇，土自不安。

狐 惑

狐惑之状，其人默默欲眠，起卧不安，目牵不闭，虫蚀其肛为狐，蚀于喉为惑。大抵病人内热食少，肠胃空虚，三虫求食不得，蚀入五脏，当验其上下唇，上唇有疮，虫蚀其喉；下唇有疮，虫蚀其肛。

战 汗

先寒后战，寒极而战，杂症则谓元阳将脱之象，而疫则热毒盘踞于内，外则遍体炎炎。热极之症，是必投以寒凉，火被水克，其焰必伏。火伏于内，必生外寒，阴阳相搏则战，一战而经气输泄，大汗而解矣。

以上五十二症，疫症恶候，变态无常。以下二十症，有因失治于前者，有因不谨于后者。

---

〔1〕戊己：嘉庆十六年本作"中央戊己"。

疫疹一得卷下

桐溪师愚氏余霖　辑著

瘥后二十症

四肢浮肿

瘥后四肢浮肿，因大病脾土受伤，脾虚不能制水，饮食骤进，气血滋荣，流于四肢，夜则如常，日则浮肿。脾健自愈，误用温补，反添蛇足。

大便燥结

瘥后饮食渐增，而大便或十日、半月不下，亦不觉其苦[1]。此因热病肠胃干燥，血不能润，气不能送。误用通利，死不终朝矣。

皮肤痛痒

毒火最重之症，气血被其煎熬。瘥后饮食渐进，气血滋生，串皮肤而灌百骸，或痛或痒，宛如虫行，最是佳境，不过两三日，气血流通而自愈矣。

半身不遂

疫症失治于前，热流下部，滞于经络，以致腰膝疼痛，甚者起不能立，卧不能动。误作痿治，必成废人。经验

---

[1] 苦：原本作"若"，今据嘉庆十六年本改作"苦"。

食少不化

瘟后不欲饮食，纵食亦不化，此乃脾虚胃弱，宜健脾养胃。

惊 悸

瘟后血虚，肝失其养，胆无所恃，怯而惊悸。

怔 忡

病后水衰火旺，心肾不交，故躁动不宁。

失 音

瘟后有声不能言，此水亏不能上接于阳也。

郑 声

郑声者，声战无力，语不接续，乃气虚也。

喜 唾

瘟后喜唾，不能自止者，胃中有寒也，宜温之。热病愈后，吐津不止，虽属胃虚，犹有余热，不宜温之，只用梅枣丸噙之立愈。

多 言

言者，心之声也。病中谵妄，乃胃热乘心。瘟后多言者，犹有余热也。譬如灭火，其火已息，尚有余烟。

遗 精

精之主宰在心，精之藏制在肾。瘟后心肾气虚，不能管摄，故遗。

恐　惧

瘥后触事易惊，梦寐不宁，乃有[1]余热，热极生痰，痰与气搏，故恐惧。

昏　睡

终日昏昏不醒，或错语呻吟，此因邪热未尽，伏于心包络所致。

自汗盗汗

心之所藏，在内为血，在外为汗。汗者，心之液也。而肾主五液，故汗症未有不从心肾而得者。阳虚不能卫外而为固，则外伤而自汗；阴虚不能内营而退藏，则内伤而盗汗。

心神不安

瘥后心血亏损，心失其养，以致心神不安。

虚烦不寐

瘥后气血两虚，神不守舍，故烦而不寐。

劳　复

大病瘥后，早犯女色而病者，为女劳复。女犯者为男劳复。其症头重不能举，目中生花，腰背疼痛，四肢无力，憎寒发热，阴火上冲，头面烘热，心胸烦闷。《活人书》以鼠屎汤主之，有热者，竹皮汤、烧裈散主之。《千金》以赤衣散，虚弱者以人参三白汤调赤衣散最妙。脉沉细、逆冷、小腹急痛者，以当归四逆散加附子、吴萸，调赤衣散救之。更以吴萸一升，酒拌炒熨小腹最妙。凡男卵缩入腹，女乳缩，脉离经者，死不可救。予治劳复，用麦冬汤，每每取效。

食　复

瘥后，余热未尽，肠胃虚弱，不能食而强食之，热有所藏，因其谷气留搏，两阳

---

〔1〕有：嘉庆十六年本、延庆堂本作"胆有"。

相合而病者，名曰食复。

阴　阳　易

　　男子病后，元气未复，而妇人与之交接得病者，名曰阳易；女人病后，元气未复，而男子与之交接得病者，名曰阴易。其状男子则阴肿入腹，绞痛难忍；妇人则乳抽里急，腰胯痛入[1]腹内，热攻胸膈，头重难抬，仰卧不安，动摇不得，最危之症。

瘟毒发疮

　　瘟毒发斑，毒之散者也；瘟毒发疮，毒之聚者也。初起之时，恶寒发热，红肿硬痛，此毒之发阳[2]者；但寒不热，平扁不起，此毒之内伏者。或发于要地、发于无名、发于头面、发于四肢，种种形状，总是疮症，何以知其是疫？然诊其脉、验其症而即知也。疮症之脉，洪大而数，疫则沉细而数；疮症先热后寒，疫则先寒后热；疮症头或不痛，疫则头痛如劈，沉不能举，是其验也。稽其症，有目红面赤而青惨者，有忽汗忽躁者，有昏愦如迷者，有身热肢冷者，有腹痛不已者，有大吐干呕者，有大泄如注者，有谵语不止者，有妄闻妄见者，有大渴思水者，有燥[3]躁如狂者，有忽喊忽叫者，有若惊若惕者。神情多端，大都类是，误以疮症治之，断不能救。

妊妇疫疹

　　娠妇有病，安胎为先，所谓"以未治之"也。独至于疫，则又不然，何也？母之于胎，一气相连，母病即胎病，母安则胎安。夫胎赖血以养，母病热疫之症，热即毒火也，毒火蕴于血中，是母之血亦为毒血矣。毒血尚可养胎乎？不急有以治其血中之

---

〔1〕入：嘉庆十六年本作"引"。

〔2〕阳：嘉庆十六年本、延庆堂本作"扬"。

〔3〕燥：嘉庆十六年本作"烦"。

毒，而拘拘以安胎为事，母先危矣，胎能安乎？人亦知胎热则动，胎凉则安。母病毒火最重之症，胎自热矣。极力清解凉血，使母病一解，而胎不必安自无不安矣。至于产后，以及病中适逢经来，当以类推。若以"产后、经期，药禁寒凉"则误人性命，只数日间耳！急则治其标者，此之谓也。

疫疹之形

松　浮

松而且浮，洒于皮面，或红、或紫、或赤、或黑，此毒之外现者，即照本方治之，虽有恶症，百无一失。

紧束有根

疹出紧束有根，如从肉里钻出，其色青紫宛如浮萍之背，多见于胸背。此胃热将烂之色，宜急大清胃热，兼凉其血，务使松活、色退，方可挽回。稍存疑惧，即不能救。

疫疹之色

红　活

血之体本红，血得其畅则红而活、荣而润，敷布洋溢，是疹之佳境也。

淡　红

淡红，有美有疵。色淡而润，此色之上者也；若淡而不荣，或娇而艳、干而滞，血之最热者。

深 红

深红者，较淡红而稍重，亦血热之象。一经凉血，即转淡红。

艳 红

色艳如胭脂，此血热极之象，较深红而愈恶。必大用凉血，始转深红；再凉之，而淡红矣。

紫 赤

紫赤，类鸡冠而更艳，较艳红而火更盛。不急凉之，必至变黑。

红白砂

细碎宛如粟米，红者谓之红砂，白者谓之白砂。疹后多有此症，乃余毒尽透，最美之境，愈后脱皮。若初病未认是疫，后十日、半月而出，烦躁[1]作渴，大热不退，毒发于颔者，死不可救。

疫疹不治之症

疫疹初起，六脉细数沉伏，面颜青惨，昏愦如迷，四肢逆冷，头汗如雨，其痛如劈，腹内扰肠，欲吐不吐，欲泄不泄，男则仰卧，女则覆卧，摇头鼓颔，百般不足。此为闷疫，毙不终朝矣。如欲挽回于万一，非大剂清瘟[2]不可，医家即或敢用，病家决不敢服，与其束手待毙，莫如[3]含药而亡。虽然，难已哉！

---

〔1〕躁：原本作"燥"，今据其意改为"躁"。
〔2〕清瘟：嘉庆十六年本作"清瘟败毒饮"。
〔3〕如：原本无此字，今据嘉庆十六年本加之。

疫疹诸方

败毒散《活人》　治时行疫疠，头痛，憎寒壮热，项强睛暗，鼻塞声重，咳嗽痰喘，眼赤口疮，热毒流注，脚肿腮肿，诸疮斑疹，喉痹吐泄。

羌活　独活　柴胡[1]　茯苓　川芎　枳[2]壳　桔梗　前胡　薄荷　甘草

疫症初起，服此先去其爪牙，使邪不盘踞经络，有斑即透，较升、葛、荆、防，发表多多矣。如口干舌燥加黄芩；喉痛加豆根，倍加桔梗、甘草。古方引用生姜，姜乃暖胃之品，疫乃胃热之症，似不宜用，以葱易之。

此足太阳、少阳、阳明药也。羌活入太阳而理游风；独活入太阴而理伏邪，兼能除痛；柴胡散热升清，协川芎和血平肝，以治头痛目昏；前胡、枳壳，降气行痰，协桔梗、茯苓以泄肺热而除湿消肿；甘草和里而发表；更以薄荷为君，取其辛凉，气味俱薄，疏导经络，表散能除高巅邪热。古人名曰败毒，良有以也。

凉膈散《局方》　治心火上盛，中焦燥实，烦躁口渴，目赤头眩，口疮唇裂，吐血衄血，诸风瘛疭，胃热发斑，发狂，惊急搐风。

连翘　生栀子　黄芩　薄荷　桔梗　甘草　生石膏　竹叶

此上中二焦泻火药也。热淫于内，治以咸寒，佐以苦甘，故以连翘、黄芩、竹叶、薄荷升散于上，古方用大黄、芒硝推荡其中，使上升下行而膈自清矣。予忆疫疹乃无形之毒，投以硝黄之猛烈，必致内溃。予以石膏易去硝黄，使热降清升，而疹自透，亦上升下行之意也。

清瘟败毒饮《一得》　治一切火热，表里俱盛，狂躁[3]烦心，口干咽痛，大热干呕，错语不眠，吐血衄血，热盛发斑。不论始终，以此为主，后附加减。

生石膏大剂六两至八两，中剂二两至四两，小剂八钱至一两二钱　小生地大剂六钱至一两，中剂三钱至五钱，小剂二钱至四钱　乌犀角大剂六钱至八钱，中剂三钱至四钱，小剂二钱至四钱　真川连大剂六钱

---

〔1〕柴胡：原本作"胡柴"，今据嘉庆十六年本改作"柴胡"。
〔2〕枳：原本作"只"，今据延庆堂本改为"枳"。
〔3〕躁：原本作"燥"，今据延庆堂本、咸丰本、光绪本改作"躁"。

至四钱[1]，中剂二钱至四钱，小剂一钱至钱半　　生栀子　桔梗　黄芩　知母　赤芍　元参　丹皮[2] 大剂四钱，中剂三钱，小剂一钱五分　　连翘　竹叶　甘草

疫症初起，恶寒发热，头痛如劈，烦躁谵妄，身热肢冷，舌刺唇焦，上呕下泄，六脉沉细而数，即用大剂；沉而数者，用中剂；浮大而数者，用小剂。如斑一出，即用大青叶，量加升麻四五分，引毒外透，此内化外解、浊降清升之法，治一得一，治十得十。以视升提发表而愈剧者，何不俯取刍荛之一得也。

此十二经泄火之药也。斑疹虽出于胃，亦诸经之火有以助之。重用石膏直入胃经，使其敷布于十二经，退其淫热；佐以黄连、犀角、黄芩泄心、肺火于上焦；丹皮、栀子、赤芍泻肝经之火；连翘、元参解散浮游之火；生地、知母抑阳扶阴，泄其亢甚之火而救欲绝之水；桔梗、竹叶载药上行；使以甘草和胃也。此皆大寒解毒之剂，故重用石膏，先平甚者，而诸经之火自无不平矣。

疫疹之症：

头痛倾侧，本方加元参、甘菊花、石膏；骨节烦痛，腰如被杖，本方加石膏、元参、黄柏；遍体炎炎，本方加石膏、生地、川连、黄芩、丹皮；静躁不常，本方加石膏、川连、犀角、丹皮、黄芩；火扰不寐，本方加石膏、犀角、琥珀、川连；周身如冰，本方加石膏、川连、犀角、黄柏、丹皮、栀子；四肢逆冷，本方加石膏；筋抽脉惕，本方加石膏、丹皮、胆草；大渴不已，本方加石膏、花粉；胃热不食，本方加石膏、枳壳；胸膈郁遏，本方加川连、枳壳、桔梗、瓜蒌霜；昏闷无声，本方加石膏、川连、犀角、黄芩、羚羊角、桑皮；筋肉瞤动，本方加生地、石膏、黄柏、元参；冷气上升，本方加石膏、生地、丹皮、川连、犀角、胆草；口秽喷人，本方加石膏、川连、犀角；满口如霜，本方加石膏、川连、连翘、犀角、黄柏、生地；咽喉肿痛，本方加石膏、桔梗、元参、牛子、射干、山豆根；嘴唇焮[3]肿，本方加石膏、川连、连翘、天花粉；脸上燎泡，本方加石膏、生地、银花、板蓝根、紫花地丁、马勃、归尾、丹皮、元参；大头天行，本方加石膏、归尾、板蓝根、马勃、紫花地丁、

----

〔1〕六钱至四钱：疑是"四钱至六钱"之误。

〔2〕丹皮：原本无此药，今据嘉庆十六年本补之。

〔3〕焮：原本作"掀"，今据文意改。

银花、元参、僵蚕、生大黄_{脉实者量加}；疔腮，本方加石膏、归尾、银花、元参、紫花地丁、丹皮、马勃、连翘、板蓝根；颈颔肿痛，本方加石膏、桔梗、牛子、夏枯草、紫花地丁、元参、连翘、银花、山豆根；耳后肿[1]硬，本方加石膏、连翘、生地、天花粉、紫花地丁、丹皮、银花、板蓝根、元参；哈舌弄舌，本方加石膏、川连、犀角、黄柏、元参；红丝绕目，本方加菊花、红花、蝉衣、谷精草、归尾；头汗如涌，本方加石膏、元参；咬牙，本方加石膏、生地、丹皮、龙胆草、栀子；鼻血泉涌，本方加石膏、生地、黄连、羚羊角、桑皮_{生用}、元参、棕炭、黄芩；舌上珍珠，本方加石膏、川连、犀角、连翘、净银花、元参、花粉；舌如铁甲，本方加石膏、犀角、川连、知母、天花粉、连翘、元参、黄柏；舌丁，本方加石膏、川连、犀角、连翘、银花；舌长_{以片脑为末，涂舌上，应手而缩，甚者必需五钱而愈}；舌衄，本方加石膏、丹皮、生地、川连、犀角、栀子、败棕炭；齿衄，本方加石膏、黄柏、生地、丹皮、栀子、犀角、川黄连、元参、黄芩；谵语，本方加石膏、川连、犀角、丹皮、栀子、黄柏、龙胆草；呃逆，本方加石膏、柿蒂、银杏、竹茹、羚羊角、枇杷叶_{不止，用四磨饮一钱调服本方即止。四磨饮：沉香、槟榔、乌药、枳壳}；呕吐，本方加石膏、川连、滑石、甘草、伏龙肝；似痢非痢，本方加石膏、川连、滑石、猪苓、泽泻、木通；热注大肠_{加同上}；大便不通_{蜜煎导法}，本方加生军[2]；大便下血，本方加生地、槐花、棕炭、侧柏叶；小便短缩如油，本方加滑石、泽泻、猪苓、木通、通草、萹蓄；小便溺血，本方加生地、桃仁、滑石、茅根、川牛膝、琥珀、棕炭；发狂，本方加石膏、犀角、川连、栀子、丹皮、川黄柏；痰中带血，本方加石膏、黄芩、棕炭、生桑皮、羚羊角、生地、瓜蒌霜；遗尿，本方加石膏、川连、犀角、滑石；喘嗽，本方加桑皮、黄芩、石膏、羚羊角；发黄[3]，本方加石膏、滑石、栀子、茵陈、猪苓、泽泻、木通；循衣摸床，本方加石膏、川连、犀角、丹皮、栀子、胆草；狐惑，本方加石膏、犀角、苦参、乌梅、槐子；战汗_{战后汗出，脉静，身凉，不用服药；尚有余热，即服本方小剂，一药而安}；瘟毒发疮，本方加石膏、生地、川连、紫花地丁、金银花，上加升麻，下加川牛膝，_{胸加枳}

---

〔1〕肿：原本作"痛"，今据嘉庆十六年本目录改。

〔2〕本方加生军：原本无，今据延庆堂本补。

〔3〕黄：原本作"狂"，今据嘉庆十六年本改为"黄"。

壳、蒲公英，背加威灵仙，出头皂刺。

以上五十二症，按症加减。以下瘥后二十症，另载各症诸方于本症下。

四肢浮肿　加味六珍汤

人参一钱　于术一钱　云苓二钱　木香三分　砂仁五分　甘草八分　薏仁五钱　泽泻一钱半　生姜一片　黑胶枣二枚

大便燥结　当归润燥汤气虚者加人参、黄蓍[1]

大熟地五钱　当归三钱　麻仁二钱　郁李仁三钱　肉苁蓉一钱半　杏仁一钱半　白蜜一匙

皮肤痛痒　八珍汤

人参一钱　白术一钱　茯苓一钱半　甘草八分　生地三钱　当归二钱　川芎一钱　白芍一钱半　生姜一片　黑枣二枚

半身不遂　小剂败毒饮加：

木瓜　牛膝　续断　萆薢　黄柏　知母　威灵仙

食少不化　加味异功[2]散

人参一钱　白术一钱　茯苓一钱半　陈皮一钱　山楂二钱　谷芽三钱　甘草五分　砂仁八分　生姜一片　黑枣三枚

惊悸　茯神镇惊汤

人参一钱　黄蓍钱半，炙　当归二钱　茯神三钱　远志钱半　龙齿二钱，煅　白芍一钱　麦冬二钱　琥珀一钱，研，冲服　炙甘草八分　龙眼三枚　灯心三十寸

怔忡　琥珀养心汤

人参一钱　当归二钱　茯神三钱　枣仁钱半，炒　远志钱半，炒　石菖蒲[3]一钱　琥珀一钱，研，冲服　炙草八分　麦冬二钱　龙眼三枚

失音　六味地黄汤

熟地五钱　山萸一钱　茯苓钱半　丹皮钱半　山药二钱　泽泻钱半

郑声　补中益气汤

---

〔1〕黄蓍：即今之"黄芪"，下同此。
〔2〕功：原本作"攻"，今据延庆堂本改。
〔3〕蒲：原本无，今据延庆堂本补。下同。

人参一钱　黄蓍钱半，炙　当归二钱　白术钱半　陈皮一钱　升麻八分　柴胡一钱　甘草八分

喜唾　乌梅枣噙化丸

乌梅十枚　黑枣五个去核

共捣如泥，炼蜜为丸，弹子大，每用一丸，放口噙化。

多言　加味参麦饮

人参五分　麦冬三钱　五味子八分　通草八分　石菖蒲一钱　川连五分　甘草三分　白芍一钱　灯心三尺

遗精　茯神汤

茯神五钱半　远志钱半，炒　枣仁二钱　石菖蒲一钱　白茯苓一钱　川连五分　人参一钱　生地三钱　当归钱半　甘草五分　牡蛎二钱，煅　莲子七枚

恐惧　补胆防风汤

人参七分　防风一钱　细辛五分　川芎八分　甘草五分　茯神钱半　独活八分　前胡八分　黑枣三枚

昏睡　参麦黄连汤

人参五分　麦冬三钱　川连四分　生枣仁五钱　石菖蒲一钱　甘草五分

自汗盗汗　加味归脾汤

人参一钱　黄蓍钱半，炒　白术一钱，炒　茯神三钱　枣仁二钱，炒　远志钱半，炒　甘草五分　当归钱半　麻黄根二钱　牡蛎三钱　红枣三枚　浮麦三钱[1]

心神不安　宁志丸

石菖蒲一两　远志一两　当归三钱　茯神五钱　人参二钱　麦冬三钱

共为细末，炼蜜为丸，桐子大，朱砂为衣，每早用米汤[2]饮服三钱。

虚烦不寐　酸枣仁汤

枣仁五钱，炒　人参八分　甘草八分　茯神三钱　川芎八分　知母一钱　远志一钱，炒　龙眼三枚　灯草三尺

---

〔1〕三钱：原本无，今据嘉庆十六年本补之。

〔2〕汤：原本无，今据延庆堂本补。

劳复　加味当归四逆汤

柴胡_{八分}　当归_{钱半}　白芍_{一钱}　枳实_{一钱}　甘草_{五分，赤衣散：室女经布近阴处一片，烧}
_{灰，调服}

食复　香砂平胃散

苍术_{钱半，炒}　厚朴_{一钱，炒}　陈皮_{一钱}　木香_{五分}　砂仁_{八分}　甘草_{五分}　生姜_{一片，}
_{有食积加山楂、麦芽、神曲、茯苓}

阴阳易　当归白术汤

白术_{一钱}　当归_{一钱}　桂枝_{一钱}　附子_{一钱}　甘草_{八分}　白芍_{一钱}　黄蓍_{一钱，炙}　人参
_{钱半}[1]　生姜_{三钱}

烧裈散

裈裆_{八寸}[2]，近阴处，男用女裆，女用男裆，烧灰，温水和服。

青竹茹汤

竹茹_{半斤}[3]　瓜蒌根_{一两}

水二升煎一升服。

豭[4]鼠屎汤

韭白根_{一把}　鼠屎_{十四粒}

水煎服。

韭根散

韭根　瓜蒌根　青竹茹　炮姜_{各五钱}

共为粗末，分八份，用水盏半，煎五份，入鼠屎一钱和服，治阴阳易危急之症。

千金方　治劳复或食复发热者。

栀子仁_{一钱}　生石膏_{三钱}　鼠屎_{十四粒}　淡豆豉_{半合}

水煎服。

---

〔1〕钱半：原本无，今据嘉庆十六年本补之。
〔2〕寸：延庆堂本作"分"。
〔3〕斤：原本作"升"，今据嘉庆十六年本改为"斤"。
〔4〕豭：原本无，此据延庆堂本目录补。

麦冬汤　治劳复气欲绝者，用之甚效，能起死回生。

麦冬一两，去心　甘草二两，蜜炙　粳米半合　鲜竹叶十五片　黑枣二枚，去核

上为细末，水三盏，煎米令熟，去米，约汤盏半，入药五钱，煎至一盏，去渣温服。不能服者，绵浸滴口中。此方不用石膏，以三焦无火也，加人参更妙。

疫疹之形：

松浮，本方加大青叶、元参；紧束有根，本方加石膏、生地、犀角、元参、桃仁、紫草、川连、红花、连翘、归尾。

疫疹之色：

红活，本方加大青叶、元参；淡红，本方加大青叶、元参；深红，本方加大青叶、元参、生地；艳红，本方加大青叶、生地、石膏、丹皮、元参；紫赤，本方加石膏、生地、元参、川连、犀角、丹皮、桃仁；红白砂，本方小剂加生地、当归、蝉衣。

附　验　案 [1]

附　紫黑相间治验

正阳门外，蒋家胡同口内，祥泰布铺，祁某，晋人也。长郎病疫，原诊谢以不治，又延一医，亦不治。及至邀予，已七日矣。诊其脉，六部全伏；察其形，目红面赤，满口如霜，头汗如雨，四肢如冰；稽其症，时昏时躁，谵妄无伦，呕泄兼作，小水癃闭，周身斑疹紫黑相间，幸而松活浮于皮面，毒虽盛而犹隐跃，此生机也。检视前方，亦用犀连大剂，不过钱许，乃杯水之救耳！予曰："令郎之症最险，不畏予药过峻，死中求活；不然，变在十四日。"祁恳甚切，予用大剂：石膏八两，犀角六钱，黄连五钱，余佐以本方之味，加伏龙肝一两，滑石五钱，木通三钱，猪苓、泽泻各二钱，更加生地一两，紫草三钱，归尾三钱，大青叶二钱，以色紫黑也，连投二服。至九日脉起细数，手足回温，呕虽止而泄如日，仍用本方去伏龙肝，又二服。至

---

〔1〕附验案：此标题原本无，今据文中内容补。

十一日，脉转洪数，头汗遂止，黑斑变紫，小水亦利，大便亦实，但谵妄如前，身忽大热，烦躁更甚，大渴不已，以火外透也，仍用本方，去滑石、木通、猪苓，泽泻，加花粉、山豆根，以喉微痛也，更以冰水与服，以济其渴。又二帖，色转深红，热势稍杀，谵妄间有，犹渴思冰，按本方减生地五钱，去归尾、紫草、豆根与花粉。又二服，诸症已退十分之三，药减四分之一，但饮水而不思食。祁疑而叩曰：病虽减，而十数日不食，尚能生乎？予曰：生矣。按法治之，二十一日方可痊愈。又二服，斑化多半，胃气渐开，热亦大减，照本方药减四分之二，去大青叶。又二服，斑点全消，饮食旋食旋饿，方能起坐，诊其脉，尚有六至，犹有余热，不即清之，其势复张，更难为力，犹用石膏二两四钱，犀角三钱，黄连二钱，余亦类减。十九日，用石膏一两二钱，犀角二钱，黄连一钱，加乌梅三个，酸以收之也。予曰：前言二十一日方能成功，今已十九日矣，令郎如此，可见前言之不谬也。祁某喜曰：若非立定主意，几为众口所误。初立此方，体全堂不肯卖药，叩其所以，言误开分两，以八钱写八两，六分写六钱耳。予历指同乡服此得痊者颇多，虽卖，犹嘱以再三斟酌。二十日，犹用石膏八钱，犀角钱半，黄连八分，加洋参二钱，麦冬三钱，归身二钱，川芎一钱，以调气血。二十一日，用八珍汤加麦冬、五味，立方需大纸一张。昨言初方，药店不肯发药，今令郎已愈，录一治法于方前，计服石膏、黄连、犀角若干，使彼知予用药之奇，即药铺亦未之见闻也。

录曰：瘟毒发斑，疫症之最重者，然有必活之方，无如医家不敢用，病家不敢服，甚至铺家不敢卖。有此三不敢，疫疹之死于误者，不知凡几，可胜叹哉！令郎之症，蒙相信之深，邀予诊治。予用大剂，连投十五帖，今已全安。计用石膏六斤有零，犀角七两有零，黄连六两有零。此前人之所未有、后人之所未见，故笔之于书，以征奇效。

附　紫黑呃逆治验

丙午夏四月，塞道掌侄孙兆某者，病疫已十一日，原诊辞以备后事。塞公另延一医，用理中汤，兆某妻舅工部员外伊公，素精医术，不肯与服，曰：若治此症，非余某不可。其家因有人进谗言予用药过峻，惧不敢请。伊公力争，求予甚切。予因知遇之感，慨然同往。诊其脉，沉细而数；验其症，周身斑点，紫黑相间，加一郁冒直视，谵语无论，四肢如冰，呃逆不止，舌卷囊缩，手足动摇，似若循衣。此实危症，幸而两目红赤，嘴唇焦紫，验其是热。检视前方，不过重表轻凉，此杯水投火，愈增其焰，以致变症蜂起。予用大剂，更加元参三钱，大青叶二钱，使其内外化解，调服四磨饮。本家惧不敢服，伊公身任其咎，亲身煎药，半日一夜，连投二服，呃逆顿止，手足遂温，次日脉转洪数，身忽大热，以毒外透也。予向伊公曰：按法治之，二十一日得痊。但此剂不过聊治其焰，未拔其根，药力稍懈，火势复起。一方服至五日，病热大减，药亦减半；服至八日，药减三分之二，去大青叶；服至十日，药减四分之三。以后诸症全退，饮食渐进。计服石膏五斤十四两，犀角四两六钱，黄连三两四钱。举家狂喜，始悔谗者之误也。

附[1]　昏愦呃逆治验

右营守府费公存孝者，年近七旬，癸丑四月，病疫已八日矣。诊其脉，细数无至；观其形色如蒙垢。头汗如蒸，昏愦如痴，谵语无伦，身不大热，四肢振摇且冷，斑疹隐于皮内，紫而且赤，幸不紧束。此疫毒内伏，症亦危矣。如斑不透，毒无所泄，终成闷症，毙在十四日。检视前方，不外荆、防、升、葛，不知毒火壅遏之症，不清内热下降，斑终不出。徒肆发表，愈增其势，燔灼火焰，斑愈遏矣。予用大剂：石膏八两，犀角六钱，黄连五钱，加大青叶三钱，升麻五分，使毒火下降，领斑外透，此内化外解、浊降清升之法。次日，周身斑现，紫赤如锦，精神若明若昧，身亦大热，手足遂温，间有逆气上冲，仍照本方加生地一两，紫草三钱，调服四磨饮。其侄惧逆气上冲，予曰：无妨，服此即止。进门时，见又贴有堂号，因问曰：又延医乎？其侄曰：相好请来，但诊其脉，不服药耳。予曰：予治此症，前人未有，昨日敢服此方，令叔活矣。然见者必以为怪，君其志之。后医者至，果见予方大叱其非，曰：一身斑疹，不按古法，用如许寒凉冰注，斑疹如何能透？急宜提表，似或可救。即用荆、防、升、葛，更加麻黄，连服二煎，及至半夜，呃逆连声，四肢逆冷，足凉过膝，举家惊惶，追悔莫及，守城而进，叩门求见。问其所以，曰：变矣。问服何

---

〔1〕一：原本无，今据其他验案标题补之，以便统一格式。

方？曰：他方。予曰：既服他方，仍请他治之。其侄见予不往，权将四磨饮原方连灌二煎，呃逆顿止，手足遂温。转恳予素契者登门叩恩，予怜其以官为家，又系异乡人，仍按本方大剂调治，二十一日痊愈。共用石膏五斤四两，犀角五两二钱，黄连四两八钱。此癸丑四月间事也。

附　痰中带血治验

安徽富藩台堂夫人病疫，初起但寒不热，头晕眼花，腰体疼痛。医者误认虚寒，用六味加杜仲、续断、牛膝、木瓜，两服后，昏沉如迷，呼吸将绝，并不知其为病所苦，令叔五公，现任兵部郎中，邀予往看。诊其脉，沉细而数；稽其症，面颜红赤，头汗如淋，身热肢冷，舌燥唇焦。予曰：非虚也，乃疫耳。五曰：种种形状是虚，何以言疫？予曰：若是虚，面颜不至红赤，舌不焦，唇不燥，周身大汗，乃元阳将脱之象，岂独头汗如淋、身热肢冷哉？大剂决不敢服，暂用凉膈散，清其内热，明日斑疹微露，症自明矣。次日斑点隐隐，含于皮内。五见骇然曰：几误矣。即投败毒中剂，加大青叶钱半，升麻五分。次日周身斑见紫赤松浮，身忽大热，肢亦不冷，烦躁大渴，即换大剂：石膏八两，犀角六钱，黄连五钱，加生地一两，紫草三钱，大青叶二钱，连投二服，斑转艳红，惟咳嗽不止，痰中带血[1]粉红。此金被火灼，即按本方加羚羊角三钱，桑皮三钱，棕炭二钱，丹皮二钱。又二服，嗽宁血止，色转深红，热亦大减，照本方去紫草、羚羊角、桑皮、棕炭，减生地五钱，石膏二两，犀角二钱，加木通钱半，滑石五钱，以小水不利也。又二服，诸症已减十分之六，犹用石膏二两四钱，犀角二钱，黄连钱半，生地四钱，去木通、滑石。又二服，后用犀角钱半，黄连八分，石膏八钱，加人参一钱，当归一钱，麦冬三钱，五味子五分，连服二帖，饮食倍增，精神渐旺矣。

附　目闭无声治验

世袭骑都尉常公，系户部郎中观公名岱者中表弟也，癸丑五月病疫。观公素精医术，调治半月，斑疹暗回，而诸症反剧，已备后事。乃弟因一息尚存，复邀予治。诊

---

〔1〕带血：原本作"血带"，今据延庆堂本、咸丰本、光绪本乙转。

其脉，若有若无；观其色，目闭无声，四肢逆冷，大便旁流清水。予谢以不治，阖家拜恳，但求开方，死而无怨。予见嘴唇微肿，紫而且黑，知内有伏毒，非不可救。热乘于心、肺，故昏闷无声；乘于肝，故目闭；乘于脾，故四肢逆冷；乘于大肠，故旁流清水。检视前方，亦是清热化斑等剂。观公素性谨慎，药虽不错，只治其焰，未拔其根，当此危急之秋，再一探视，死在三七。予按本方，用犀角八钱，加滑石一两，黄连六钱，木通三钱，猪苓、泽泻各二钱，桑皮三钱，瓜蒌霜二钱，另用石膏一斤，竹叶一两，熬水煎药。连进三煎，次日脉起细数，手足遂温，旁流亦减，小水亦通，目开而声出矣。仍用本方，去滑石、木通、猪苓、泽泻、桑皮、瓜蒌。又一服，以后逐日减用，七日而痊。观公登门道谢，曰：舍表弟之症，一百死一百，一千死一千，君能生之，敢不心悦而诚服！

附 谵妄若有所见治验

工部员外彩公名柱者，令亲内务府高某病疫九日，邀予。其脉浮大而数，身热如炉，目红面赤，赤斑成片，忽然大叫，若有所见，卒然惊惕，若有所惧，语平生未有之事、未见之人。举家惊恐，疑有邪附。本地风俗，最喜看香送祟，以致异端之术不绝于门。予进屋内，香烟一室，满壁符签咒语。予曰：此邪予能去之，将此一概收去，只用大冰四块安置四角。彩问何为？予曰：当此暑热，病此大热之症，加以香烛辉煌，内外夹攻，不狂何待？此邪热乘于肝胆，故发狂，外用多冰，收其熏蒸暑气，内服清凉散解之药，病除而狂自止，焉有邪附者乎？遂用大剂，七日而愈。

附 昏闷无声治验

理藩院侍郎奎公四令弟病疫，昏闷无声，身不大热，四肢如冰，六脉沉细而数。延一不谙者，已用回阳急救汤，中表兄力争其不可及。予至，诊其脉，沉细而数；察其形，唇焦而裂。因向其表兄富公曰：此阳极似阴，非阴也。若是阴脉，必沉迟，唇必淡而白，焉有脉数、唇焦认为阴症者哉？此热毒伏于脾经，故四肢厥逆；乘于心、肺，故昏闷无声。况一身斑疹紫赤，非大剂不能挽回，遂用石膏八两，犀角六钱，黄连五钱，余佐以大青叶、羚羊角。连服二帖，至夜半身大热，手足温，次日脉转洪大。又一服，热减而神清矣。以后因症逐日减用，八日而愈，举家狂喜，以为异传。

附　鼻血泉涌治验

癸丑冬月，国子监司业五公名格者，二令媳病疫，恶寒发热，头痛呕吐。请一医者，用表散药加藿香、半夏、苍术，其症反剧。又延一人，用清凉之剂稍安，次日加石膏三钱，犀角八分，黄连五分，脉转沉伏，四肢逆冷，昏迷若昧，医者认作转阴，谢以不治。五公满腹愁怀，徘徊庭院。夫人曰：数年前活我者谁乎？五公恍然大悟曰：非此人断乎不可。邀予述其所以。予诊其脉，验其斑[1]色，曰：此易事耳。五曰：明系热症，投凉药反剧，更有何术？予曰：治病也，小固不可以敌大、弱固不可敌强，殆犹用兵也。病大药小，反增其势，予按法治之，十四日而愈。未几二令郎亦病，诊其脉，观其色，曰：令郎之症，受毒已深，较令媳更重。即按法治之，七八日，种种变症难以枚举，好在二十一日两服后，周身斑点紫赤相间，有紧有束、有松有浮。五公骇然曰：君言较前更重，何其验也。即用大剂：石膏八两，犀角六钱，黄连五钱，更加生地一两，紫草三钱，归尾二钱，大青叶三钱，一服三煎，更以四煎熬水，次日煎药。一方服至六帖，紧者松、束者浮，但鼻血泉涌，谵妄无伦。五惧去血过多。予曰：此热血妄行，毒犹因此而得发越，止之甚易。即照本方加棕炭三钱，桑皮三钱，羚羊角三钱，两服血止，去桑皮、棕炭、羚羊角。又二服，胃气渐开，色转淡红，渐有退者，用石膏四两，犀角四钱，黄连三钱；去紫草、归尾；减生地五钱，大青叶钱半。又二服，斑全消，用生地三钱，犀角三钱，黄连二钱，石膏二两八钱。又二服，饮食大进，自颈至胸复泛红砂，此余毒尽透也，用生地三钱，犀角二钱，黄连钱半，石膏一两六钱。又二帖，精神渐长，仍用生地三钱，犀角钱半，黄连八分，洋参一钱，麦冬三钱，归身钱半，石膏八钱，酸梅二个。又三服而安。五公喜而言曰：小儿之生，先生再造矣。予曰：前治令媳，乃救令郎耳！此症若初服生姜、半夏、苍术、藿香，断不能救。斑乃胃热之症，诸药大能燥胃，火上添油，尚望生乎？嗣后一家连治七人，俱是大险，我固治之无难，五亦服之若素。

---

〔1〕斑：延庆堂本作"症"。

附　嘴唇焮[1]肿治验

四川闻藩台令媛，癸丑冬月一病即斑，其色深红而松浮，症原不重，但脉细数有力，此内有伏热，可以中剂加大青叶，连投五服，斑退而神安；再二服，可以无事。因年轻畏药，不肯多服，又不忌饮食，越七日，身忽大热，大渴，嘴唇焮肿，牙缝流血，口秽喷人。予用大剂加生地一两，次日热渴稍杀，而颈亦红肿，即于本方加牛子、夏枯草、银花各三钱。连投三服，颈虽消，右腮又肿，又于本方去牛子、夏枯草，加板蓝根、马勃。又三服而腮肿全消，唇亦稍散，周身泛砂，红白相间，又于本方去板蓝根、马勃，加大青叶。又三服，嘴唇全消，通身脱皮成片。后按本方调理十余日方痊。此症计用石膏八斤有零，犀角八两，黄连七两。闻公任部曹时，与予契交[2]，夫人信任无疑，是以得痊。

附　舌甲治验

正红旗护军活隆武者，乃太仆寺员外郎华公胞侄也，系予世好。丙午夏，发疹本轻，尊人畏予用药过峻，惧不敢邀，及至卷舌囊缩，方邀予治。诊其脉，细数有力；观其色，气壮神昂，非死候也。及验其舌，其黑如煤，其坚如铁，敲之戛戛有声。因问曰：前医何以不药？尊人曰：彼云满舌皆黑，前人列于不治。予曰：水来克火，焉有苔厚如甲哉？按此起病之初，舌苔必白而厚，此火极水化之象，误以挟寒，妄肆温表，燔灼火焰，以致热毒阻于中焦，离不下降，坎不上升，热气熏蒸，由白而黄，由黄而死矣。治宜重清胃热，兼凉心肾，非大苦大寒不能挽回。即用大剂，重用犀、连，更加生地、知、柏，抑阳扶阴，连投四服，其苔整脱亦如舌大，后用三小剂而痊。

附　半身不遂治验

癸丑四月，国子监冯公名海粟者，适至舍间，叙其令亲陈疫后又痢。予曰：若以痢治之，防变他症。及至七月，冯公又至，言陈舍亲病痿两月，百药无效，相邀起之。及至，诊其脉，沉紧弦数；观其色，若无病然，但偃仰在床，不能反侧，自腰以

---

〔1〕焮：原本作"掀"，今据文义改。
〔2〕契交：原本作"交契"，今据延庆堂本乙转。

下，痛如火燎。检视前方，总不外滋阴补气，杜仲、续断、牛膝、虎胫等类。予曰：以此症而施此药，谁曰不宜？但以脉以合症，以症合形，乃热毒流注于下[1]，非痿也。遂用小剂败毒饮加知、柏、木瓜、萆薢、牛膝、威灵仙、木通。两服痛减而足能运动；六服扶起能立；未至十服，能挪[2]步矣。后用汤药，每送扶桑丸，一月而痊。

附　瘟毒发疮治验

原任西林游击蒙古成公名德者，契友也。甲寅五月，夫人左鬓角发一疮，大如豆，白如珠，憎寒发热，头痛如劈，其汗如淋，脸肿过半，胸膈郁闷，坐卧不安，邀予往看。诊其脉，沉细而数。予曰：若以外科断之，则为鬓疽疮，形如此百无一救，然非疽也，乃疫耳。尊宅亲友甚多，需大纸一张，录其脉案，辨明疮疫，以杜认症之讹。遂用败毒饮，石膏六两，犀角四钱，黄连三钱，更加银花、马勃、板蓝根。一服后肿消过半，自言胸中舒畅；次日，又一服，全消；又两帖，痊愈矣。

疫疹一症，四时皆有，惟春夏更甚。古人有谓：伤寒两感，百全一二。疫症初起，十有八九，都类如斯。治一得一，治十得十，何也？上古无疫，偶一有之，吾思古人或只就伤寒一例以推其症，未究是疫亦未可知，偶遇此症，先断以死，即投冲和、灵宝，服之不效，茫无一策，待死而已。数十年来，吾以此法活人甚众，敢谓补前人之缺，亦以仰体。

圣天子加惠元元之至，意不忍秘之于笥，举其尤者，聊附治验。即如汪副宪之隐疹如迷，蒋阁学之斑赤谵语，沈道掌之循衣摸床，张司寇如君之母郁冒直视，冯鸿胪如君之错语昏沉，人以伤寒目之固难，予以疫症治之甚易，皆症之轻者也，不足以附治验。

嘉庆二年岁次丁巳巧月辑　五氏长福敬录

---

〔1〕流注于下：原本作"流于下注"，此据文义乙转。
〔2〕挪：原本作"那"，今据延庆堂本、咸丰本改。

跋

老子不云乎，下士闻道大笑之，不笑不足以为道，道固有之，医术亦然。余公师愚先生之治疫疹也，神明变化，其法开前人之未有，盖技而进乎道者也。甲寅夏，京都疫气流行，予幼儿一女，皆患疫疹，医以荆防发表治之，多方一律，愈表愈锢，相继夭殇。时大儿亦患此症，较幼儿弱女更有甚焉。延先生诊视，曰：此病不难愈，但恐不敢服药耳。遂用大剂清瘟败毒饮：石膏八两，黄连五钱，犀角六钱。群医咋舌，交起而谤之，亲朋中之识药性者，亦莫不咸以为非。而予筮之则吉，决意与服，果然凑效而斑透矣。既愈后，予方悔前医之误投。而先生之谤，犹未息，此所谓道大莫容者，其斯谓之欤？夫以存亡呼吸之顷，岂容稍有舛误，乃既有明效大验，不肯虚心体究，妄肆雌黄，虽曰习见难除，不将以人命为儿戏乎！此《疫疹一得》之刻所以不容已，而先生之用心可谓仁矣乎！予尝谓天下事不学则已，学则必当选其极致，苟非殚心竭其虑，洞彻源底，而欲聊且补苴，以求免时俗之讥笑，则其为害也必甚，而讥笑亦究之不免。若有穷其妙雅，或惊世骇俗，而人言又不足道者，天下事可被知者道，难为不知者言，独一医也乎哉！吾于先生是编，重有感焉，是为跋。

乾隆五十九年岁次甲寅中秋前五日

赐进士出身前江南常镇通道工部营缮

司郎中年家眷同学弟松龄顿首拜譔

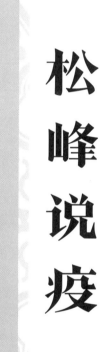

松峰说疫

◎ 清·刘奎 撰

提　要

《松峰说疫》，清·刘奎著于乾隆四十七年（1782年），全书共6卷。其书在回顾前人瘟疫诊治理论的基础上，提出本人的见解。

其一，此书继《温疫论》之后强调了瘟疫之名义，明确寒瘟之辨："第伤寒为寒所伤……以致头痛憎寒、皮肤壮热、脊强无汗，方谓之伤寒。此系自取之病，病只一人而止，而众人不然也。至于瘟病绝无诸项感触，而抖然患病，且非一人，乡邑、闾里动皆相似，其症虽有头痛身热，脊强而多汗，始终一于为热。"发病非一人，且皆相似是瘟疫的重要特点。

其二，对于瘟疫之因，刘氏重视社会因素的作用，指出"凡凶年饥岁，僵尸遍野，臭气腾空，人受其熏触，已莫能堪，又兼扶持病疾，敛埋道殣……夫人而日与此二气相习，又焉得不病者乎？"这种来自天与人的秽气实际就是导致瘟疫产生的毒气，在未病之前已伏于体内，"逐秽"就是解除疫毒。

其三，在瘟疫的治疗方面，总分为瘟疫、寒疫、杂疫三类。提出治疫症最宜通变，"瘟疫不可先定方"的主张。倡导瘟疫统治八法，不仅阐发了《温疫论》之下法，也对汗、清、和、补等法的临床应用，包括理法方药及应用注意事项，均有阐发。刘氏认为，瘟疫虽然始终一于为热，自当以寒凉解毒为基本法，但寒凉药的使用不能过当，否则，"未有祛邪之能，而先受寒凉之祸。受寒则表里凝滞，欲求其邪之解也难矣。"其瘟疫统治八法中首列解毒法，自拟金豆解毒煎。全方六味药，皆为清热解毒之轻剂，是瘟疫九传之基本方。在用药上，刘氏最有体会的一味药是浮萍，认为对于瘟疫发汗，非其莫属。总之，刘氏论治疫，既突出辨证论治的精神，又便廉实用，遂成一家之言。

本书后世流传较广，传本也比较多。本次点校先择现存较早，且讹误较少的嘉庆四年（1799年）本衙藏板本为底本，以道光二十年（1840年）三让堂本为主校本，以咸丰五年（1855年）敦厚堂本、咸丰十年（1860年）近文堂本为他校本。

序

忆余自幼时，耳目之所睹记，鲜见医，而儒者也乃转而思焉，其凌替当不至是，使得克自振拔者出而一起，其衰应，必有可观者焉。故余极欲留心医学，每为塾师所迫，俾专工举子业，而未遑及之。第其所授之文，寓目即昏昏睡去，总不记忆。间尝取唐宋八家，以及诸名公真稿读之，一见辄能成诵。第期负过高，自维取法乎上者，仅得乎中。以此所为文词，往往不能趋时。后松峰山人为人言余所为帖括[1]，乃传世之作，似非利试之器，当变格以相从，庶几其有合乎。或有告予者，予闻其言而是之，乃改弦易辙，始克幸博一第。第以揣摹入彀[2]，终觉违心。随仍浸淫于古，目取诸子百家纵观之。又念人有七尺之躯，而不解岐黄术，终属憾事。遂将《灵枢》、《素》、《难》，以及历代各家医书，罗列案头，日日展玩。第医理玄[3]杳，又系中年学步，卒未能深造其室。唯论其文章好丑，除经论外，惟李士材、汪𬣙庵等笔墨稍觉可观，余者字句尚多有未能通顺者，遑论其他乎。乙巳夏，山人出所著《说疫》一书，属余弁言。余非知医者，固不敢强作解事。第观其全部文章，理法俱从《左》、《国》、《史》、《汉》得来，神而明之，又自成一子，真乃才人之笔，而讵可仅以医书目之乎。能文之士，取而读之，始信吾言之不谬也。是医也，而进于儒矣，是为序。

时乾隆五十[4]年乙巳榴月　眷姻弟春圃王树孝书

---

〔1〕帖括：唐制，帖经试士，应试者总括经文，编为歌诀，以便记忆，谓之帖括。

〔2〕彀：音 gòu。比喻牢笼、圈套。

〔3〕玄：原作"元"，乃避清圣祖玄烨讳故，今回改。

〔4〕五十：原作"五十一"。详乙巳年为乾隆五十年。又据序文"乙巳夏……"语，故改。

论治小序

　　论者何究其理也，治者何行我法也，天下事理与法尽之矣。言理而不言法，其弊也；空言法而不言理，其弊也。执合空与执以谈医，其为草芥人命也大矣，余兹惧焉。故论必取其醇正，而治必求其精专。弟瘟疫之变，现世穷，而一人之知识有限，兹特就所见所经者一为笔记。至于瘟疫中之杂症，如斑黄、汗血、狂谵、渴烦、忙泻、痛弦等疾，未可更仆。但凡为吴又可所已言，而于伤寒门同一治法者，一概弗录。虽呈漏贻讥，亦不必多赘也，有识者自能谅之。

松峰志

杂疫小序

　　疫病繁多，而瘟疫为害最巨，以其似于伤寒，后世有以类伤寒名之者。然受病之由与伤寒迥异，故纂集治法校他疫颇详。虽然杂疫一门正有不可阙者，是以除臌隔风劳贯阅疫病，他如疟、痢、胀、呕、嗽、泻、口齿、咽喉、客忤、疮疡、心胁腹痛诸杂症，往往有疠气以行乎其间，而人自不觉，故有用平素治杂症之方而不效者，是其中必疫气以为之梗也。然无一定治法，非随运气以消息变通焉不可也。兹持择其有一定治法者七十二种，罗列于后，所谓之杂疫以备临症者采择焉。

松峰志

述古小序

语曰：信而好古。盖云天下之理古之尽已，尽言之矣。圣人既竭耳目心里之力以贻来许，俾后世不可胜用焉。医虽小道，而著书立说者汗牛充栋，未能更仆数矣。独至疫症则不然，以余耳目之所睹记其载诸简策者，殆寥寥焉。即云渺见寡闻，何他症尽为是之略乎？此年博览载籍，凡有关于疫病者得为千条，亟为摘录，以广见闻焉。

松峰志

运气小序

朱子曰：天以阴阳五行化生万物，气以成形，而理亦赋焉，医之道，此数语尽之矣。故言医而系之以儒，良有以也。五运六气流行，充塞于天地之间，有司天、有在泉反主气，有露气。或刚柔失守，阴阳升降不为，不迁正，不退位，各呈岁年，人感之而成厉疫，皆有因时治法，医不知此焉得为工。兹取《瘟疫发源》等书，按《类经》详为考核厘定，点繁芜而归精要，俾谈疫者不诏于此而不离乎此，则善矣。

松峰志

辨疑小序

　　孟子曰：尽信书则不如无书。虽于武成，尚为二三策，况其下焉者乎？风云月露之文，以讹传讹，尚无关轻重，独至医学，治法稍有舛错，人命攸关，贻害非浅。况方书真赝混淆，实繁有结也。即属名医后人，不敢訾议，其中尚有泥于一时见解之偏执，精力之渗漏，倘习其说者，心有未安，何可一误再误，任结千载疑团牢不可破耶！但所戒者无知妄作，轻议前贤耳。若能以一知半解匡古人之不逮，以寿斯人，倘往者有知，当亦心许矣。昔吴又可《瘟疫论》中有正误数条，夫误者所失在人，而疑者所蓄在己。余学识疏浅焉，数正古人之误，但私心以为未稳者不能不疑也，故作文以辨之。

松峰志

诸方小序

　　诸医书强半于各门中讲究治法在前，而空写方名于后，不列药味，止言于某卷某门找寻，令读者欲阅一方，必将全部呈罗案头，按次翻侧，费如许精力始得。余甚不能〇[1]论治中应门之方，即开于卷末，剩有避疫通治二条无所位置，始另作一卷，以备采择治疗。其中方多简便，不费药料，间有丸散，亦可预为修和携带，即穷乡僻壤、田父屡人，以及征途旅次某肆辽远者，偶得厥疾，皆可以所给裕如仓猝施治。勿某有喜则送福于群，伦者不亦鸿远哉！

松峰志

---

〔1〕〇：原书此处字迹不清，无法辨认，现用"〇"代之。

目　录

松峰说疫卷之四

松峰说疫卷之五

松峰说疫卷之六

松峰说疫卷之一

诸城刘　奎松峰　著辑

男　刘秉锦濯西　纂述

福山刘嗣宗南瑛　参阅

表侄李逢虞谨庵　录较

述　古

《素问[1]·刺法论》帝曰：余闻五疫之至，皆相染易，无问大小，病状相似，不施救疗，如何可得不相移易者？岐伯曰：不相染者，正气存内，邪不可干。避其毒气天牝天牝，鼻也。老子谓"玄牝之门"。毒气从鼻来，可嚏之从鼻而出从来，复得其往，气出于脑，即不干邪。气出于脑，即先想心如日。欲将入疫室，先想青气自肝而出，左行于东，化作林木。次想白气自肺而出，右行于西，化作戈甲。次想赤气自心而出，南行于上，化作焰明。次想黑气自肾而出，北行于下，化作水。次想黄气自脾而出，存于中央，化作土。五气护身之毕，以想头上如北斗之煌煌，然后可入疫室。

《素问·阳明脉解篇》帝曰：病甚则弃衣而走，登高而歌，或至不食数日，逾垣上屋。所上之处，皆非其素所能也，病反能者，何也？岐伯曰：四肢者，诸阳之本也，阳盛则四肢实，实则能登高也。帝曰：弃衣而走者，何也？岐伯曰：热盛于身，故弃衣而走也。帝曰：其妄言骂詈、不避亲疏而歌者，何也？岐伯曰：阳盛则使人妄言骂詈、不避亲疏而不欲食，不欲食故妄走也。此言胃病[2]皆邪气之盛也。邪盛故热盛，热盛

---

〔1〕素问：原文无此二字，今据其意补之。下同此。

〔2〕此言胃病：近文堂本作"妄言骂詈"。

故阳盛，阳盛故三者之病由此矣。

《素问·热论篇》帝曰：热病已愈，时有所遗者，何也？岐伯曰：诸遗者，热甚而强食之，故有所遗也。若此者，皆病已衰而热有所藏，因其谷气相薄、两热相合，故有所遗也。帝曰：治遗奈何？岐伯曰：视其虚实，调其逆从，可使必已也。帝曰：病热当何禁之？岐伯曰：病热少愈，食肉则复，多食则遗，此其禁也。此言病之所以遗者，由于强食，而有治之之方，复有禁之之要也。遗者，病已愈而邪气未尽衰，若有所遗而在也。禁者，禁于未遗之先也。肉性热而难化，尤当禁也。

《素问·评热病论》帝曰：有病温者，汗出辄复，热而脉躁疾，不为汗衰，狂言不能食，病名为何？岐伯曰：病名阴阳交阴阳之气不分别也，交者死也。帝曰：愿闻其说。岐伯曰：人所以汗出者，皆生于谷，谷生于精。今邪气交争于骨肉而得汗者，是邪却而精胜也，精胜则当能食而不复热。复热者，邪气也。汗者，精气也。今汗出而辄复热者，是邪胜也。不能食者，精无俾也。精气不能使之食也。病而留者，其寿可立而倾也。且夫热病日汗出而脉尚躁盛者死。今脉不与汗相应脉躁疾，不为汗衰，此不胜其病也，其死明矣。狂言者是失志，失志者死。今见三死身热不能食，一也；脉躁盛者，二也；狂言者，三也，不见一生，虽愈必死也。

《灵枢·热病篇》曰：热病已得汗出，而脉尚躁，喘且复热，勿刺，喘甚者死。

又曰：热病已得汗，而脉尚躁盛，此阴脉之极也，死。

《灵枢·刺热篇》曰：肝热病者，小便先黄，腹痛多卧肝经之脉，环阴器，抵少腹而上，故有是症。身热热争，邪与正争，则狂言及惊，胁满痛，手足躁，不得安卧。肝经之脉，从少腹上侠胃贯膈，布胁肋，循喉咙之后，络舌本，故见此症。肝之病发为惊骇，故病则惊。胃不和则卧不安，木来乘土，故不得安卧。庚辛甚金克木也，甲乙大汗本经气旺之日，气逆则庚辛死以其气逆甚也。上三句总言其甚，其死必以克我之日，得汗而愈必以自得其位之日。后四段放[1]此。刺足厥阴、少阳。其逆则头痛员员，脉引冲头也。肝经脉，自舌本循喉咙之后，上出额，与督脉会于巅，故病气逆则如是也。员员者，靡定也。

松峰曰：此专引经义，刺法不赘。

---

〔1〕放：音 fǎng。仿效也。

心热病者，先不乐_{邪入经络则神不安，故不乐}[1]，数日乃热，热争则卒心痛，烦闷善呕，头痛面赤无汗。心脉起于心中，其支别者，从心系上侠咽。小肠之脉，直行者循咽下膈抵胃，其支别者从缺盆循头上颊，至目外眦，故兼见诸症。心在液为汗，今病热，故无汗出耳。壬癸甚克，丙丁大汗气旺。气逆则壬癸死，刺手少阴、太阳。

脾热病者，先头重颊痛，烦心，颜青欲呕胃脉起于鼻，交额中，下循鼻外，人上为中，还出侠口，环唇，下交承浆，却循颐后下廉，出大迎，过客主人，循发际至额颅。故先头重、颊痛、颜青也。脾之脉，其支别者，复循胃别上膈，注心中。其直行者，上膈侠咽，故烦心欲呕也，身热热争则腰痛不可用俯仰，腹满泄，两颔痛胃脉支别者，起胃下口，循腹里，下至气街中而合以下髀关。气街者，腰之前，故腰痛也。脾脉入腹，属脾络胃，入胃之脉，自交承浆，却循颐后下廉，出大迎，循颊车，故腹满泄而两颔痛也。甲乙甚，戊己大汗。气逆则甲乙死。刺足太阳、阳明。

肺热病[2]者，先淅然厥起毫毛，恶风寒，舌上黄肺主皮毛，热中之，则先淅然恶风，起毫毛也。肺脉起于中焦，下络大肠，还循胃口。今肺热入胃，胃热上升，故舌上黄，身热热争则喘咳，痛走胸膺背，不得太息，头痛不堪，汗出而寒肺居膈上，气主胸膺，在变动为咳。背为胸中之府，故喘咳，痛走胸膺不得太息。肺之络脉，上会耳中，今热气上熏，故头痛不堪，汗出而寒。丙丁甚，庚辛大汗，气逆则丙丁死。刺手太阴、阳明，出血如豆立已。

肾热病者，先腰痛膀胱脉，从肩髆内侠脊抵腰中，又腰为肾之府，故痛，骭骭，脊梁后骨痠苦，渴数饮骭，音行。痠，音酸，酸痛也。肾脉自循内踝之后，上腨内，出腘内廉。又直行者，从肾上贯肝，入肝中，循喉咙侠舌本，身热热争则项痛而强，骭寒且痠，足下热，不欲言。膀胱脉，从脑出，别下项。肾脉起于小指之下，斜趋足心，出于然骨之下，循内踝之后，别入跟中，以上腨内。又其直行者，从肾上贯肝膈，入肺口，循喉咙侠舌本，故见诸症。其逆则项痛员员，澹澹然。戊己甚，壬癸大汗，气逆则戊己死。刺足少阴、太阳。员员，靡定也。澹澹，无意味也。

又曰：肝热病者，左颊先赤。心热病者，颜[3]先赤。脾热病者，鼻先赤。肺热病者，右颊先赤。肾热病者，颐先赤。病虽未发，见赤色者刺之，名曰：治未病。以面之部位应五脏。

---

〔1〕邪入经络……不乐：此夹注原在"数日"之后，今据其意移至前。

〔2〕热病：原作"病热"。据《素问·刺热篇》乙转。

〔3〕颜：原作"额"。据《素问·刺热篇》改。

又曰：治诸热病，以饮之寒水，乃刺之，必寒衣之居此寒处，身寒热退身凉也而止也乃可以止针。

余曾见一小儿患瘟热邪深重，弃衣而走，昼夜靡宁，手足不闲，翻动器皿，掏拨什物，寻得凉水一瓮，且浴且饮，一日后，随热退身凉而愈。松峰记。

刺法自有专门，以此数段中义蕴有关于瘟疫，故采录之，非讲刺法也。

《素问·热论[1]篇》帝曰：今夫热病者，皆伤寒之类也。或愈或死，其死皆以六七日间，其愈皆以十日以上者何也？岐伯曰：巨阳者，诸阳之属也。太阳，六经之长，总摄诸阳[2]。其脉连于风府，故为诸阳主气也。人之伤于寒也，则为病热，热虽盛不死。其两感于寒而病者，必不免于死。一日巨阳受之巨阳，太阳也，故头项痛，腰脊强。二日阳明受之，阳明主肉，其脉侠鼻络于目，故身热目痛而鼻干不得卧也。三日少阳受之，少阳主胆，其脉循胁络于耳，故胸胁痛而耳聋。三阳经络皆受病，而未入于脏者，故可汗而已。四日太阴受之，太阴脉循布胃中，络于嗌，故腹满而嗌干。五日少阴受之，少阴脉贯肾络于肺，系舌本，故口燥舌干而渴。六日厥阴受之，厥阴脉循阴器而络于肝，故烦满而囊缩。三阴三阳五脏六腑皆受病，荣卫不行，五脏不通则死矣。其未满三日者，可汗而已，其满三日者，可下而已。

松峰曰：此《内经》、《伤寒》传经之正例也。瘟疫虽与伤寒不同，但邪在膜原，正当经胃交关之所，半表半里。其热淫之气浮越于某经即显某经之症，专门瘟疫者，又不可不知也。汗下又不可泥定三日。

《经》曰：其冬有非节之暖者，名曰冬温。冬温之毒与伤寒大异。冬温复有先后，更相重沓；亦有轻重，为治不同。

松峰曰：冬暖，来年入夏必病，当时病者却少。

《素问·阴阳应象大论》曰：冬伤于寒，春必温病。

松峰曰：《云笈七签》中引作"冬伤于汗"，甚妙。盖言冬时过暖，以致汗出，则来年必病温。余细体验之，良然。冬日严寒，来春并无瘟疫，以其应寒而寒，得时

---

〔1〕论：原作"病"。据《素问·热论》改。

〔2〕太阳六经之长，总摄诸阳：原作大字正文。今本《素问·热论》无此语。系引《类经》之注文，故改作小字夹注。

令之正故耳。且人伤于寒岂能稽留在身，俟逾年而后病耶？

《金匮真言论》曰：夫精者，身之本也。故藏于精者，春不病温。

松峰曰：藏精者，百病不生，岂第不病温而已哉。

《灵枢·论疾诊尺篇》曰：尺肤热甚，脉盛躁者，病温也。其脉盛而滑者，病且出也。

松峰曰：出字谓邪不入里，将解散也。

张仲景"温病篇"[1]曰：太阳病，发热而渴不恶寒者，为温病；发汗已，身灼热者，名风温。风温为病，脉阴阳俱浮，自汗出，身重，多眠睡，鼻息必鼾音旱。鼻息如雷，语言难出。自发汗已至此，言大发其汗之害。若被下者，小便不利，直视失溲。脏气不固，故失溲。此四句言误下之害。若被火者，微发黄色，剧则如惊痫，时瘛疭。痫，音间。俗云羊羔风，其声如羊。瘛疭，音炽纵，抽拉发搐。此四句言用火逼汗，劫取之害。若火熏之，一逆尚引日，再逆促命期。表热无寒，故不宜汗。里热无实，故不宜下。表里俱热，尤不宜火。若误汗、下、火劫则逆，一逆尚可延引时日，再逆第二次，则阴立亡而死。

《经》曰：春应暖而复大寒，夏应热而反大凉，秋应凉而反大热，冬应寒而反大温，此非其时而有其气，是以一岁之中，长幼之病多相似者，此则时行之气也。

刘南瑛曰：四时气候不正为病，谓之时症，与伤寒、温、暑、寒疫等症不同，唯秋从未见有病者[2]。

《素问》：四时不节，则生大疫。

《伤寒论》曰：阳脉洪数，阴脉实大，遇温热变为温毒。阳主表，阴主里，洪数实大皆热也。两热相合，变为温毒。

又曰：温病之脉，行在诸经，不知何经之动也，各随其经所在而取之。温病由不正之气散行诸经，难别何经所受，必审其病之属于何经，而后可以施治。

热病须得脉浮洪，细小徒自费神功阳病当得阳脉。细小，阴脉也，属死证，不治，汗后脉静当便瘥，喘热脉乱命应终汗后邪退即生，邪盛即死。

松峰曰：热病而脉细小，虽云不治，然有脉厥者，不在此例。

---

〔1〕温病篇：今本仲景书无此篇名，语出《伤寒论·辨太阳病脉证并治上》。

〔2〕刘南瑛曰……从未见有病者：敦厚堂本、三让堂本均无此按语。

阳毒健乱四肢烦，面赤生花作点斑。狂言妄语见神鬼，下痢频多喉不安。汗出遍身应大瘥，鱼口开张命欲翻。有药不辜负也但与服，能过七日始能安。阳症宜汗解，如失汗则邪传入脏，故有健乱等危症。病传在里不当汗，又加之遍身自汗，口如鱼口开张者死。能过七日乃过经，阳热退方有可救之理。

松峰曰：七日能安之说，不过言方有可救之理，非云愈也，总不可泥。

热病未汗，脉须浮洪；既汗，脉当安静。倘有散漫之脉或不汗而愈不汗而愈，谓之干瘥，其平复未可全许也。

瘟疫，众人一般病者是，又谓之"天行时疫"。治法有三：宜补、宜散、宜降。热甚者，宜服童便。

松峰曰：补者，如四损不可正治及老幼与本来虚弱者是也。四损解，见诸论中。散者，清凉解散是也。瘟症不宜温散。降者，从大小便驱逐其邪是也。

瘟家之脉散难名，随其脉状分诸经。若浮而大，按无力，补中带表随时宁。

松峰曰：浮大无力，本虚怯脉，何以知其为温疫乎？必应以瘟脉洪数而浮、瘟症参之，方为无弊。脉状状字，指病症与色、与声而言。

疫症关系，全在虚实二字。实者易治，虚者难治，以元气本虚，邪不易解。若治挟虚者，而不知托散，但知攻邪，愈攻则愈虚，愈虚则断无有不死者。

松峰曰：虚实二字，三种疫病皆有之，即瘟中亦有虚实，但热多而无寒耳。

瘟疫之来无方，然召之亦有其故，或人事之错乱、天时之乖违、尸气之缠染、毒气之变蒸，皆能成病。症既不同，治难画一。瘟疫多火热之气，蕴蓄于房户，则一家俱病；蕴蓄于村落，则一乡俱病；蕴蓄于市廛，则一城俱病；蕴蓄于道路，则千里皆病。故症虽多，但去其火热之气，而少加祛邪逐秽之品，未有不可奏效者也。

凡治瘟疫宜清利者，非只一端，盖火实者宜清，气实者宜行，食滞者宜消，痰甚者宜化，皆所谓清利也。凡此数者，滞去则气行，而表邪自解，然宜用于实邪等证，而本非虚证之所宜。其有虚中挟实者，不妨少为清解。

凡瘟疫宜下者，必阳明邪实于腑，而秘结腹满；或元气素强，胃气素实者，方可下。若大便虽数日不行，而腹无胀满，及大便无壅滞不通之状，或连日不食而脐腹坦然，软而无碍，此阳明胃腑本无实邪，切不可妄下以泄中气。盖诸误之害，下为尤甚，不可忽也。

周翰光曰：与急症急攻，并注意逐邪等论，当合看，务要因时制宜，变通不拘也。

虽古法云瘟病在三阳者多、三阴者少，然亦不可拘泥。

瘟疫六七日不解，以致热入血室，发黄，身如烟熏，目如金色，口燥热结，以砭针刺曲池，出恶血，仍以通圣散，兼散兼下，得汗如黄水，粪如黑膏即愈。此即北方之所谓"打寒"也。其法用手持两膊，使血聚于臂，以帛缚定，乃用箸夹磁锋，击刺肘[1]中曲泽旁之大络，使邪毒随恶血而出，亦最捷之法，穷人用之极效，然非曲池穴也。

松峰曰：瘟症传里者，热毒深重，其症谵语发狂，循衣摸床，撮空理线，目赤如火，如醉如痴；或登高而歌，弃衣而走，齐俗谓之"猴儿病"。用小枣蘸烧酒遍身刮痧，痧出，其色紫赤，其高起者，状如枣栗，遂用针出恶血，往往取效，此亦一刺法也。

治瘟疫大抵不宜发汗。《经》曰：不恶寒而反渴者，温病也。明其热自内达外也。疫有伤气、伤血、伤胃之殊，故见证不同，治亦稍异。若入脏者，则不知人而死矣。大法以症为则，毋专以脉为据也。

松峰曰：入脏不知人，亦不必即死，不过较在经者难施治耳，此兼三疫而言。

人在气交之中，如鱼在水，一毫渣滓混杂不得，设川泽泼灰，池溏入油，鱼鲜有得生者，人受疫气，何以异此。

疫者，民皆病也。疠鬼为灾，斯名疫耳。

松峰曰：疫如徭役之役，沿门阖户皆病之谓。齐俗谓：小儿生痘为当差，亦即徭役之义。

天[2]地以生物为心，寒热温凉，四气递运，万古不易，人生其间，触之而病者，皆因起居无时，饮食不节，气虚体弱，自行犯之，非寒暑之过。若以寒暑为杀厉之气，触之即病，则人无噍类久矣，岂天地生物之心哉。至于非其时而有其气，谓之不正之气则可，谓之疫气则非也。何者？不正之气，人感之者，有病、有不病，未可一概论也。若夫疫气，则不论贵贱贫富、老幼男女、强弱虚实，沿门阖境，传染相同，人无得免者。此唯兵荒饥馑之年有之。

---

〔1〕肘：原作"肋"。据文义及《景岳全书》卷十三改。
〔2〕天：原缺。据三让堂本、敦厚堂本、九皇宫本补。

瘟病之治，宜从凉散固也。然必表里俱有热症方可用，若表邪未解，虽外热如火而内无热症可据者，不得概用凉药。

松峰曰：误投热药犹或可解；若误投凉药，杀人等于操刃。语曰：姜桂投之不瘥，芩连用之必当。其不曰"芩连投之不瘥，姜桂用之必当"者，明乎伤寒妄投凉药则不可救矣。瘟疫虽属邪热，其有不宜用凉药之时，投剂仍当审慎。

冬有非时之暖，或君相客热之令而病热者，名曰冬温，与冬月正伤寒大异。法宜凉解，此舍时从症也。若夏有寒者，其宜温亦然。

松峰曰：冬温之说，吴又可曾非之，然谓冬时绝无温热则又不然，故宜舍时从症。

寒疫乃天时之暴寒，较冬时之严寒，又有轻重之异。时气自是天行疫疠之气，又非寒比也。瘟病多山泽蒸气。

松峰曰：冬时亦有热疫[1]，曰上子秉锦于深冬时，忽患四肢走注疼痛，余以治周痹之法治之不应，遂自用银[2]花、草节、羌、防、荆芥、薄荷、桑枝、黄芩、栀子、生地，凉散败毒之品加减出入，服三四十帖始愈。后闻其时患此症者甚多，始知此亦疫症也。

时气者，乃天行暴疠之气，不因寒而得，治法当辟散疫气，扶正气为主。若多日不解，邪热传变杂症，宜从伤寒变症条内采择用之。

《经》曰：冬不藏精者，春必病温。十月属亥，十一月属子，火气潜伏，当养其真，而为来春发生之本，此时若恣意戕贼，至春阳气轻浮，必有瘟疫，此两个月为一年之虚。若上弦前、下弦后，月廓月空为一月之虚；风霾霆电，大寒热，日月蚀，愁怒惊悲，醉饱劳倦，为一日之虚。当此时，可不养天和，远房室哉！

温热病因外感内伤，触动郁火，自内而发之于外，初则表里俱热，宜用凉散之剂，两除表[3]里之热；久则表热微而里热甚，又宜承气苦寒之剂以[4]泻之，则热退身凉而病自已。倘认作即病伤寒之症，用麻黄辛温之剂以发表，则内热愈甚而斑黄、狂乱之症起矣。或未用辛凉之剂以解表，便用承气苦寒之剂以攻里，则表热未去而结胸虚痞之症见矣。

---

〔1〕热疫：原缺。据三让堂本、敦原堂本补。
〔2〕银：原作"艮"。据三让堂本、敦厚堂本改。
〔3〕表：原缺。据清刻本补。
〔4〕以：原缺。据三让堂本、敦厚堂本补。

松峰曰：瘟疫不可认作即病之伤寒，便用麻黄固已。余曾经瘟症盛行之时，众人所病略同，大概宜用凉散攻下之剂。中有一人得病，询其症，不过身热、身痛、头痛、拘急等症，诊其脉却迟而紧，竟与冬月正伤寒无异。因投麻黄发表之剂，乃得汗解。始悟治病最宜变通，不可拘执，瘟疫固尔，杂病亦然。

凡伤寒瘟疫其不可治及难治者，必属下元虚症。松峰按：间亦有之，亦不必然。如家中传染者，缘家有病人，旦夕忧患，饮食少进则气馁，感其病气，从口鼻入，故宜清阳明，舒郁结，兼理劳伤为要。松峰按：此句不可泥，兼字宜重读。

松峰云：余家曾有患瘟症者十余人，互相传染。余日与病人伍，饮食少进，旦夕忧患所不待言，而竟免传染。偶一日，一入疫家即时而病，求其故不得，因忆伊时举家患病，余忙乱终日，夜来独居一室，闭门焚降真香一块，想以此得力耶。

瘟疫不可先定方，瘟疫之来无方也。

伤寒瘟疫三阳症中，往往多带阳明者。手阳明经属大肠，与肺为表里，同开窍于鼻；足阳明经属胃，与脾为表里，同开窍于口。凡邪气之入，必从口鼻，故兼阳明症者独多。邪在三阳，法宜速逐，迟则胃烂发斑；或传入里，则属三阴，邪热炽者，令阴水枯竭，于法不治，此治之后时之过也。

阴阳失位，寒暑错时，故生疫。

瘟疫之来，多因人事之相召，而天时之气运适相感也。故气机相侵而地气又复相应，合天地人之毒气而瘟疫成焉。

治温热疫疠不可用辛热药，宜清凉辛甘苦寒。

仲景书，王叔和得散亡之余，诠次间有穿凿，成氏因注释，致将冬时伤寒之方，通解温暑，遗祸至今。温暑别自有方，今失无征，宋龙门所以叹《伤寒》无全书也。

夫病瘟而强之食，病暍而饮之寒，此众人之所以为养也，而良医之所以为病也。

时疫感之，必先入胃，故多用阳明胃药。

湿热时毒感于口鼻，传入阳明，邪正交争。阴胜则憎寒，阳胜则壮热，流于百节则一身尽痛，上行头面则为肿大，名大头瘟。

暑湿热三气门中，推人参败毒散方为第一。三气合邪，岂易当哉，其气互传则为疫矣。方中所用皆辛平，更有人参大力者，荷正以祛邪。病者日服二三剂，使疫邪不复留，讵不快哉。奈何俗医减去人参，曾与他方有别耶？

疫，疠也。病气流行，中人如磨砺伤物也。疫，役也。有鬼行役，役不住也。

凡治瘟疫，须先观病人两目，次看口舌，以后以两手按其心胸至小腹有无痛处，再问其大小便通否，渴与不渴，服过何药，或久或新，并察其脉之端的，脉症相同方可以言吉凶，庶用药无差。此数者最为紧要，医家之心法。

治暑月温病、热病、疫疠病，不可用辛温热药，宜辛凉、清甘、苦寒，升麻、柴胡、葛根、薄荷、石膏、芩、连、栀、柏、甘草、芍药之类。

疠疫、痘疹、发斑、热毒等症，但卧阴土湿地，则解凉拔毒，能减其半。土之妙用如此，智者类而推之。

疫病当分天时寒、暑、燥、湿，因时制宜。如久旱而热疫，忌用燥剂；久雨而寒疫，脾土受湿，忌用润药。

疫邪自外而入，唯虚人感之必深，如用祛邪药汗下，必先顾元气，则温散、温补、反治、从治诸法，何可不知。

每见治温热病，误攻其里尚无大害，误发其表变不可言，此足明其热自内达外矣。

卫逊亭曰：此足见瘟病断无发散之理。至云"攻里尚无大害"，当重看"大"字。

天地疫疠之气，俗人谓之"横病"，多不解治，皆曰：日满则差。致夭枉者多矣。凡觉病即治，折其毒气自瘥，切莫令其病气自在，恣意攻人，拱手待毙。

世人误认瘟疫为伤寒，云伤寒是雅士之词，天行瘟疫是田舍间俗语，误亦甚矣。

疫气邪正混合，倘邪胜正衰则危。药之苦寒者伤胃，温补者助邪。如人中黄之类，最为合法。

瘟疫乃天地之邪气，人身正气固，则邪不能干，故避之在节欲节劳，仍毋忍饥以受其气。至于却邪之法，如《经》所云：天牝从来，复得其往，气出于脑，即不干邪是也。盖天牝者，鼻也。鼻受天之气，故曰天牝。瘟邪之气，自空虚而来，亦欲其由空虚而去，即下句"气出于脑"之谓也。盖邪气自鼻通于脑，则流布诸经，令人病瘟。气出于脑谓嚏之，或张鼻以泄之，或受气于室，速泄于外，而大吸清气以易之，则邪从鼻出，而毒气自散，此却邪于外之法也。又想心如日等法见前，盖胆属少阳，中正之官，其气壮，则脏气赖以俱壮，而邪不能入，此强中御邪之法也。凡探病诊疾，知此诸法，虽入秽地，可保无虞。男病邪气出于口，女病邪气出于前阴，其相对坐立之间，必须知其向背，行动从容，察位而入方妙。

治瘟疫须分上、中、下三焦。盖人之鼻气通于天，故中雾露之邪为清邪。从鼻息而上入于阳，入则发热、头痛、项强、颈挛，正与俗称"大头瘟、蛤蟆瘟"之说符也。口气通于地，故中水土之邪者，为饮食浊味，从口舌而下入于阴，入则必先内慄，足膝逆冷，便溺妄出，清便下重疑即后重，脐筑向外挣筑湫【湫，音剿。福反】痛，正与俗称"绞肠瘟、软脚瘟"之说符也。然口鼻所入之邪，必先注中焦，以次分布上下，不治则胃中为浊，营卫阻而血凝，其酿变即现中焦，俗称"瓜瓤瘟、疙瘩瘟"等症，则又阳毒痈脓、阴毒遍身青紫之类也。此三焦定位之邪也。若三焦邪混为一，内外不通，脏气重去声蒸，上焦怫郁，则口烂食齗【齗，音银。齿根肉。食疑与蚀同，齿根烂也】矣。若卫气前通者，因热作使，游行经络脏腑，则为痈脓。营气前通者，因召客邪，嚏出声嗢【嗢，音屋。咽也】咽塞，热壅不行则下血如豚肝。然此幸而营卫渐通，故非危候。若上焦之阳、下焦之阴两不相接，则脾气于中难以独运，斯五液注下，下焦不阖而命难全矣。治法于未病前预饮芳香正气药则邪不能入，倘邪入，则以逐邪为要。上焦如雾，升而逐之，兼以解毒；中焦如沤，疏而逐之，兼以解毒；下焦如渎，决而逐之，兼以解毒。营卫既通，乘势追拔，勿使潜滋，方为尽善。

瘟邪直行中道，流布三焦，上焦为清阳，故清邪从之上入；下焦为浊阴，故浊邪从之下入；中焦为阴阳交界，凡清浊之邪，必从此分区。甚者三焦相混，上行极而下，下行极而上，故声嗢咽塞，口烂食齗者上焦之症，亦复下血如豚肝下焦之症。是上下焦症齐见矣，非定中上不及下，中下不及上也。

臧卢溪曰：二节当参看。

夫寒中所以清火，亦能解表，盖阳亢阴衰则火盛水亏，水涸于经，安得作汗？譬之干锅赤裂，润自何来。但加以水，则郁蒸沛然，而热气上腾矣。汗自水生，亦复如是。用凉药以救水，水生而汗有不出者乎？

补中亦能散表。夫气虚于内，安能达表，非补其气，肌能解乎？凡脉之微弱无力或两寸短小者，即其症也。血虚于里，焉能化液，非补其精，汗能生乎？凡脉之浮芤不实或两尺无根者，即其症也。然补则补矣，更当斟酌尽善，用得其宜，妄补住邪，则大害矣。

瘟疫来路两条，去路三条，治法五条，尽矣。何为来路两条？有在天者，如春应暖而反寒云云。此非其时而有其气，人受之，从经络入则为头痛发热，咳嗽，发颐大头之类。其在人有互相传染者，其邪则从口鼻入，憎寒壮热，胸膈满闷，口吐黄涎之类，所谓来路两条者此也。何如去路三条？在天之疫，从经络而入者，宜分寒热，用辛温辛凉之药以散邪，如香苏散、普济消毒饮之类，俾其仍从经络而出也。在人之疫，从口鼻而入者，宜芳香之药以解秽，如神术正气等散之类，俾其仍从口鼻而出也。至于经络口鼻所受之邪，传入脏腑渐至潮热谵语，腹满胀痛，是毒气归内，疏通肠胃始解其毒，法当下之。其大便行者则清之，下后而余热不尽者亦清之，所谓去路三条者此也。何为治法五条？曰发散，曰解秽，曰清中，曰攻下，曰酌补，所谓治法五条者此也。

松峰曰：此段亦颇为近理，故录之。唯于补法中而改一酌字，以瘟疫用补法，必如吴又可所谓"四损不可正治者方议补"。倘不应补，而冒然用之，补住其邪，其害不可胜言矣。

又曰：余凡阅书并有所见闻，关于疫症者，率皆采录，久而成帙，然其出处当时亦或不载，故除引经论外，皆不著其书名姓字，以免罣漏之诮，且只图有俾医学，非欲博古也。以上记精言，以下载故实。

桐乡医生赵某，偶赴病家，请归已暝，又将雨，中途见矮屋有灯明灭，时已下雨，遂叩门求宿。内有妇人应曰：男子不在，不便相留。医恳檐下，许之。将更余，妇开门延入，医谢不敢，妇引之甚力，且求合，医视其灯青黯，且手冷如冰，知遇鬼，亟欲奔避，妇双手挽其颈，以口就医之口，既而大哕曰：此人食烧酒生蒜，臭秽何可近也。遂入。医复冒雨而走，抵[1]家十余日后，经矮屋，则一孤冢也。

松峰曰：足见烧酒大蒜于疫疠盛行所不可阙。

---

〔1〕抵：原文作"底"，今据其意改为"抵"。

陈宜中梦神人语曰：天灾流行，人多死于疫疠，唯服大黄得生，因遍以示人。时果疫，因服大黄得生者甚众。

松峰曰：大黄，瘟疫症尚在表，总不宜服，唯入里宜服。

苏耽【耽，音丹。过乐也。又耳大而垂】最孝，谓母曰：后三年郴【郴，音琛。在桂阳】人大疫，宜穿井植橘，病人食橘叶水一盏自愈。

黄德璝【璝，音规。同瑰】家烹鳖，用箬【箬，音若】笠盖其釜，揭见一鳖，仰把其笠，背皆蒸烂，然头足犹能伸缩，家人悯之，潜放河中。后此人患热病垂危，因徙于河边将养。夜有一物，徐徐上身，其人顿觉凉爽，及晓，视胸臆间悉涂淤泥，其鳖在身上，三曳三顾而去，即日病瘥。

臧卢溪曰：热病者胸腹烦热，用井底泥涂之，亦此意也。又足见放生之报。

范文正公所居之宅，浚井先必纳青术数斤于中以避瘟。

张凤逵司空著《伤暑全书》，力辨仲景《伤寒论》中寒毒藏于肌肤，至春变为瘟病，至夏变为暑病，与《内经》温根于寒之说，以为此属上古之论，与今风气不合。太古时，洪水怀山，草木闭塞，天地蒙昧，阴霭怫郁，阳明未舒，以故寒气盛行，元和令少，即当盛夏亦无燥金之患。后世文明渐开，五行分布，水火之气各司其权，以此随定暑为火气，一以凉剂投之。卓哉司空之见，不唯医理入微，亦可谓善读古人书者矣。

赵逵好吹笛为戏，是年，瘟疫盛行，一日吹笛至茶肆，有老妪与逵言：近有五人来店吃茶，见吹笛者过，各回避，自后疫遂止，人疑即五瘟使者。后一秀士貌类炳灵公入茶店，嘱老妪云：赵逵有济贫之心，必获善果。言讫不见。后老妪以语逵，逵赴庙谢神，闻空中云：来年必魁天下，三年后当入相。后果为狱府尚书。

一说部载岷俗畏疫，一人病阖家避之，病者多死。刺史辛公义命皆舆置厅事，暑月，病人填廊庑，公义昼夜处其间，省问施治，病者愈，乃召其亲戚，谕遣之归，皆惭谢而去，风俗随变。

松峰曰：辛公之不染疫，乃清正仁爱，存心得报，世之作吏者，不可不知也。

昔时山东一家有五百余口，从无伤寒疫症，因每岁三伏日，取葶苈一束，阴干，至冬至日，为末收贮，俟元旦五更，蜜调，人各一匙，黄酒和服，饮时先从少始。

吕复，字元膺，号沧洲，吕东莱之后，河东人。治一人患三阳合病，脉长弦，以方涉海受惊，遂吐血升许，两胁痛，烦渴，谵语，遂投小柴胡，去参加生地。半剂后，俟其胃实以承气下之，得利而愈。又治一人，时症逾月，既下而热不已，胁及小腹偏左满，肌肉色不变，俚医以为风，浃四旬，其毒循宗筋流入睾丸，赤肿若瓠，疡医刺溃之，两胁肿痛如故。吕诊其尺中皆数滑，乃以云母膏作丸，衣以乳香，硝黄煎汤送下，下脓五碗，明日再下余脓而愈。

松峰云：余用小柴胡往往减参，且瘟疫原不宜于参，参之价又贵，权作世间原无此药何如。余见一人患瘟疫甫愈，外肾忽肿若瓠，想系瘟毒未尽，循宗筋流入睾丸，若急服清热解毒之剂或可潜消，且其人尚能动履，亦被疡医刺溃，数日而没。

葛乾孙，字可久，平江吴人。治时症不得汗，发狂循河而走，公就控置水中，使禁不得出，良久出之，裹以厚被，得汗而解。

刘南瑛曰：系实法。

昔有一重囚于狱中患疫而没，狱卒报明病故。时方薄暮，出尸委弃沟壑，适值天气暴寒，裸冻一夜而苏，匍匐觅道返里，随免刑戮之难。

孙凤亨曰：与水浸汗解，其理略同。盖瘟疫无非热症，火盛闷绝，遇寒而解。此囚想必有阴德。

刘从周，韶州曲江人，言痢疾以手足和暖为热，严冷为寒。又言盛夏发热有进退者为伤暑，热不止者为伤寒瘟疫。

松峰曰：此论痢疾不确，论暑与瘟疫发热至当不易。

衡州南灵鹧鸪，解岭南野葛诸菌毒及避瘟瘴。又名鸪，多对啼，其鸣云：但南不北。又云：钩辀格磔。

松峰曰：此鸟是处皆有，亦随其方言而命名各殊。齐鲁间则听其鸣云：光棍夺锄。盖因其鸣于孟夏伊时正锄田也。余至燕赵，闻此鸟鸣，询之土人，则云：打公骂婆。昔有一妇不孝，翁姑随死，变此鸟，自鸣其恶，以警众也。又有云“烧香拜佛”者。余至南中，则有云“上山看火”者。有云“脱却硬袴”者，并见苏东坡高青邱诗。

昔耶律文正公下灵武，诸将争掠子女玉帛，公独取书数部、大黄两驼而已。既而军中大疫，惟得大黄可愈，所活几万人。

晋陵城东遭大疫，传染病者人不敢过问。有熊礼妻钱氏，归宁后闻翁姑疫，欲趋视，父母不许。妇曰：娶妻原为奉事翁姑，今病笃不归，与禽兽何异？随只身就道。既抵舍，其翁姑见鬼相语曰：诸神皆卫孝妇至矣，吾等不速避，被谴不小。自是翁姑皆愈，阖门俱不传染。

松峰曰：邪不侵正，孝可格天，真祛疫之良方也。

吴中秀才刘永清病疫死，复苏云：死时见冥卒二人持帖来摄，因设饭啖之，不异生人。食毕便拘清行至一公署，令清跪伏阶下，见堂上坐者冕旒，侍从俨如玄妙观、东岳庙中之仪。有冥吏按簿唱名，言此人无大罪恶，发疾疫司听勘。冥卒即押至一曹司，见堂上二大僚偶坐，搜视冥簿谓曰：汝虽无大恶，时有小口孽，量罚疮疡三年。右坐者曰：太轻。左曰：念其祖簿分，恕之。叱二卒押放回家。恍如梦觉，清后果患疮三年。

宋绍白曰：常见一好造口孽者，后长对口而死。又一人好作诗轻薄骂人，亦长舌疔夭天，报应不爽如此。

黄生嘉玉，吴县人，患疫复苏云：死后至一城，繁华与世无异，但黑暗无光，忽闻官至，仪从甚盛，是顾文康公，公与玉父有旧，玉少时曾识其面，便于舆旁呼之，文康命絜之行。既达公署，宫殿壮丽，见文康与一大僚并坐堂上，阶前罪犯膝行哀啼，大僚阅籍注罪，谕云某某合与作牛犬等畜，冥吏即取诸皮分覆其身，悉化畜类。玉私询冥吏，云系生前作孽之报。大僚忽问，堂下安得有生人气？敕狱卒牵玉，文康云：吾查渠筹虽尽，但近行善事，可放还阳，令吏送出，随冷汗如雨而苏。

蜀遭献忠之乱后，瘟疫流行，有大头瘟，头发肿，赤大几如斗。又有马眼睛瘟，双眸黄大，森然挺露。又有马蹄瘟，自膝至胫，青肿如一，状似马蹄，三病患者皆不救。

松峰曰：大头瘟方书各有治法。至于马眼瘟似肝脾湿热所致。盖肝开窍于目，而黄色属脾，为湿热所郁蒸也。马蹄瘟之青肿，似肝肾流毒所致。依此立方施治，或不甚差，再正高明。

休宁赵朝奉泛海回，忽热病死。同伴弃之海岸，径返。赵某被海风一吹，复苏，见海天浩荡无人，乃拨榛莽，历盘曲，上至山椒见一大寺，入拜众僧，恳求收恤。数月，赵问僧曰：止见众师早餐，至午不见，何也？僧曰：赴施主斋去。赵求一携往观，僧乃令入偏衫大袖中，立即腾空，移时闻鸡犬人烟，有一家道场，聚众僧宣疏，为已故赵某修斋、礼忏，乃其子为父周忌追场荐也。赵动念，欲传信厥家，知其尚在，僧已默知，因语赵曰：我等皆罗汉，因汝素积善，故带汝来，随出赵袖中，置屋脊上，僧忽不见。赵家睹屋上有人，梯视，乃朝奉也。举家惊喜，实出意外。赵乃依海中寺形创建大庙，额曰建初，现在休宁城内。

松峰曰：海风寒劲，砭人肌骨，热病之清凉散也，况与积善汤同服，宜其瘳矣。

杭州凤仙桥一人以炮鳖为业，买鳖生投沸汤中，惨死之状，见者无不恻然。既熟刮肠剔骨，煎和五味，香及数家。由此获利多年后忽染瘟疫，初则缩颈，攒手足，伏于床上，数日后，伸手爬娑，宛如鳖形，后又爬于房内，渐出堂中，家人禁之，辄欲啮人。将死爬至街市，盘旋宛转，曲尽鳖态，往来观者，皆知炮鳖之报。七日身体臭烂而死。

崑山唐顺泉，其父已死十三年矣。一夕，魂忽归家，附其第三媳云：余今已为金神宁济候从者，颇知冥间事，吾家无大罪，止以汝母及童男少女，或倾溺器，或大小便，不洗手辄即上灶，灶神上告天曹，故特降兹合家疫症，犹幸修醮，少解其愆，然污灶之罪，俱系汝母承当，止有两月在世矣。至期重感疫而没。

崑山诸生郑鼎，岁饥施粥，全活甚众。其夏疫疠大作，鼎病剧气绝，恍在万顷波涛中沉溺下坠，忽闻风雨雷电，见甲士万骑拥一神人，人首龙形。鼎哀恳救援。神曰：子生平无大罪，无恐，余当救汝。乃振动鳞甲，水势分开，鼎少苏，因请问施粥一事。神曰：俱有案卷，已达帝所。随有侍从开卷[1]呈阅，神曰：子名在内。命将士送至新甃大石桥，曰：从此去即归家矣。及归，闻眷属悲号，言气绝一昼夜矣。病寻愈，时妻与子亦垂危而皆瘳。

昔，城中大疫，有白发老人教一富室合药施城中，病者皆愈，而富室举家卒免于疫。后有人见二疫鬼过富室之门而相谓曰：此人阴德无量，吉神拥护，我辈何敢入哉。

松峰曰：阴德无量，诚祛疫之良方，世人所当着眼。

---

〔1〕卷：原缺。据三让堂本、敦厚堂本补。

江西府泰和县瘟疫大作，有医者视病，中夜而归，忽遇神人骑马导从而来，医拜伏于地，神至前叱云：汝何人也？对曰：医士。神曰：汝今治病用何药？对曰：随病寒热轻重用药治之。神曰：不然，天一类三字疑有错误，用香苏散好。医如其言，试之皆效。

神授香苏散

香附去皮，炒　紫苏各四两　陈皮　甘草各一两，生

共为末。每用三钱，水一盏，煎七分，去渣热服，日三服。戒荤腥酒肉，神效。

松峰曰：随病寒热轻重用药，诚医家之要诀，不但治瘟疫已也。至于此方，乃温中达表，解静风寒之剂，瘟疫门从无用处，但神授如此，或更有义蕴耶。

庾衮，字叔褒。咸宁中大疫，二兄俱亡，次兄毗，复病疠气方盛，父母诸弟皆出于外，衮独不去，父母强之不可。亲自扶持，昼夜不眠，其间又扶柩哀号弗辍，十余旬，疫渐消歇，家人乃返，毗疾瘳，衮终不染。

松峰曰：孝弟[1]之人，天之所以佑之者如此。

临川人入山得猿子，持归，猿母自后随至家。此人缚猿子于树上，猿母便搏颊向人，欲乞哀，此人竟不能放，将猿子击杀之，老猿悲鸣自掷而死。此人破老猿腹视之，肠皆断裂矣。未半年，其人家疫，一时死尽灭门。

直隶省南皮县弓手张德平，以健勇擒捕有获，然多诬平人，因瘟疫死。半岁，墓中忽有声，人报其子往视，则墓已穴露其面，破墓欲出之，则身变白蛇。子惊问曰：何为异类？父曰：我以枉杀平人，故获此报。

缙云未达时，元旦出门遇恶鬼数辈，问之曰：我辈疫鬼，散疫人间。云曰：吾家有乎？鬼曰：无。曰：何也？曰：君家三世隐恶扬善，后当贵显，予辈何敢入。言讫不见。

太湖居人皆事屠罟，独沈文宝举家好善，且买物放生。遇瘟疫时行，有人见众瘟鬼执旗一束，相语曰：除沈家放生行善外，余俱插旗。未几，一村尽瘟死，独沈阖家获免。

---

〔1〕弟：通"悌"。

江北有五人南渡，其舟子素奉关帝甚虔，梦帝谕云：明晚有五人过江，莫渡之，我今书三字于汝手心，若必欲渡，等彼下船时，付之一览，舟子如其言，将手中三字捻紧。向晚果有五人乘船，舟子随将手放开一照，五人忽不见，遗竹箱一，启视尽往江南行疫册籍，舟子至吴下，传写其手中三字：籧、篠、簁，识者知是符讖。凡粘三字于门者，皆不染瘟疫。

松峰说疫卷之二

论　治

瘟疫名义论

古人言诸瘟病者，多作温热之温。夫言温而不言瘟，似为二症，第所言与瘟病相同，则温瘟为一病也明矣。后人加以"疒"字，变"温"为"瘟"，是就病之名目而言，岂可以温瘟为两症乎。其曰春温、夏温、秋温、冬温，总属强立名色，其实皆因四时感瘟气而成病耳。其曰风温、湿温、温疟、温暑者，即瘟病而兼风、湿、暑、疟也。其曰瘟毒者，言瘟病之甚者也。曰热病者，就瘟病之发于夏者而言耳。至于晚发之说，更属不经。夫冬月寒疠之气，感之即病，哪容藏于肌肤半年无恙，至来岁春夏而始发者乎？此必无之理也，而顾可习而不察欤！至于"疫"字，传以民皆疾解之，以其为病，延门阖户皆同，如徭役然。去"彳"而加"疒"，不过取其与疾字相关耳。是则瘟疫二字，乃串讲之辞，若曰瘟病之为厉疫，如是也。须知疫病所该甚广，瘟字原对疫字不过，瘟疫者不过疫中之一症耳，始终感温热之疠气而发，故以瘟疫别之。此外尚有寒疫、杂疫之殊，而瘟疫书中，却遗此二条，竟将瘟疫二字平看，故强分瘟病、疫病，又各立方施治，及细按之，其方论又漫无差别，殊少情理，断不可从也。吁！瘟疫二字尚不明其义意，又奚以治瘟疫哉！

疫病有三种论

传曰：疫者民皆疾也。又曰：疫，疠也，中去声人如磨砺伤物也。夫曰：民皆疾而不言何疾，则疾之所该也广矣。盖受天地之疠气，城市、乡井以及山陬海澨所患皆同，如徭役之役，故以疫名耳。其病千变万化，约言之则有三焉：一曰瘟疫。夫瘟者，热之始，热者，温之终，始终属热症。初得之即发热，自汗而渴，不恶寒。其表里分传也，在表则现三阳经症，入里则现三阴经症，入府则有应下之症。其愈也，总以汗解，而患者多在热时。其与伤寒不同者，初不因感寒而得，疠气自口鼻入，始终一于为热。热者，温之终，故名之曰瘟疫耳。二曰寒疫。不论春夏秋冬，天气忽热，众人毛窍方开，倏而暴寒，被冷气所逼即头痛、身热、脊强。感于风者有汗，感于寒者无汗，此病亦与太阳伤寒伤风相似，但系天作之孽，众人所病皆同，且间有冬月而发疹者，故亦得以疫称焉。其治法则有发散、解肌之殊。其轻者或喘嗽气壅，或鼻塞声重，虽不治，亦自愈。又有病发于夏秋之间，其症亦与瘟疫相似，而不受凉药，未能一汗即解，缠绵多日而始愈者，此皆所谓寒疫也。三曰杂疫。其症则千奇百怪，其病则寒热皆有，除诸瘟、诸挣、诸痧瘴等暴怪之病外，如疟痢、泄泻、胀满、呕吐、喘嗽、厥痉、诸痛、诸见血、诸痈肿、淋浊、霍乱等疾，众人所患皆同者，皆有疠气以行乎其间，故往往有以平素治法治之不应，必洞悉三才之蕴而深究脉症之微者，细心入理，一一体察，方能奏效，较之瘟疫更难揣摩。盖治瘟疫尚有一定之法，而治杂疫竟无一定之方也。且其病有寒者、有热者；有上寒而下热者，有上热而下寒者；有表寒而里热者，有表热而里寒者。种种变态，不可枚举。世有瘟疫之名，而未解其义，亦知寒疫之说，而未得其情，至于杂疫，往往皆视为本病，而不知为疫者多矣。故特表而出之。

用党参宜求真者论

疫病所用补药，总以人参为最，以其能大补元气。加入解表药中而汗易出，加入攻里药中而阴不亡，而芪、术不能也。则年高虚怯而患疫者，有赖于人参为孔[1]亟矣。第参非素丰家莫能致，无已则以党参代之。夫古之所谓人参，即今之所谓党参

[1] 孔：《尔雅·释言》："孔，甚也。"

也。故古有上党人参之号。上党者何？即山西之潞安府也。今日上党所出者，力虽薄弱而参性自在，其质坚硬而不甚粗大，味之甘与苦俱而颇有参意，第较之辽参色白耳。忆四十年前，此物盛行，价亦不昂，一两不过价银二钱。厥后，有防党、把党者出，止二钱一斤，而药肆利于其价之贱，随专一售此，而真党参总格[1]而不行，久之且并不知真者为何物，而直以把党、防党为党参矣。岂知今之所谓把党、防党者□□□□□□□□□以其捆作把，故以把名，以其形类防风，故以防名也。将此物加入瘟疫药中，又焉能扶正而除邪也哉。用党参者，必当向潞安求其真者而用之，方能奏效。但真者不行已久，闻之济宁药肆中尚有，而他处则鲜矣。此外又有明党、洋参二种，明党形类天冬而两头俱锐，洋参形似白及而其性颇凉，总不知其为何物，皆不敢用。至于药肆中，又有所谓广党者，云出自广东。夫党者，地名也。不曰广参，而曰广党，其命名先已不通，又安敢服食欤！真可发一笑也。余阅《本草》云葳蕤可代人参，又阅医书云少用无济。吾乡山中颇有此物，因掘取如法炮制而重用之，冀其补益，不意竟为其所误。服之头痛、恶心，尚意其偶然，非药之故，后竟屡用皆然，因知可代人参之说断不足信也。

治瘟疫慎用古方大寒剂论

夫古之黄连解毒、三黄、凉膈、泻心等剂，非古人之好用凉药也，以其所秉者厚，故用之无寒中之患，而获败火之功。今人所秉者薄，既不逮古，而又兼之以凿丧，若用大苦大寒之剂，其何以当之。况瘟疫之火，因邪而生，邪散而火自退矣。若用大寒之剂直折其火，未有驱邪之能，而先受寒凉之祸。受寒则表里凝滞，欲求其邪之解也难矣。总之如黄连、黄柏、龙胆草、苦参大苦大寒等药，皆当慎用。以有生地、二冬、元参、丹皮、栀子、黄芩、银花、犀角、茅根、竹沥、童便、葛根、石膏、人中黄辈加减出入，足以泻火而有余矣。如果有真知灼见，非黄连等药不可，少者分计，多者钱计而止，不可多用。

---

〔1〕格：《小尔雅·广诂》："格，止也。"

用大黄石膏芒硝论

或曰大苦大寒之剂既在禁例，而治瘟疫顾用三承气、白虎何也？答曰：石膏虽大寒，但阴中有阳，其性虽凉而能散，辛能出汗解肌，最逐温暑烦热，生津止渴，甘能缓脾，善祛肺与三焦之火，而尤为阳明经之要药。凡阳狂、斑黄、火逼血升、热深、便秘等症，皆其所宜。唯当或煅或生，视病之轻重而用之耳。大黄虽大寒有毒，然能推陈致新，走而不守，瘟疫阳狂、斑黄、谵语、燥结、血郁，非此不除。生恐峻猛，熟用为佳。至于芒硝，虽属劫剂，但《本草》尚称其有却热疫之长，而软坚破结非此不可，但较诸石膏、大黄，用之便当审慎矣。夫以大黄、石膏之功能，彰彰若是，较之只有寒凉凝滞之性者，其宜否不大相径庭也哉！此治瘟疫者之所不可阙也欤。

立方用药论

杂病用药品过多或无大害，即如健脾者多用白术固已，再加山药可也，再加扁豆亦可也，再加莲肉、枣肉亦无不可也。即如补肾者多用熟地固已，再加枸杞可也，再加菟丝亦可也，再加苁蓉、首乌、芡实、杜仲亦无不可也。补药固不厌多，即杂症药品过繁亦为害尚浅，觉其不善，速为减去或可挽回，而瘟疫不能也。即如葛根，治瘟疫药中至和平之品，若邪在太阳，加之太早反足以引邪入阳明矣。又如葛根与白芷均属阳明散剂，而白芷温散，葛根凉散；白芷散阳明风寒之邪，葛根散阳明瘟热之邪。若瘟邪之在阳明，用葛根而再用白芷，必然掣肘，恐不似他症用药繁多之帖然无事矣。所以瘟疫用药，按其脉症，真知其邪在某经，或表或里、并病合病，单刀直入，批隙导窾，多不过五六味而止。至于分两之重轻则在临时，看其人之老少虚实、病之浅深进退而酌用之，所以书内记载之方大半止有炮制而无分两，欲以变通者，俟诸人耳。

疫症繁多论

余于疫症，既分三种：曰瘟疫，曰寒疫，曰杂疫。三者具而疫症全矣，然犹未也。忆某年，一冬无雪，天气温和，至春不雨，入夏大旱，春杪即疫疠盛行。正瘟疫殊少，而杂疫颇多。有小儿发疹者，有大人发疹者；有小儿疹后而患痢患泄泻者，有大人患痢患泄泻者；有先泻而后痢者，有先痢而后泻者；有泻痢而兼腹胀痛者，有胀痛而不泻痢者；有泻痢既愈，迟之又久而复作者；有瘟症既愈，迟之又久而复作者；有复作而与前不同者；有腹胀而不痛者，有痛而不胀者。有不思饮食者，有单发热者，有先瘟症而后不语者，有肿头面者，有周身长疖者，有长疥者，有霍乱者，有身痒者，有患瘟症而兼泄泻者，城市乡井，缘门阖户皆同。此岂达原饮一方所能疗欤！其治法亦与平常患泻痢、胀痛等疾亦异。此皆杂疫之类也，要之，杂疫无病不有，惟无咽膈梦遗之为疫病者耳。

治疫症最宜变通论

世之重疾，无逾风、劳、臌、膈。而四者之治，总有蹊径可寻。如风症止真中、类中二条，真中殊少，治法无多，止有类中亦不过气血亏损而已。故张景岳恐人认作风治，特立非风一门。究其治法，惟大补气血而止。劳症即云难治，亦不过阴阳、水火、气血、先天、后天，视其何者亏损而补益之。臌胀有驱水理气之殊，噎膈止润燥养血之法。惟至于疫，变化莫测，为症多端，如神龙之不可方物，临症施治者，最不宜忽也。瘟疫尚好治疗，识其表里已得大纲，即有变现杂症，如斑汗、发黄之类，皆易捉摸。即杂疫如所谓诸瘟、诸痧、诸挣等症，各具疗法，亦易施治。唯乙巳年，民之所患并非奇疾怪症，不过痢疾、泄泻、肚腹胀痛等病，有何难疗？孰意用平日治此疾法治之，半皆不应。或二三人同患一症而治法各异者，施之此人而效，施之彼人而又不效矣。或有一人患是症而愈，而复作者，其治法又异，施之前次而效，施之后此而又不效矣。若非具慧眼卓识而窥见垣一方者，岂能人人而济之乎！盖必深明乎司天在泉之岁，正气客气之殊，五运六气之微，阴阳四时之异，或亢旱而燥热烦灼，或霖雨而寒湿郁蒸，或忽寒而忽暖，或倏晴而倏阴，或七情之有偏注，或六欲之有愆情，或老少强弱之异质，或富贵贫贱之殊途，细心入理，再加以望闻问切，一一详参，庶病无遁情，而矢无妄发。至于治法，千变万化，随宜用药，莫可名言。故仲景曰：瘟疫不可先定方，瘟疫之来无方也。旨哉斯言！疫病一门，又岂一百一十三方所能尽哉！是在留心此道者，神而明之可耳。

抄复论

凡治伤寒、瘟疫，医者最重初次得疾，至于抄复，谓死者盖寡，每视为最轻而漫不经意焉。盖谓抄复之病，人身之经络、脏腑皆前次瘟邪所曾经传遍之所，则此番不过由熟路而行，故邪气易出也。古人原有此论，岂知此第语其常也。独瘟疫盛行之时则不然，盖是时疫气所积者厚，即无气食劳损之因，尚有重感疠气而复者，更有前番余邪稍有未净，再酝酿滋蔓而抖然自复者，是天地之邪与人之气血胶固充塞，郁勃纠纷，故复至三四次尚有陨命者矣。慎毋以其复也而忽之。

仅读伤寒书不足以治瘟疫，不读伤寒书亦不足以治瘟疫论

伤寒者，为寒所伤，其来也有因，故初感总以汗散为主。若瘟疫，并非因寒而得，不可以治伤寒之法治之。非惟麻、桂不用，即羌活、十神等汤亦非对症之药。所谓"读伤寒书不足以治瘟疫"者此也。至于瘟疫变现杂症之多，几与伤寒等。吴又可《瘟疫论》中仅有斑、黄汗、狂等数条，至于《伤寒》中之诸汗、诸痛、诸血症，以及谵狂、渴烦、惕𥆧、瘛疭、不语、摇头、大小便等症之方论，瘟疫中可以裁取而用之者，正复不少也。然必斟酌尽善而后，可是总在人之学力见解，而非口说之所能尽

矣。所谓"不读伤寒书，不足以治瘟疫者"如此。

读伤寒书当先观阳症论

伤寒书率皆将阴阳二症参错并举，倏言阳症而用硝、黄，又倏言阴症而用桂、附，推作者之意，虽相提并论，而其中分析，原自了然，若曰阳症若此，而阴症则如彼也。读者不善体会，随将阴阳二症搅作一团，故有谓一人之病，有忽阴而忽阳者；有谓病在阳经为阳症，传入阴经为阴症者；有谓阴阳错杂而难分者。种种支离，不可枚举。即不出乎此，亦视阴症为世所常[1]有，与阳症参半，故临症每将阴阳二字交战于心，而迄无定见。无怪乎用药差错，而误人性命也。欲除此弊，莫若分读，先习传经之阳症，将直中阴经之阴症暂行缓看。盖阳症明，而习阴症自易易耳。何者？阳症头绪繁多，变现百出。至于阴症，并无传变，治法无多，易学易疗，当黜之杂症门中，与暑、湿、霍乱、诸中等疾为一类，则自无阴阳误治之弊。

舍病治因论

吴又可书中，有舍病治因[2]之论，此第知其一耳。而抑知瘟疫之有所因者，更非一说之所能尽也。盖有因食、因酒、因痰、因惊、因郁、因气、因思水不与、因饮水过多、因过服凉药、因误服温补、因服诸药错误、因信巫祝耽搁，种种因由，未可更仆，皆当暂舍其所患之瘟，而求其弊，以治其因也。食宜消之，酒宜解之，痰宜化之，惊宜镇之，郁宜开之，气宜顺之，水宜行之，寒宜温之，热宜凉之，再佐以治瘟疫之药始得，非全抛而舍之之谓也。更有兼食、兼饮、兼痰、兼水等症，而卒难得汗者，治法略同。但又当以治瘟疫为主，而治兼之药佐之矣。总之，务要寒热温凉之不

〔1〕常：原文作"长"，今据文意改为"常"。
〔2〕因：原文作"药"，今据标题及文意改为"因"。

差，脏腑经络之不惑，方可以起死人而肉白骨也。是亦在乎神而明之者。

瘟疫统治八法

解　毒

凡自古饥馑之后，或兵氛师旅之余，及五运之害制、六气之乖违，两间厉气与人事交并而瘟疫始成焉。人触之辄病，症候相同，而饥寒辛苦之辈感者居多，年高虚怯之人感之偏重，是皆有毒气以行乎间，此毒又非方书所载阳毒、阴毒之谓。未病之先，已中毒气，第伏而不觉；既病之时，毒气勃发，故有变现诸恶候。汗下之后，余毒往往未尽，故有自复之患，是毒气与瘟疫相为终始者也。兹定金豆解毒煎以解其毒势，且能清热。并不用芩、连、栀、柏而热已杀杀，音晒矣。

金豆解毒煎自定新方。

金银花二[1]三钱　绿豆皮，二钱　生甘草一[2]钱　陈皮一钱　蝉退去足、翅，八分

井花水清晨首汲煎。或再加僵蚕浸去涎一钱。【僵蚕能胜风祛瘟，退热散结。瘟疫之风湿，若用苍、羌、防风等药，则烦躁愈甚，而热毒愈炽矣。若兼大头发颐、咽喉诸症，更宜加入僵蚕。】

银花能清热解毒，疗风止渴。绿豆甘寒亦清热解毒之品，兼行十二经，祛逐疫毒，无微不入。甘草解一切毒，入凉剂则能清热，亦能通行十二经，以为银花、绿豆之佐。陈皮调中理气，使营卫无所凝滞。蝉退取其性之善退轻浮，易透肌肤，可散风热，开肌滑窍，使毒气潜消也。此方于瘟疫九[3]传中，皆可加减消息用之。

绿糖饮自定新方。

五谷皆可入药，如白虎汤之用粳米，白术散之用薏仁，牡蛎散之用浮小麦，疏凿饮之用赤豆，阿胶散之用糯米，以及麦芽、黄卷、饴醣等项，靡不各效其能以见于

---

〔1〕二：九皇宫本、千顷堂本无。

〔2〕一：九皇宫本、千顷堂本作"二"。

〔3〕九：原作"十"，据本书卷四"辨吴又可疫有九传治法中先里后表"标题及《温疫论·统论疫有九传治法》改。

世。甚至于面合曲则称之曰神，黍酿酒则推之曰圣。取精用宏，未可更仆数矣。独绿豆之功能，世鲜有知者。何绿豆之蹇于遇乎？绿豆性虽清凉而不寒苦，且善于解毒退热，除烦止渴，利小水，独于治瘟疫为尤宜焉。张景岳有绿豆饮，载在《新方·寒阵》中，虽极赞其妙，但惜加入食盐，以之治瘟反益发渴，而绿豆之功能隐矣。今易以洋糖，则既能解毒，且兼凉散，瘟疫初终，俱可服食，乃平易中之最佳最捷方也。至于穷乡僻壤，农家者流，以及寒士征人，仓卒苦无医药，用此亦可渐次汗解；即服药者，兼服此饮，更能添助药力，以成厥功。经症未明者服之，亦总不犯禁忌，诚治瘟疫之良剂，幸毋以平浅而忽之也。

绿豆不拘多少，白糖酌加。绿豆功全在皮，毋去之。将绿豆煮酽汤，取出，加洋糖与饮，冷热随病者之便。以此代茶，渴即与饮，饥则拌糖，并食其豆。

针　刮

针法有二：用针直入肉中曰刺；将针尖斜入皮肤向上一拨，随以手摄出恶血曰挑。刮法有四：有用蛤壳者，有用磁盅者，有用蔴蒜者惟刮臂用，有用铜钱者。凡刮，或蘸清水，或盐水，或香油。余见刮瘟疫者，则用小枣蘸烧酒刮之，刮[1]出紫疙瘩如熟椹，随用针斜挑破，摄出血，再另刮出疙瘩挑之，刮毕挑止。原其用枣蘸酒之意，取其以火攻火固已，不如易以萆麻油蘸刮【萆麻能拔毒外出，故用其油】，如无，用麻汁捣萆麻仁稍加水，取浓汁更捷。余见刮挑者，往往待瘟邪入里现谵狂等症方用之，初感即用此方当更善也。至于瘟疫，或有咽喉诸症则刺少商穴刺法穴道并见下蛤蟆瘟。或体厥脉厥等症则刺少商穴，并十指上薄肉靠指甲边一韭叶宽处当中刺之血出，如血不出，可摄出之，皆效。刮针穴道：颈项后当中刮一道；两旁左右大筋上，各刮一道；左右两肩软肉处靠肩井，各刮一道；两肩下脊背上软肉处，各刮一道；脊骨两旁，竖刮自脖下至腰各两道；脊后胁间肋缝中软肉处，左右各刮数道；前侠旁软肉处，斜刮各一道；前胁间肋缝中软肉处，左右各刮数道。每处如刮出紫疙瘩，随用针挑破，摄血。

---

[1] 刮：原作"瘩"。据敦厚堂本、九皇宫本改。

涌　吐

吐法近今多不讲，而抑知实有奇效也。吴又可止言邪在胸膈，欲吐不吐者方用此方，而抑知瘟疫不论日数，忽得大吐，甚是吉兆，将欲汗解也。吴太史德庵宿病胃痛，痛极则吐，偶感瘟症十余日，正危急间，又犯宿疾，胃口大痛，移时继以呕吐，困顿不支。众皆惶遽莫措，求余诊视，余曰：无妨，可勿药，有喜，不久当汗解矣。众以余言始定。至夜，果大汗而愈。盖吐中即有发散之意，彼触动沉疴而吐者，尚能发瘟疫之汗，则涌吐之功又安可没也耶！

仙传吐法治一切瘟疫、伤寒、伤风、伤酒、伤食：饮百沸汤半碗，以手揉肚，再饮再揉，直至腹无所容，用鸡翎探吐，吐后煎葱汤饮之，覆衣取汗，甚捷。初得病用之更宜。

萝卜子汤吐法凡邪实上焦，或痰食气逆不通等症，皆可吐。可代瓜蒂、三圣散：萝卜子捣碎，温汤和搅，徐饮之，少顷即吐，或吐不尽，必从下行。

又法：食盐少许，炒红，入滚水，宁稍淡勿过咸，取半碗，渐次加增饮，自然发吐，以祛病为度。治食伤痞闷，膈痛，手足逆冷，尺脉全无，兼治冷气、鬼气、蛊毒。

又法：烧盐对热童便，三饮而三吐之，治干霍乱。

又法治积食胸闷，不宜汗下者：淡豉、食盐，水煎服，取吐。

罨　熨

《景岳全书》中有罨法，止治伤寒结胸一症。而抑知此法不第治结胸为然。凡瘟疫用药后，弗即汗解，俟六七日，应汗不汗，觉心腹中稍有闷痛等症，用罨熨之法，往往大汗而愈，是亦一瘟疫取汗之良方也。盖内通而外未有不解者。且不特此也，举凡瘟疫伤寒，诸结胸痞气，支结脏结，其有中气虚弱不任用药攻击者，以此法治之，则滞行邪散，其效如神。并治杂症，不论寒热，胸胁心腹硬痛、板闷皆效。

罨熨法

生葱　生姜　生萝卜如无，以子代之

锦按：原方云葱姜各数两，萝卜倍之。愚意不如随症加减更妙。如有表邪或气滞者，生葱为君；寒多者，生姜为君；痰食滞者，萝卜为君。泛用各等分，或葱多些亦可。

上用各数两，共捣微烂，过烂则成水难包。入锅炒热住火，用布包出一半熨患处。冷则将锅中热者再包出熨之，轮流更换，觉透为度，无不开通，汗出而愈。

助　汗

古有汗、吐、下三法，而汗居其首者，以邪之中人，非汗莫解也。吐虽有散意，尚待汗以成厥功。下之有急时，因难汗而始用。此是不论伤寒、瘟疫，而汗之之功，为甚巨矣。瘟疫虽不宜强发其汗，但有时伏邪中溃，欲作汗解；或其人秉赋充盛，阳气冲激，不能顿开者，得取汗之方以接济之，则汗易出，而邪易散矣。兹谨择和平无碍数方以备用。倘瘟疫之轻者，初觉即取而试之，又安知不一汗而解乎。

姜梨饮　治久汗不出。

大梨一个　生姜一块

同捣汁入童便一盏，重汤顿服。

取汗方：

用新青布一块，冷水或黄连水浸过，略挤干，置胸上良久，布热即易之，须臾当汗出，或作战汗而解。夏月极热用此法，他时斟酌用之。凡瘟症，热在上中焦皆可用之，清热解毒，邪解而汗出，非能发汗也。

又取汗方：

苍术　羌活　白矾

等分，生姜汁为丸，弹子大。每用一丸，男左女右，紧攥，对前阴处。再吃葱汤取汗。

点眼取汗方：

冰片一分　枯矾一钱　粉草钱半[1]

共为细末，蘸无根水点眼角，先饮百沸水一二碗，点后，两手紧搬两肩，屈膝片时即汗。二三次汗透即愈。

----
〔1〕半：原缺，据敦厚堂本补。

塞鼻手握出汗方：谵语，循衣摸床，形如醉人，且如猴像，呃逆目赤，俗云猴症，实阳毒也。

麝香　黄连　朱砂各三分　斑蝥一分

共为细末，枣肉为丸。银朱三分为衣，作两丸，用绢包，一塞鼻内男左女右，一握手中，出汗即愈。

松峰按：此即俗云猴药也。然此名不见经传，细参其方，亦未可厚非，故亦能取效。麝香以开窍，黄连以清热，朱砂以逐邪，用斑蝥之毒以攻疫毒，枣以和营卫，银朱以发散，颇有至理存焉。

葱头粳米粥　治时瘟取汗。

白粳米一碗　葱头连须二十根

加水煮粥，煮一滚，滚服取汗。曾出汗者不用。

洋糖百解饮　治瘟疫并伤寒。

白糖五钱

阴症，葱汤下；阳症，百沸汤下；暑症并中热、中暍暍，暑热也。太阳中热为暍，其症汗出恶寒，身热而作渴，新汲水下；虚症，米汤下；实症，陈皮汤下；伤食，山楂汤下；结胸，淡盐汤下；蚘厥，乌梅花椒汤下；紧沙腹痛，新汲水下；血崩，锅脐煤汤下。

掌中金　治伤寒、瘟疫，不论阴阳、已传经与未传经。

苍术　姜瘟病用生者，伤寒用干者　白矾飞　银朱原方无此，新增入

等分为末。先饮热绿豆浓汤，次将药末五分五分可疑，男左女右摊手心内，搊紧，夹腿腕侧卧，盖被取汗。

瘟疫初觉：葱白数根生捣，能饮者用黄酒，不饮者滚水冲服。

丹矾取汗方　治瘟疫。

黄丹　胡椒　白矾各一两　马蜂窝五钱

为末。葱捣成膏，手捏，男左女右，对小便处，取汗效。

桃枝浴法：治瘟疫初感，发热恶寒、无汗者。取东南桃枝煎汤，趁热浴之。

发汗散　治一切瘟疫伤寒。

雄黄四分　辰砂二钱　火硝四分　麝香一分　金箔五张

共研极细末，收磁瓶内，无令出气。遇时疫，男左女右点大眼角，盖被即出汗。

普救五瘟丹 专点伤寒、瘟疫。用水蘸药点两眼角一次，不汗再点，必汗出。

冰片六分 牛黄一钱 麻黄二钱四[1]厘 琥珀一钱五厘 生甘草三钱五分

共为细末，磁瓶收贮。

又发汗方：瘟疫始得一二日，头痛、壮热、脉盛。朱砂一钱，水三盅，煎一盅，去砂饮之，盖被取汗。忌生血物。

又方：朱砂末，酒调遍身涂之，向火坐，得汗即愈。

又方：头痛、肚热、脉盛，干艾叶水煎服。

又方：生牛蒡根汁，空腹服讫，取桑叶一把，炙，水煎服。无叶用枝。

又方：头痛壮热。生葛根汁一盅，豉三钱，水一盅，共煎一盅服。如心烦热，加栀子一二钱。

又方：头痛、烦热。皂角烧、研，新汲水一盅，姜汁、蜜各少许，共和皂角末二钱服。先以热水浴淋，次服药取汗。

止汗法：瘟病如大汗不止，将发入水盆中，足露于外，宜少盖。用炒麸、糯米粉、龙骨、牡蛎煅，共为细末，和匀，周身扑之，汗自止，免致亡阳之患。

疗温神应丹发瘟汗最速。

壮年人身汗泥，丸绿豆大七粒，姜一片，黄蒿心七个，水一碗煎送。一说男病用女，女病用男；一说纯用男人。存参。

除　秽

凡瘟疫之流行，皆有秽恶之气以鼓铸其间。试观人瘟疫之乡，是处动有青蝇，千百为群。夫青蝇乃喜秽之物，且其鼻最灵，人所不闻，而蝇先闻之，故人粪一抛，而青蝇顿集，以是知青蝇所聚之处，皆疫邪秽气之所钟也。更兼人之秽气，又有与之相济而行者。凡凶年饥岁，僵尸遍野，臭气腾空，人受其熏触，已莫能堪，又兼之扶持病疾，敛埋道殣，则其气之秽，又洋洋而莫可御矣。夫人而日与此二气相习，又焉得不病者乎！使不思所以除之，纵服药亦不灵，即灵矣，幸愈此一二人，而秽气之弥

---

〔1〕四：九皇宫本、千顷堂本作"五"。

沦布获者，且方兴而未有艾也，可不大畏乎！兹定数方，开列于下，倘瘟疫之乡果能焚烧佩带，则不觉，秽气之潜消，而沉疴之顿起矣。

除秽靖瘟丹 自定新方。将药末装入绛囊，约二三钱，毋太少，阖家分带，时时闻臭，已病易愈，未病不染。

苍术　降真香　川芎　大黄 各二钱　虎头骨　细辛　斧头木 系斧柄入斧头之木　鬼箭羽

桃枭 小桃干在树者　白檀香　羊踯躅　羌活　甘草　草乌　藁本　白芷　荆芥　干葛

蝟皮　山甲　羚羊角　红枣　干姜　桂枝　附子　煅灶灰　川椒　三[1]奈　甘松

排草　桂皮 各一钱，共为粗末　明雄二钱　朱砂二钱　乳香一钱　没药一钱，四味另研共和

苍降返魂香 自定。

苍术　降真香 各等分

共末，揉入艾叶内，绵纸卷筒烧之，除秽祛疫。

宜　忌

治瘟疫，虽以用药为尚，而宜忌尤不可以不讲也。不知所宜，不能以速愈；不知所忌，更足以益疾。兹特取所宜所忌者若[2]干条，开列于下，俾病家医者有所持循遵守，庶投剂有灵而养疴无弊矣。

房中不可烧诸香，只宜焚降真。诸香燥烈，降香除邪。不宜见日光 太阳真火，不宜见灯光总以火故。卧须就地，南方即在地塘版上布席卧 亦就阴远热之意。衣被不可太暖，宁可稍薄，唯足宜常暖。不必戴[3]帽。风有应避、不应避 风能解热清凉，有涤疫之功，正疫家对症妙药，不必垂帘密室，病者言不欲见风，避之可也。不可恼怒 病时病后俱宜戒。食莫过饱 病时病后皆宜戒，尤忌鱼肉病时病后。忌房事 病后。忌劳心力 病后。涤舌散火 蜜润刮之，愈后半月，不可食韭食即发。忌饮烧酒。陆路不可坐车 震动之，病增剧，不救。当宜静，不宜动。愈后浴冷水，损心包。

符　咒

盖闻河洛开灵符之源，诅祝寄神咒之意，载在经典，炳若日星。至于释氏仙翁，

---

〔1〕三：当作山，音讹故。

〔2〕若：原文为"如"，今据其意改之。

〔3〕戴：原作"带"，据文义改。

则更以符咒为宗要，神而明之，可以飞升，况以之却病乎！兹取试之有效者，敬录数则，以佐药饵所不及。皆出自佛经道藏，并非邪说之可同日而语也。

赤灵符

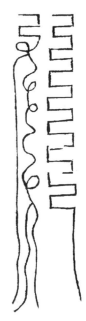

抱朴子曰：五日，朱书赤灵符，着心前，祛瘟祛百病。正月元日佩。

避瘟神咒

唵嘛呢吽音烘癹音畔叱。

遇疫疠盛行时，用朱书黄纸上，带在身边，再不时颂此神咒，可避邪疫。患瘟疫者，汗后如见鬼神，妄言不寐，用朱书此咒，佩之神效。

御瘟符咒

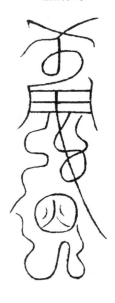

太上净明《御瘟经略》曰：天地无私，陶铸万物，本无善恶，世人自私。故生灾祸，饮食不忌，服炼不时，善既无闻，过则可述。司罚之神，得而窥测，布此毒气。一及成疾，不悟愆尤，不能保护，反怨道咎师，其疾愈甚。大凡四时调养，务在得中，服药吐纳，以生正气，我有神符，使其佩服，合免斯难，兼有秘咒。每日能斋而诵之，神将日夜护卫，瘟毒百神皆知其为太上弟子，畏而敬之。诵至百遍，百鬼头破脑裂而散。咒曰：唵腑音纳暮衹混嚩音马曘音吕訡音歆。

九天高明大使神功妙济真君驱瘟遣瘟消灾真符。二十字作一句读。

书符以朱书黄素，左手五雷诀，右手举笔，咒曰：洞天赤文，丹灵耀虚，驱瘟摄毒，奉命天书，金录玉简，魑鬼悉驱，太上有敕，元君安居，急急如太虚紫清律令敕。

送瘟疫时灾吉凶诗

甲子送神神便去，乙丑若送损人凶。　　　癸巳送神病不愈，甲午损人不须详。

丙寅宜向南方送，送瘟之后主兴隆。　　　乙未丙申并丁酉，此三日送仍还乡。

丁卯戊辰送必凶，己巳南方千里通。　　　戊戌己亥主半去，庚子辛丑西不归。

庚午辛未伤人命，壬申癸酉不回踪。　　　壬寅送神神不去，癸卯亦吉永无危。

甲戌须教大难当，乙亥丙子送西方。　　　甲辰乙巳三口亏，丙午丁未南行利。

丁丑戊寅千里外，己卯直去不回房。　　　戊申送神神又转，己酉庚戌去无疑。

庚辰辛巳送大吉，壬午癸未送西安。　　　辛亥壬子并癸丑，甲寅乙卯病依旧。

甲申乙酉与丙戌，送瘟去后不回还。　　　丙辰丁巳不回还，戊午送来病相守。

丁亥送神仍旧病，戊子巳丑宜西行。　　　己未送瘟损人口，莫用庚申并辛酉。

庚寅辛卯壬辰日，送瘟反见不安宁。　　　壬戌癸亥总不宜，仙人口诀当遵守。

凡感瘟疫之家，按花甲宜送之日，有方向者，照方向用香楮送之，无方向者，随便送之大吉。

善　后

瘟疫愈后，调养之方往往不讲，而抑知此乃后一段工夫，所关甚巨也。即如过饱者曰"食复"，恼怒者曰"气复"，疲于筋力者曰"劳复"，伤于色欲者曰"女劳复"，载在经书，世皆知之，尚有时而触犯。此外，人所最易忽者，犹有三焉，不在诸复之条者也。虽已愈多日，而气血苟不充足，犯之随有酿成终身之患者焉。一曰淫欲，凡入房事，必撮周身之精华以泄，气血未充，七日未能来复，欲事频数，势必积损成劳，尪羸损寿。一曰劳顿，或远行或作苦，疲弊筋力，当时不觉，将来肢体解㑊，未老先衰，其苦有莫可名言者。一曰忍饥，愈后凡有觉饿，必得稍食，万毋强耐，过时反不欲食，强食亦不能化，是饥时既伤于前，强食又伤于后，中州败而肺金损，则劳嗽、脾胃之病成矣。三者人多忽之，故不可不谨。

瘟疫六经治法

太 阳 经

头痛热渴

太阳以寒水主令，手太阳以丙火而化气于寒水，阴胜则壬水司气而化寒，阳胜则丙火违令而化热，故太阳以寒水之经而易于病热。冬不藏精，相火升泄，伤其寒水闭蛰之气，火旺水亏已久，及春夏感病，卫闭营郁，寒水愈亏，故受病即发热作渴而不恶寒也。太阳在六经之表，是以感则先病。其经自头下项，行身之背，故头项痛而腰脊强。肺主卫，肝主营，而总统于太阳。太阳之经，在皮毛之部，营卫者，皆皮毛之所统辖。瘟病卫闭而营郁，法当清营热而泄卫闭。治宜凉金补水而开皮毛，元霜丹主之。

元霜丹 治太阳头项痛，腰脊强，发热作渴。

浮萍三钱 麦冬二钱，去心 元参二钱 丹皮二钱，酒洗 芍药一钱 甘草一钱 生姜三钱，切 大枣二枚，劈

水煎，热服，覆衣取少汗。一方去元参、麦冬，治同。

身痛脉紧烦躁无汗

瘟疫在太阳，脉浮、头痛、发热、汗出，以风强而气不能闭也。若脉浮而紧，发热恶寒，身痛腰疼，烦躁无汗而喘促者，是寒束而邪不能泄也。盖瘟疫有汗，寒疫无汗，以风性疏泄，而寒性闭藏，卫阳过闭，邪不能泄，营郁莫达，则烦躁喘促。与伤寒同治，宜以浮萍黄芩汤[1]清散经络之热也。

浮萍黄芩汤

浮萍三钱 黄芩一钱 杏仁二钱，泡去皮、尖 甘草二钱，炙 生姜三钱 大枣二枚，劈

流水煎大半杯，温服，覆衣。

---

〔1〕汤：原文无此字，今据下文的方剂名称补之。

烦热燥渴 烦热燥渴与前发热作渴不同，故用白虎而不用元霜矣。

病在太阳经，未入阳明之腑，不至遽生烦渴。若阳明燥盛之人，经热外遏，燥气内应，则见烦渴。阳明从燥金化气，腑燥发作，故有燥热便难之症。今腑燥未作，胸燥先动，是以烦渴生焉。其太阳表症未解，宜浮萍石膏汤清金而解表，绝其燥热入腑之源。表症已解，第以白虎加元麦汤清燥生津。气虚者加人参以益气，因表解而阳虚，恐燥去而阳亡也。

白虎加元麦汤 治太阳经罢，烦热燥渴。

石膏三钱，煅　知母一钱　甘草一钱　粳米一撮　元参二钱　麦冬三钱，去心

流水煎至米熟，取大半杯，热服。

人参白虎加元麦汤 治太阳经罢，气虚烦渴。

石膏三钱，煅　知母钱半，酒炒　炙草一钱　粳米一撮　人参一钱　元参二钱　麦冬三钱，去心

流水煎至米熟，取大半杯，热服。

阳　明　经

目痛鼻干

阳明以燥金主令，足阳明以戊土而化气于燥金，太阴胜则阳明化气而为湿，阳明胜则太阴化气而为燥，故阳明之经易于病燥。冬水失藏，相火升，胃津槁，脾精亦亡。太阴之湿，久化阳明之燥，春夏感病，卫阳遏闭，营热郁发，土焦金燔，燥气愈盛，其经挟鼻络目，行身之前，故目痛鼻干而身热不卧。阳莫胜于阳明，燥热在经，不得泄越，迟则胃腑积热，脏阴渐枯，便伏异日危机。于其腑热未动之时，凉泄经络，以清其热，则后患绝矣。素雪丹主之。

素雪丹 治阳明身热目痛，鼻干不卧，胸烦口渴。

浮萍三钱　石膏三钱，研　麦冬二钱，去心　元参二钱　葛根二钱　丹皮二钱，酒洗　白芍一钱　生姜三钱　甘草一钱

流水三杯，粳米一撮，煎大半杯，去渣，热服，覆衣取少汗。呕者加制半夏

二钱。

瘟病方传阳明之经，腑热未作，法宜清热而发表。热甚者，必伤肺气，当用人参白虎汤清金泄热、益气生津，乃为妙善。人参白虎汤见前。

目痛鼻干呕吐泄利

三阳之经，阳明为盛。足阳明从燥金化气，太阳表邪不解，经热内传，火性就燥，必入阳明。阴盛于里，而阳盛于表，腑燥未作，经燥先动，胆木逆行而贼胃土，胃气壅遏，不能容受，故呕吐而泄利。缘经邪郁，迫其腑气故也。

浮萍葛根汤　治阳明经证，目痛鼻干，烦渴不卧。

浮萍三钱　葛根二钱　石膏二钱，煅　元参二钱　甘草一钱　生姜三钱

流水煎大半杯，热服。

浮萍葛根芍药汤　治阳明经泄泻。

浮萍三钱　葛根三钱　石膏一钱，煅　元参二钱　甘草一钱　芍药二钱

流水煎大半杯，热服。

浮萍葛根半夏汤　治阳明经呕吐。

浮萍三钱　葛根二钱　石膏二钱　元参一钱　芍药一钱　生姜三钱　半夏二钱，制　甘草五分

流水煎大半杯，热服。

阳明腑证：汗出潮热谵语，腹满便秘

病传阳明经，不得汗解，腑阳素旺之人，以经热郁蒸，而腑热内作。开其皮毛，则见大汗淋漓，第汗愈泄而土愈焦，燥愈增而热愈盛。每申酉之交，应时发热，如潮汐不爽，是谓潮热。燥土消烁心液，故谵语。燥矢壅遏腑气，故满痛。迟则脏阴耗亡，营气郁陷，生死攸关，不可不急下也。泄以大小承气，而加养阴凉血之味，脏阴续复，营郁外达矣。

调胃承气加芍药地黄汤

大黄二钱　甘草一钱　芒硝一钱　芍药二钱　生地五钱

流水煎一杯，去渣，入芒硝，火化温服。

小承气加芍药地黄汤

大黄二钱　厚朴钱半，炒　枳实一钱，炒　芍药二钱　生地六钱

流水煎一杯，温服。

大承气加芍药地黄汤

大黄二钱　芒硝一钱　厚朴钱半，炒　枳实一钱，麸炒　芍药二钱　生地六钱

流水煎一杯，去渣，入芒硝，火化，温服。不下，再服。

少 阳 经

胁痛耳聋

少阳经以相火主令，足少阳以甲木而化气于相火，顺则下蛰而温肾水，逆则上炎而刑肺金，故少阳经最易病火。瘟病寒水失藏，相火炎蒸，已旺于衰废之时。春夏感病，卫闭营郁，热盛火发，势当得令之候，愈极重赫。彼少阳伤寒，二阳在表，三阴在里，阳盛则热，阴盛则寒，少阳居表里之半，是以往来寒热。至于瘟病，三阴经气从阳化热，故但热而无寒也。其经自头下项，络耳循胁，行身之侧，故胸胁痛而耳聋。火曰炎上，炎上作苦，故咽干而口苦。相火内郁，则刑肺金。甲木内郁，则克胃土。外无泄路，势必焦土流金而入阳明。当以清凉和解之法散其炎烈。红雨丹主之。

红雨丹　治少阳胸胁疼，耳聋，口苦咽干。

柴胡二钱　黄芩一钱　芍药一钱　甘草一钱　丹皮一钱　元参钱半　生姜二钱

流水煎大半杯，热服，覆衣取微汗。

三阳经络皆受其病，而未入于腑者，法应汗之，但瘟病与伤寒、伤风、寒暄异气，不宜麻桂辛温，滋以清润之剂，凉泄经络燥热，方是瘟病汗法。其伤在卫气，而病在营血，营郁发热，故用丹皮、芍药，泄热而凉营也。

目眩耳聋口苦咽干胸痛胁痞呕吐泄利

瘟疫阳明经热不解，则入少阳之经，少阳在二阳之里、三阴之表，阴盛则传太阴之脏，阳盛则传阳明之腑。少阳者，入腑入脏之门户，瘟疫营郁热盛，火旺木枯，故

但传胃腑，而鲜入脾脏。传胃则木邪逼土，腑气郁遏而生吐利，是宜清散经邪，杜其入腑之路也。

小柴胡加花粉芍药汤 治少阳经目眩耳聋，口苦咽干，胸痛。

柴胡三钱 黄芩二钱 半夏钱半，制 甘草一钱 生姜一钱 芍药三钱 天花粉二钱

流水煎大半杯，热服，覆微汗。

大柴胡加元参地黄汤 治少阳经传阳明胃腑，呕吐泄利。

柴胡三钱 黄芩一钱 半夏二钱，制 芍药二钱 枳实一钱，麸炒 大黄二钱 生姜二钱 大枣二枚，劈 元参一钱 生地二钱

流水煎大半杯，温服。

三阳传胃

瘟病经热不解，外泄无路，断无但在经络、不传胃腑之理。此自然之层次，则宜用攻泄。盖胃土燥热，必烁脏阴，其肺脾肝肾精液，久为相火煎熬，益以燥热燔蒸，脏阴必至枯竭。是当滋其脏阴，泄其腑热，勿令阳亢而阴亡也。白英丹主之。

白英丹 治阳明腑病，谵语腹满，潮热作渴。

大黄三钱 芒硝一钱 炙草一钱 枳实一钱，炒 厚朴钱半，姜汁炒 元参二钱 麦冬四钱，去心 丹皮二钱 芍药二钱 生地三钱

流水煎大半杯，热服。

阳明戊土，位居三阳之长，阳盛之极必皆归宿阳明而入胃腑。瘟疫三阴脏病，悉以胃热为之根本，虽曰五脏六腑皆受病，而阳明胃腑实其纲领也。其里热发作，不拘在何脏腑，总以泄胃为主，而兼清本部。但肠胃未至燥结，则第滋脏阴，不须承气。即燥结未甚，亦当俟之经尽之后，腑邪内实，始用泄热滋阴之法一下而清矣。若燥热隆盛，则不拘日数，俱可泄下，是当用伤寒急下之法，不可循伤寒缓攻之条，以其内热郁伏，原与伤寒不同也。

三阳传胃发斑

瘟疫三阳经病，营郁热盛，势必内传胃腑，胃阳素旺，燥热感发，经腑同气，表

里俱病，腑热内逼，而脏阴消烁，过经不解则危。瘟疫所最忌者，营热不能外泄。盖以卫盛而营衰，脾阴虚而胃阳旺也。若脾阴不衰，胃阳不旺，六经既遍，邪欲内传，而脏气扦格，外御经邪，热无内陷之隙，则蒸泄皮毛，发为斑点，而病轻矣。若一入胃腑，腑阳日盛，则脏阴日枯，不得不用泄法，缓则泄于经尽之后，急则泄于经尽之前。腑热一清，则经热外达而红斑发矣。

太 阴 经

腹满嗌干

太阴以湿土主令，手太阴以辛金而化气于湿土，阳明盛则太阴化气而为燥，太阴盛则阳明化气而为湿，故百病之在太阴皆是湿，而惟温病之在太阴则化湿为燥。以其冬水失藏，相火泄而脾阴烁，春夏感病，营郁热旺，湿气自当愈耗。其经自足走胸，行身之前，布胃络嗌，故病传太阴则腹满而嗌干。太阴之湿夺于阳明之燥，燥亢湿枯必死。是宜清散皮毛，泄阳明之燥，而滋太阴之湿也。黄酥丹主之。

黄酥丹 治太阴腹满嗌干，发热作渴。

浮萍三钱　生地四钱　炙草一钱　丹皮二钱，酒洗　芍药二钱　生姜三钱

流水煎大半杯，热服。一方去芍药加枣，名浮萍地黄汤，治同。

少 阴 经

干燥发渴

少阴以君火主令，足少阴以癸水而化气于君火，阳盛则丁火司权而化热，阴盛则癸水违令而生寒，故百病之在少阴多是寒，而惟温病之在少阴则化寒为热。以其冬不藏精，水亏火泄，春夏感病，更值火旺水虚之候。其经贯肾络肺而系舌本，故口燥舌干而渴。肾者主水，人身水火对列，水枯而火亢，则人亡矣。是宜消散皮毛，泄君火之亢而益肾水之枯也。紫玉丹主之。

紫玉丹 治少阴口燥舌干，发热作渴。

浮萍三钱　生地四钱　知母二钱,酒洗　元参三钱　炙草一钱　天冬二钱,去心　生姜三钱

流水煎大半杯,热服,覆衣。一方加丹皮、花粉,去知母、甘草,名浮萍天冬汤,治同。

厥阴经

烦满囊缩

厥阴以风木主令,手厥阴以相火而化气于风木,治则木达而化温,病则火郁而生热。以厥阴乙木原胎丁火,故厥阴之经最易病热,瘟病卫闭而遏营血,营郁是以发热。而营藏于肝,方隆冬火泄,营血已伤腾沸,春夏感病,卫闭营遏,血热更剧。其经自足走胸,行身之侧,循阴器而络于肝,故烦满而囊缩。手厥阴之火,扇以足厥阴之风,风烈火炎,煎迫营血,枯槁命殒,是宜清散皮毛,泄相火之炎,而滋风木之燥也。苍霖丹主之。

苍霖丹　治厥阴烦满囊缩,发热作渴。

浮萍二钱　生地四钱　芍药二钱　当归二钱,酒洗　丹皮二钱　甘草钱五　生姜二钱

流水煎大半杯,热服,覆衣取汗。

厥阴发斑

瘟病传至厥阴,邪热斯甚,若木荣血畅,经脏润泽,营热不能内传,六经既遍,另无出路,则郁极外发而见红斑。若营虚不能透发,过时斑见而色带紫黑,营血败伤,多至不救。是宜解表凉血,使其营热发达,亦苍霖丹主之。

吴又可用达原饮治瘟疫,善矣。但瘟之愈,终由汗解,往往有下后,而仍自解以汗者,是瘟疫之需汗也,恐急矣。回思能发瘟疫之汗者,莫过于浮萍,其性凉散,入肺经,达皮肤,发汗甚于麻黄,《本草》载之详矣,间尝以之治瘟疫,辄效。后又质诸北海老医黄玉楸,颇与余意合。用之数年,历有成效,始敢笔之于书。并添三阴经治法,以补又可之所未及。第医者,意也。兹不过规矩焉已耳。但有是方,未必有是病。神而明之,则又在存乎其人矣。

瘟疫杂症治略

盖闻粗举其凡曰略。瘟疫中杂症亦复不少，而略之可乎？是盖有说焉。吴又可《瘟疫论》中已言者不载，伤寒杂症门中治法，可以裁取通融者不载，未曾经验与剿袭他人者不载。除此四者，虽欲不略而不能矣。盖未敢师心也，无庸多赘也，若讳言略而详之，是为画蛇添足。

衄 血

衄血症治多端，伤寒书中亦详哉其言之矣。瘟疫衄血治法，凡可以取用伤寒门者，皆不采入。兹第论汗散一条。仲景治太阳风寒在表而致衄者，用麻桂以汗之。然又论曰：衄家不可发汗。二者似乎相反，而海藏解之，则谓：衄家不可发汗者，盖为脉微也；若脉不微而浮紧、浮缓者，又当发散之矣。盖衄家之发散，散其经中之邪，使不得壅盛于经迫而妄行，是麻、桂原非止衄之药，而其邪得散，则不治衄，而衄自止矣。至于瘟邪在表而致衄者，不唯麻、桂不可服，即苏、芷、防风，亦无所可用。羌、柴性升，衄时似亦不宜。惟服绿糖饮见前，往往取效。或加鲜姜数片，红枣数枚去核更妙。盖绿豆清凉而非苦寒之品；洋糖发散而无升举之虞；再加姜、枣以调和营卫，而表岂有不解者哉！且散而不升，而亦岂有稍防于衄者哉！或服不即汗，于煮豆时，再加浮萍二三钱。

吐 血

衄出于肺，行清道；吐出于胃，行浊道。衄血之热在经主表，吐血之热在腑主里。血之存于胃中者，为守营之血，守而不走。诸阳受热，当汗不汗，热毒深入于中，其血为火所逼而上逆，随从肺窍出于咽而为吐矣。亦有蓄血上焦而吐者，瘟疫患此，始终一于为热。实者，犀角地黄汤；稍虚者，黄芩芍药等汤加减出入，便可奏效。仲景"治坏病篇"麻黄升麻汤，虽治阴阳错杂之唾血，但不善用之，反致害事。至《金匮》之升麻鳖甲汤，虽李彣【彣，音文。有文采】云此方治疫疠时症，但亦用升麻，似非吐血者所宜。愚意，凡吐衄等症，药性之升者，总在所禁也。

蓄 血

血症应分为三等：衄、唾、吐。呕为上部，血结胸为中部，蓄血下焦为下部。夫血何以能蓄也？吴氏曰：病在太阳，当汗不汗，则瘀血在里，必血结也。《活人》云：失汗而热蓄在里，热化为血【南瑛曰：化为血未妥】，其人善忘而如狂，血上逆则善忘，血下蓄则内急。吴又可曰：瘟疫失下，邪热久羁不泄，血为热搏，留于经络，败为紫血，溢于肠胃，腐为黑血，便色如漆，大便反易。合此三说而蓄血之义始尽。盖病在太阳失汗，热蕴于中，血为热所搏，始留经络，继溢肠胃，则当下矣。斯时又失于下，邪热久羁不泄，瘀于下焦，故少腹硬满急胀，皮见青紫筋，则蓄血之症成矣。其见症则有喜忘，如狂发狂，小便自利，大便色黑，谵妄燥渴，脉沉实结，皆蓄血之候。医者诊视，便当揣其少腹硬满而痛，即问其小便。若小便不利，是津液留结，可利小便此层倍；若小便自利者，即是蓄血矣。若太阳病，有热结膀胱太阳本经而如狂者，症之轻者也，宜桃仁承气汤此层又倍。若阳明病，有蓄血而喜忘者，病之甚者也，抵当汤难用，可代以承气之类，加桃仁、红花、归尾等破血之物；或兼虚者，以玉烛散之类下之，则蓄血去而病痊矣。

上所言者，道其常也。余有一孙名河，方十四五岁，感瘟疫二十余日不解。诊其脉，空虚而弱，不任寻按，亦并无喜忘如狂等症，但终日昏睡不清醒。按其腹，虽觉微痛，亦无硬满急胀等候。医有议补者，余力持其不可，伊时余方料理儿病，未暇及孙，亦未服药，静候数日，突欲大便，随下紫血数斗，顿然清醒，此时方知其为蓄血。若当时一用补剂则立毙矣，足见治瘟疫者只知其常，而不知其变，犹作文看书之死于句下也。可不慎哉！笔之以俟高明者。

斑 疹

斑疹二字，非以色言，以形言也。故发斑有红、紫、黑色之殊，而皆以斑名，点与皮平，绝不高起。其曰蚊迹者，状红斑之成点者也；曰锦纹者，状红斑之成片者也。疹则其形高出皮肤之上，大者若北方之高粱米，小者若小米，亦有红紫二色，而黑者殊少，较之发斑稍轻。又有白疹发于卫分，形如苋种，色白，破之中有清水，凡发此者最吉，是邪从疹散也。斑疹形色已尽于斯。先以斑论，总因邪毒不解，留于血分所致。如当汗不汗，则表邪不解；当下不下，则里邪不解；下之早，则邪陷不解；当清不清，则火盛不解；当补不补，则无力不解。瘟疫少见。或阳症而误温补，则阳亢不解；阴症而误寒凉，则阴凝不解。瘟疫无此。不解则直入阴分，郁而成热，以致液涸血枯而发，乃营卫俱剧之症。凡汗下温清俱不解，及足冷、耳聋、烦闷、咳呕者，便是发斑之候。鲜红者，吉；紫者，五死一生；黑则十死一生。并忌稠密成片。凡斑既出，脉洪数有力，身温足暖者易治；脉沉小，足冷，元气弱者难治。凡已出未出时，切忌妄投寒剂，并忌饮冷，恐伤胃气作呕吐。又忌香臭熏触，又不可妄发汗、妄攻下，虚其表里之气，其害尤甚。若脉弱者，或先有房事，要在审问之。凡治瘟斑，必细审人之虚实、症之表里、脉之有神无神为要。吴又可“发斑条”只有下之一法，奚足以尽其变哉！成氏言“发斑者戒发汗”，而张景岳则以“邪自外入者，仍自内出”。凡脉数无汗，表症俱在者，必须仍从汗解，以犀角地黄汤为治斑要药，而以成氏不可汗之说为非。愚意成氏之所谓不可汗者，指麻、桂、紫苏而言，非指犀角地黄汤也。【此段言用犀角地黄散毒兼运化，其经络通，自然毒解。】

发 黄

瘟疫发黄，惟阳明与太阴两经有之。黄者，土之正色。二经俱属土，故发黄。盖外不能汗，内不得小便，脾胃之土为热所蒸，如合曲然，故发外为黄。若小便利，则热不内蓄，故不能变黄。其有别经发黄者，亦由脾胃之土受邪也，但黄色不一：寒湿之黄，身如熏黄，色暗而不明；热盛之黄，如橘色、黄柏而明，汗出染衣，此其辨也。而其致黄之由亦不一：有蓄血在下焦发黄者，有湿热郁积于内发黄者，有因寒湿发黄者，有因下之太过变成阴黄者，有不因下而太阴经中去声湿之阴黄者。惟瘟疫之黄止湿热、蓄血两条。瘀热发黄，脉浮滑坚数，其症则头汗际颈而还，腹微满，小便不利而渴者是也。瘀血发黄，脉微而沉或结，其人如狂，小腹急结硬满，小便自利，大便黑者是也。至于发黄而体如熏，直视摇头，鼻出冷气，环口黧黑，皆不治。

斑黄并发

凡伤寒、瘟疫变现诸症，相兼者多，惟斑黄二症少见同时而发者。□□□□□□□□□□□□从兄秉钦，病发黄，旋即发斑。余往诊视，甚觉骇异。以其素虚，随用托里举斑汤、茵陈五苓散二方中采择加减服之，斑黄并治，冀可奏效。服一剂，次早战汗，后斑黄并退，其病豁然，随名其方曰斑黄双解散。兹录于下，以备采择，因扩而充之。或斑甚而黄轻者，则以治斑为重，而以治黄为轻；或黄甚而斑轻者，则以治黄为重，而以治斑为轻。又或有先斑而后黄者，有先黄而后斑者，有发黄而兼发疹者。斑黄之症不一，巧妙之治各殊。参伍以尽其变，错综以尽其神，左右逢源，是在业医者因时以制宜耳。

斑黄双解散自定新方。

茵陈　猪苓　茯苓　泽泻盐水洗，焙　炒栀　生地　甘草　白芍　当归酒洗

善　怒

凡病人恒多焦躁，此其常也。惟瘟疫之怒与凡病之焦躁不同。其症或因人语言之稍有拂逆，或细事之偶然不谐，在平时可以嬉笑处之，而兹则入耳便怒不可解，心中暗恼不休，至昏愦时，反将所怒之事，从谵语说出而弗自觉也。又或有靡所触忤，偶忆往事可恼者，亦时时发怒，能令心腹郁闷胀塞，与懊憹相似而实不同。盖懊憹【懊憹：音袄浓，忧闷意】，方书中解之谓郁郁然不舒，愦愦然无奈，比之烦闷而甚者是也。系下后之症，且无所忤而自生者。兹善怒，则不论曾否汗下，日日如斯，甚有瘟病已愈，而此症仍在者，必俟能起坐如平时方止。将谓此症不由肝胆，而肝胆实司怒之经，将谓其怒尽由肝胆，而肝胆不任其疚，何者？肝胆之瘟邪退，而其怒仍在也，惟投以理气之剂，而郁闷稍舒，然虽舒，或有所触而其病复发矣。有似于阳厥而又非也。书言阳厥怒病发狂者，因阳气暴折而难决，故善怒，病名阳厥。盖阳气暴折，故郁而多怒，治以铁落饮加辰砂少许，取金能生水之意，且铁性沉重，最能坠热开结云云。夫曰阳厥者，必有四肢厥逆之症，方可以厥名。曰怒病发狂者，是狂而不仅于怒矣。而兹则不厥不狂，心中暗恼，而不自禁也，因名之曰善怒。虽心腹郁结难支，然

未见有以此殒命者。惟专治其瘟，瘟愈而怒自已矣。或投以铁落饮，视其兼症，而加减出入之，庶可奏效也。

狂

狂之为病有三，而阴症不与焉。《经》曰：重阳则狂。又曰：邪入于阳[1]则狂。诸经之狂，总阳盛也。

一曰发狂，盖阳明多气多血，阳邪入胃腑，热结不解，因而发狂。其症则妄起行，妄笑语，登高而歌，弃衣而走，逾垣上屋，呼号骂詈，不避亲疏，数日不食，皆因阳明邪热上乘心肺，故令神志昏乱，如此是为邪热已极，非峻逐火邪不能自已。故但察其面赤咽痛，潮热噫气，五心烦热，唇肿口哕，发黄脉实，形如醉人，大便硬结或腹满而坚。有可攻等症，则宜以大承气、六一顺气等汤，凉膈散消息出入下之。再甚则为阳毒，斟酌施治。如无胀、满、实、坚等症，而惟胃火致然，则但以白虎汤、抽薪饮等泄去火邪自愈。

一曰如狂，或当汗不汗，或覆盖不周而不汗，太阳之邪无从而出，故随经入腑，小腹硬满，小便自利，下焦蓄血，《经》所谓"热结膀胱，其人如狂"，是特如狂而未至于狂耳，宜桃仁承气下之则愈。

一曰火邪惊狂，其或熏熨迫汗，灼艾烧针等治不如法，令人烦躁、起卧不安是也。此伤寒中事，瘟疫门原无熏灼治法，故无此变症。至于狂乱而兼小便自遗，直视，汗出辄复热，不能食，舌卷囊缩，皆难治。

抽薪饮

黄芩　石斛　木通　炒栀　黄柏　枳壳麸炒　泽泻盐水炒　甘草

水煎冷服。热在经络者，加连翘、花粉；在血分、大小肠者，加槐花、黄连；在阳明头面，或烦躁便实者，加石膏；在下焦，加胆草、车前；在阴分，津液少者，加二冬、生地、白芍；便结，加硝、黄。

---

〔1〕阳：原作"阴"。据《素问·宣明五气篇》改。

循衣摸床

瘟疫而至循摸，势亦危矣，而治之得法，亦有生者。其一由阳明里热之极者，盖阳明胃也，肝有邪热而移于胃，故现此症。胃主四肢，而风木乃动摇之象，是循摸乃肝与胃腑邪热所致也。脉清者生，涩者死。如有下症，宜用承气等汤。其一由用火劫汗而然者，小便利者生，不利者死利则肺气犹降，膀胱犹能化气，而肾水未枯也。余曾见一人患瘟疫，不时循摸，询之，谓曾用火罐将胃口乱拔，冀其作汗，变现此症。遂用寒凉相解之药而愈。盖未现下症，第因火劫所致，清之即愈。亦有不因火劫、不因吐下后而有是症者，总宜清凉和解。伤寒书中，亦有指循摸乃虚极，而用微补、峻补者，瘟疫未曾经过。

谵语、讝语

伤寒谵语、讝语，解者纷纷。考其字义，谵语者，不论寤寐，乱言独语，如见鬼状。因胃热上乘入于心，心为热冒，则神识昏乱，错妄如此，俗谓之"说糊话"者是也，热之轻者也。甚则狂语不休，骂詈喊叫，昏不识人，而热则深矣。讝语者，乃合目自言，寤而自止，较之谵语则更轻矣。此谵、讝二字之分也。谵语向入阳明门，以余之所阅历，三阳皆有，而阳明居多耳。亦有初得病而即谵语者，更兼昏不识人及不能食，其病必重。若无此症，或睡则讝语，而寤则清醒；或寤时偶为讝语，而有时止歇，其病则轻矣。谵讝之由，又自不同。有邪在表者，有邪入里者，有邪在半表半里者，有表虚里实者，有汗后者，有下后者，有蓄血者，有燥屎者，有邪入心经者，有合病并病者，有过经者，有亡阳者，当察其兼症与脉、与色、与声、与人之虚实，始得其病情也。此专讲邪热之症，亦间有汗下后用补者，而阴寒不在此例也。脉和易愈，短则死。身微热，脉浮大洪者生；逆冷，脉沉微弱细急者死。或气上逆而喘满，或气下夺而自利，皆为逆候。

二便不通

二便虽出于二肠，莫非皆肾之开窍也。有因热结大小肠，以致津液不行，热无以泄者，由此而谵妄、发狂、发黄、发斑等症随焉，宜苦寒下之。有因过汗亡阴，热耗津液，以致小便秘涩而大便燥结者，宜润剂通之。若止小便闭者，行大便则小便通，徒利小便无益。再者，瘟疫利小水，冀邪热由之而泄，但利之太过，反致大便燥结者有之，不可不知。

休 息 泻

自古痢以休息名，罕闻泻而休息者也。有之，自余阅历始，此则不系之以瘟，而系之以疫矣，盖因发时无少长皆同也。其病自长夏至秋皆有，且有自夏徂秋而不愈者，始终并无瘟疫表里等症。有兼胀者，有不胀者，食则不减，而最恶饮水，意其为湿也。而其时甚旱，经岁不雨，不知湿从何来。泻时日数十行，不治终不遽止。长夏炎热，铄石流金，投以健脾温补之药始痊。阅数日而复作矣，间或痊可，再阅数日而又作矣，缠绵不已，有至数月者。询其复作之由，半因吃生冷与饱食所致。戒以只食七八分饱，服药月余，则不复作。患此绝少不起者，然病体支离，莫可当矣。

下利 即泄泻。

瘟疫而见下利，病亦不轻矣。大抵属寒者三，热者七，湿则其仅见者也。而吴又可《瘟疫论》中协热下利等说，单以热论，不亦偏乎？第瘟病下利之属寒者轻浅，自不得与冬月感寒，与直中阴经者同日而语也。其属寒者有三：一则感原无大热之瘟病，而过用凉药，因致瘟不除，而泻又作，此时宜舍病治药，只得先温其里，里温泻止，而瘟病不除也，再解其表。瘟病原无汗法，斯时仍用和解疏利，视其邪在某经，细心施治。治之而邪仍不解，必其先此下利时，有伤元气，阴亏营枯，不能作汗，此时又宜平补滋阴，用熟地、当归、白芍、炙草，再佐以白术、山药、莲肉，气滞者加陈皮，有寒者加煨姜，不寐者加制半夏、茯神，呕恶者加藿香，调理施治，则自然汗解而愈矣。或见其大便不实，恐下利复作，于前药中再重用茯苓、制首乌、白扁豆等药，消息施治，无不获效。一则因大下后而泄泻者，亦因元气亏损，气血伤败，或宜健脾，或宜补肾，或宜补气血，或宜淡渗，或宜固涩，视其病之轻重、人之虚实而调治之。一则有不因服凉药与攻下而自利者，或因岁气之偏、时气之戾、司天在泉之殊，致饥馑旱涝之触忤，感而成病。初觉亦头痛身痛，身热发热，自汗微恶寒；继则突然泄泻，却无谵语、郑声、昏冒、舌苔燥渴、斑黄等症。其脉既不洪数，亦不细微，投以达原饮，而利益甚；投以元霜、素雪等丹，而利不除。此症原无大热，乃瘟疫中之变局，问其渴，则恶饮水，视其舌，并无黄苔，知其非热利无疑，总以健脾补肾为主，而以利水佐之。此之补肾却不用熟地，又恐其滑肠，尤忌当归，惟用大首乌、菟丝、山药、茯苓、白术、苍术、白扁豆、人参、陈皮、炙草等药，消息施治。此时反以下利为本，而瘟疫为标。盖泄泻不止，则元气日亏，表邪益不能解。若下利止，纵有表邪，再于补药中带和解施治，况经此大泄，瘟邪亦不能逗留矣。再者，下利虽有表症，不可发汗，恐走津液而胃益虚，必成胀满，当先治利，利止内实，正气复，邪自解，得微汗而愈。盖下利为内虚，若发其汗，则内外皆虚，变症出矣。仲景《伤寒论》三阳合病，皆能自利，有发表、和解、攻里之殊。瘟病原无发表之说，至于攻里则用凉药，夫凉所以除热也，则试言下利之属热者，热下利必有兼症，或有口苦咽干，唇焦舌燥，谵语烦渴，尿赤目赤，潮热等症。则或用寒凉，或用攻下，通因通用，在所必施。总之，下利不过寒热两端，视其兼症，皎若列眉。其因于寒者，口无燥渴，甚则恶饮水，恶寒，小便清白，脐下多寒，身虽热，手足逆冷_{此症寒热皆有}，粪色白或淡黄，完谷不化，有如鹜溏，澄澈清冷，腥臭，脉不洪硬，且无力。至于蜷卧闭目，向壁卧，引衣自盖，出言微细，不欲见明，面如刀刮等症，则系冬月严寒直中阴经之候。瘟疫下利虽寒，亦无此矣。其因于热者，发热烦躁，欲饮水，口燥渴，小便黄赤_{寒症亦有}，更兼涩而不利_{寒症则无}，脐下热，泄出作声，所下如垢腻奇臭，其色青黄赤、酱色、黑色，后重，得凉药则止，得热药则增。其脉则洪数、浮滑、弦大盛强，以此辨寒热，万不失一。治各不同，医者宜审。

头　汗

头汗总为邪热上壅，而阳气内脱者间或有之。头为诸阳之会，三阴经不上头，故无头汗，所以头汗属阳经。凡遍身有汗，谓之热越；若热不得越而上蒸阳分，阳气上冲，津液上凑，故但头汗出也。其兼症如太阳之热结在里，阳明之被火劫，与邪在半表半里之往来寒热，及热入血室，与虚烦水结胸，发黄蓄血等症，俱是热不得越。治法，或散或和解，或清或下，除其邪而病自愈。至气脱头汗，则多以妄下伤阴，或克伐太过，或泄泻不止，以致阴竭于下，阳脱于上，小水不通，而上见头汗，则大危矣。《活人》以头汗出者慎下，而张景岳治头汗条有用承气者。始阅之，疑其相背，细看始知其皆是也。《活人》之慎下，指五脏干枯，胞中空虚，津液少者而言。景岳则以便结腹胀痛，而头汗者，宜承气以下之也。视头汗之兼症而下与否殊施耳。至于有表邪，脉紧数，而头汗当散者，宜小柴胡及诸柴胡饮见《景岳全书》新方散阵中。有火邪，脉洪滑，内多烦热，而头汗当清者，宜白虎汤、益元散之类，此治头汗之大概也。

盗 汗

睡则卫气行于里，内有伏热，其在表之阳气不密，故津液得泄，热蒸于外，腠理开而盗汗出。醒则气行于表，而盗汗止矣。杂病盗汗，责在阴虚；瘟疫盗汗，总邪在三阳所致。三阳经俱有盗汗，而邪在半表半里者居多，故总以和解为治。观仲景论三阳合病之盗汗，而归重于但欲眠睡，热在胆经可知矣，小柴胡汤主之。

自 汗

卫气护卫皮毛，禁固津液不得妄泄。邪气干之，则不能固卫于外，由是津液妄泄，而自汗出焉。瘟疫之自汗，与他症异，多有感而即患自汗者，则自汗竟属瘟疫中常事，较之头汗、盗汗等反轻矣。当专治瘟邪，邪退而汗自止。但亦有表里虚实之异。有邪在经而汗在皮毛者，非真汗也。有汗后邪虽稍减，犹未尽痊者，又未可因汗而谓其必无表邪也。须因脉症而详察之。其在表者，当于达原饮中加三阳经表药以疏利、和解之；在里者，下之、泻之、清之。至于杂症，亦多有自汗者，各有本门，兹不赘。汗下后虚极，表邪尽去而自汗者，方可用补，稍有表邪辄误补，则大害。

无 声

方书多将失音与不能言合为一症。岂知失音者，舌仍能转运，而喉中则寂然无声也；不能言者，或舌强不能转运，或喉中格格难出，而其声自在也。余以无声解之，自难与不能言者混呼矣。瘟病无声，十不救一，所谓"热病喑哑不言，三四日不得汗出者死也"。此症总由瘟邪入脏，热气冲塞燔灼所致。然析之，仍有数条。有因邪热冲心，心气耗损而然者，宜清心降火，用生地、麦冬、川贝、花粉、连翘、竹沥、天竺黄、竹叶、黄连、犀角之属。有因火烁肺金，不能宣布者，宜清肺降火，用黄芩、川贝、牛子、栀子、柿霜之属。有因热痰壅塞而气闭者，宜清痰降火，清痰则川贝、蒌仁、胆星之属；降火则诊视其火在何经，择用本经凉药，并加入本经化痰之品，而兼用枳壳、陈皮、橘红、佛手等理气之剂。□□□□□□□□□□□□□□□□□□□□□□□□□□□□□□有因失于解散，邪伏肺中者，当解散之。盖肺形如钟，悬而叩之则鸣，倘卧钟而实以泥土，断无鸣理，肺之窒塞亦犹是也。邪窒既散，则空灵而响发矣。宜前胡、防风、水萍、苏叶、桑白皮、陈皮、淡豉、生姜、葱白之属此症系失音之轻者，此皆失音之类也。至于不能言，亦有数条。有因风热壅盛，咳嗽声哑者，以消风降痰之剂治之，用前胡、防风、陈皮、兜铃、姜、葱之属，此症之最轻者。又有太阳发汗已，身犹灼热，名风温。脉寸尺俱浮，自汗身重，多眠鼻塞，语言难出，宜葳蕤汤。又有狐惑症，唇上生疮，咽干声哑者。又有少阴症咽中生疮者，又痓症口噤不能言者，当于伤寒与杂症门中求之，是皆不能言之类也。又《经》曰：人之猝有忧恚而言无音者，何道之故？曰会厌者，音声之户也会厌乃气喉之蔽，以掩饮食，使不错入气喉。寒气客于厌，则厌不能发，发不能下，至其开阖不致，故无音云云。此又以寒客经络而致不语者。热邪流入经络，亦或有此理，然不经见，姑笔之以俟高明者。

二沥汤

竹沥　荆沥　梨汁

如无梨汁，即以西瓜汁代之；如无荆沥，止用竹沥亦可。等分和匀，病急不拘时服。此治瘟后失音者，未瘟前服之总效。

囊　缩

囊缩为足厥阴肝经受病，因热极筋枯，而燥缩也。再看其大小便结，发热引饮者，急用大承气下之。若无下症而脉浮者，宜汗；缓者宜和。六七日，脉微浮微缓，是有胃气，胃不受邪，将作寒热，则大汗解矣。阴症而囊缩者，不在此例。

结　胸

　　吴又可《瘟疫论》中，止有胸胁腹满一症，而抑知结胸痞气，瘟疫中皆有之，且不因误下而成者更多也。《论》曰：太阳病表未解，医反下之，膈内拒痛，心下因硬，则为结胸。又曰：从心下至少腹硬满而痛不可近为结胸，皆大陷胸汤主之。夫曰膈内拒痛，是胸胁间事；曰心下硬，则兼胃之上脘而言也。曰从心下至少腹，则又兼满腹而言矣。盖表邪传里，必先胸以至心腹耳。第大结胸最重，小结胸次之，痞气则又其次也。《经》又曰：病发于阳而反下之，热入因作结胸；病发于阴而反下之，因作痞。而成氏释曰：发热恶寒，发于阳；无热恶寒，发于阴。夫无热恶[1]寒，似指寒邪直中阴经之症。随来陶张二氏之驳，驳之诚是也，而阴阳二字，总未得真解。故有谓伤风属阳，而伤寒属阴者；有谓在表属阳，在里属阴者。纷纷聚讼，随成千古之疑团。愚意以为，何必尽推敲阴阳二字于间处错意。不论大小结胸，以及痞气支结，皆属于郁，郁而未有不结者，总以开郁为主，而痞结自散矣。又当审其兼症，诊其脉理。气郁者，顺之调之；血郁者，行之破之；痰郁者，化之吐之；表郁者，散之和之；里郁者，攻之下之；热郁者，清之；寒郁者，温之瘟疫无寒，或过服寒凉药，或汗下后；食郁者，消之；水郁者，利之。而治痞结之能事尽矣。至于仲景用大陷胸汤治误下之结胸，想古人所秉者厚，故误下而复用陷胸不至为害，至陶氏则心知其未稳，故有"上焦乃清道至高之分，过下则伤元气"之论，然尚未敢深驳。惟张景岳则云：伤寒本病有不因误下，而实邪传里，心下硬满，痛连少腹而不可近者，此大陷胸汤所宜也。【自"伤寒本病"句至"所宜也"句，作一气读。】至于太阳、少阳表邪未解，因下早而成结胸者，若再用大陷胸，是既因误下而复下之，可乎？不若以痞满门诸法，酌轻重而从双解，或用葱熨法，以解散胸中实邪。此余屡用而屡效等语，虽大翻仲景之案，然明白洞达，有至理存焉，真长沙之功臣，结胸之宝筏，最稳最捷者也。且外熨法不特治结胸为然，遇瘟疫用药弗效，俟六七日，应汗不汗之期，觉心腹稍有痞闷疼痛，用葱熨法见前霍熨往往大汗而解。至于陷胸等汤，一概不录。

〔1〕恶：原作"无"。据文义改。

呃 逆

瘟疫呃逆不止者，大是凶候。余在长安治贺水部莲友，患瘟发黄，而兼呃逆，用承气辈加茵陈与服，大便行而黄渐退，惟呃逆不止，更兼喘而痰壅，众皆谓不治，适得鲜花粉数枚，大如臂，捣烂少加水，滤汁数碗，外用前胡、枳壳、橘红、香橼、柿蒂，煎出，兑花粉汁频服，一昼夜服尽，呃逆稍止，瞬息复作，又令其仍将前药再作一剂，入碗内，用箸一双，十字加于碗上，令病者自持碗，于箸之四空处，每空吸药一口，圆转挨次吸之，持碗不得换手，一顺吸去。此泛常饮水治呃良方，以以[1]之服药，冀其获效。服后觉渐轻，然时作止，又迟二三日始愈。若诿之不治，不几误人性命乎！再者，瘟疫打呃皆热症，丁香四逆辈断不可用。

摇 头

头为诸阳之会，阳脉有乘则头为之动摇。《经》曰：诸风掉眩，皆属肝。木多因风火上乘所致，风木动摇之象也。古人治此，有灸百会、风府等穴者，吾终不以为然，头之所以摇，以热极生风故耳。清其邪热，其摇自定，何必用火攻耶。又有心绝而摇头者，心绝则神去而阴竭，阳独无根，不能自主所以摇头。

瘛疭 音炽纵。瘛与瘦字异。瘦音记，狂也。疯狗曰瘦狗。

筋急而缩为瘛；筋缓而伸为疭；或缩或伸而不止者，为瘛疭。与小儿之发搐相似，亦有嘴眼歪邪，角弓反张，有类于发痉与中风者，皆瘛疭之类。此症多属于风，风主动摇也。而致此之由不一：有瘟病热极而生风者；有其人本虚，因汗下后血虚而然者；有因汗后冒风而然者；有汗下后，因惊恼而然者；有风温被火而然者此症绝少。大抵此症，热极生风只一条，而虚者有数端。虚者投以寒剂，立见危殆。若未经汗下，只因风火相煽者，当平肝木，降心火，佐以和血之药。盖心属火主脉，肝属木主筋，火为热，木生风故耳。药则用羌活、防风、全蝎、僵蚕、柴胡、天麻、生地、麦冬、白芍、丹皮、当归、川芎之类。如热甚，黄连、栀子、胆草、黄芩，俱可酌用。

---

〔1〕以：详此文义，疑衍。

有痰者，加蒌仁、胆星、竹沥。若汗下后，稍涉虚弱，或冒风，或因惊因气恼而瘛疭者，断不可用寒剂，养血祛风汤主之。至于汗下后多日，传变而为瘛疭，以及出汗露风，汗出不透与被火劫等瘛疭，俱载伤寒门中，兹不赘。

养血祛风汤自定新方。

熟地　当归酒洗　白芍酒炒　川芎酒洗　半夏制　僵蚕泡去涎，焙　天麻酒蒸

生姜、大枣为引。若虚甚者，加人参；有风者，酌加羌活、白芷、柴胡、防风。

渴

瘟疫鲜有不渴者，故弗可以不讲也。邪在表则不渴，在里则渴。三阳虽亦有渴症，但不如三阴之甚也。故太阴腹满嗌干，少阴口燥舌干而渴，厥阴则消渴矣饮水多而小便少，热能消水故也。瘟病之渴，一于为热，初传则热微而渴微，传深则热甚而渴甚，但未有不见兼症而独渴者。施治当先问其所饮欲冷欲热、欲多欲寡饮多饮冷属热。更须审其表里经脏，曾否汗下。于瘟疫初起及九[1]传与六经治法中，细寻症脉，斟酌用药。第治其瘟邪，而渴自除矣。倘不应，当于伤寒发渴条中采取施治。所最要者，饮水常使不足，毋令有余。不甚渴而多饮则悸动支结，喘咳、饧同噎哕，肿满泄泻，小便不利诸症起矣。然又不可禁饮。凡瘟症有欲愈而思饮者，盖得水则能和胃气而汗解也。禁饮多致闷乱不救。

腹　痛

瘟疫虽属热症，而腹痛则有寒热之殊，但热则其常，而寒则其变也。寒痛多有所因，或服凉药过多，或不宜用凉药而妄投，或姿意大食生冷物，或汗下后正气虚而感寒，皆能致痛。或因病中恼怒气滞，积食者亦有之。无故而痛者绝少，即有之亦必因腹素有积，因瘟病而触发之者也。凡腹痛，但将凉水与饮而试之，若饮水痛稍可者属热，痛剧者属寒。若绕脐硬痛，大便结实，烦满而渴，气粗噫气者，皆属燥屎与实

---

[1]九：原作"十"，据本书卷四"辨吴又可疫有九传治法中先里后表"之标题及《温疫论·统论疫有九传治法》改。

热痛也，急用承气等下之。因食积痛者，更有恶食恶心，噫气腐臭等症，治亦同。若小腹硬痛，小水自利，大便黑，身目黄者，属蓄血，亦用寒剂加行血药，下尽黑物自愈。凡实热痛，必脉来沉实有力。若微弱者，仍当详审，从缓治之。若饮水愈痛，或时绵绵微痛，不甚亦不止，重按则愈，肠鸣泄利，澄澈清冷，口吐苦涎，此为寒痛，当用温药和之。和之不已，而或四肢厥冷，呕吐泻利者，急用热药救之_{瘟病殊少此症}。_{如有，必因过服凉药生冷，感寒，但须详脉之有力无力。}如腹痛而兼身大发热，恶饮水，呕恶，肠鸣如流水声，此表热_{邪热}内寒也，先温其里，次解其表。

短　气

短气者，气急短促，不能相续，似喘[1]非喘，似呻吟而无声也。有实者、虚者；在表者，在里者。水停心下者，或失于汗下，或汗下后虚极，皆能令人短气。补泻误用，甚于操刃，当详察脉症而治之。又有素虚人，汗下后失于调补，以致忽然似喘，出言微弱少气，脉仅二三至，沉细如发，甚至无脉，此虚极短气，非真喘也。急宜温补，缓则不救，作喘治必死。汗下后，过用刻消之剂而见此者，治亦同。总之，短气者，表里、虚实、寒热皆有，但虚者较多，当合脉与兼症而细参之。

瘟疫兼暑

瘟疫兼暑，最难分晰。盖暑病之在表者，有头痛烦躁，肌体大热，脉浮气喘，口干面垢自汗，手足逆冷，名暑厥。搐搦名暑风，昏不知人为中暑，其症最易与瘟疫表症相混。暑病之在里者，有呕逆泄泻，心腹痞闷，或兼胀痛，又最易与瘟疫之在里者相混。惟于少气、倦怠、大渴三症，辨其为暑。第瘟疫亦发渴，但瘟症在表，虽渴亦不甚，必至传里方甚。至暑症，不论表里皆渴，而在表时，其渴较瘟疫之表者更凶猛殊甚也。以此为辨，庶得其情。如果系瘟兼暑症，即当用解瘟却暑之剂，亦不必拘于日期，见表治表、见里治里，又宜先治其瘟，瘟解而暑热亦从而退矣。马印麟以五瘟

---

〔1〕喘：原缺。据三让堂本、敦厚堂本补。

丹治瘟暑，但中无治暑之剂，不过凉散，方亦未尽可用。倘遇此症，仍当于达原饮中将祛暑之药加减出入之。至于五瘟丹，每岁冬间，预先修和备用亦可。至祛暑等方，载在暑门，兹不赘。瘟症发热无休时，暑症发热有作止，以此为辨。若瘟与暑兼，亦难以此作准，仍当详参脉症。

瘟疫兼湿

《活人》曰：其人伤湿，又中于暑，名曰湿温。两胫逆冷，腹满头目痛，妄言多汗，其脉阳浮而弱，阴小而急，茯苓白术汤、白虎加苍术汤。切勿发汗，汗之名中暍，必死。而吴氏引《活人书》曰：宜术附汤加人参、香薷、扁豆主之。《金鉴》曰：温病复伤于湿，名曰湿温，其症两胫逆冷，妄言多汗，头痛身重胸满，宜白虎加苍术、茯苓，温湿两治。若脉大有力，自汗烦渴者，人参白虎汤加白术主之。轻者十味香薷饮、清暑益气汤增损用之，按古人治法不过如斯。但《金鉴》曰：温病复伤于湿曰湿温，而《活人》则曰：伤湿而又中暑曰湿温。味其义意，当遵《金鉴》为是。盖伤湿而又伤暑，只可谓之伤暑湿，而不可谓之湿温也。夫曰湿温者，是湿而兼瘟也。或先瘟而中湿，或先湿而患瘟，与暑何涉焉。第瘟疫兼湿又最难辨。□□□□□□□□□□□□□□□□□□唯于一身尽痛，痛极且不能转侧，恶饮汤水，目中视物皆红黄，身目色微黄，而无谵妄等症者，辨之始得。而湿症之中，又有湿热、寒湿之分，总宜白术茯苓汤。湿热者，小便赤涩如马溺，浑浊色白，且有烦热、大便秘结诸症，宜人参白虎汤加白术主之，或四苓散、大小分清饮、茵陈饮之类，皆可择用。若天久阴雨，湿气过胜，其人脏腑虚，大便滑，小便清，乃是寒湿，宜术附汤。但瘟疫发在热时，且兼湿热者多，而兼寒湿者少，术附汤不可用。若服茯苓白术□□□□□□□等汤不应，则用除湿达原饮，分治瘟与湿，诚一举而两得也。北方风高土燥，患此者少，惟南方水乡卑湿，天气炎热，患者恒多。春冬感者恒少，而夏秋患者恒多。所宜随其时地而变通之。至于前所引《活人》云：湿温切勿发汗，而《金匮要略》则云：湿家身烦痛，可与麻黄加白术汤，发其汗为宜。《景岳全书》又曰：凡湿从外入者，汗散之，将谓止中湿者宜汗，而兼温者不宜汗。何以《准绳》湿温门中，即引《活人》云不宜汗，又引《金匮》曰宜汗，更引成氏云湿家发汗则愈。是湿温一门，前后又自相矛盾，殊不可解。愚意瘟疫始终不宜发汗，虽兼之中湿，而尚有瘟疫作祟，是又当以瘟疫为重，而中湿为轻，自不宜发汗，当用和解疏利之法，先治其瘟，俟其自然汗出，则湿随其汗，而与瘟并解矣。或瘟解而湿仍在者，当于湿证门中求之，故治湿诸方俱不开列。

除湿达原饮自定新方。

槟榔二钱　草果仁五分，研　厚朴一钱，姜汁炒　白芍一钱　甘草一钱　栀子五分，研　黄柏五分，酒炒　茯苓三钱

如兼三阳经症，仍酌加柴、葛、羌活。瘟而兼湿，故去知母而换黄柏，以燥湿且能救水而利膀胱；去黄芩换栀子，泻三焦火而下行利水；加茯苓，利小便而兼益脾胃。三者备而湿热除矣。再加羌活等药，风药亦能胜湿，湿除温散，一举两得。此方分两不过大概，临症加减用之。

石草散治湿瘟多汗，妄言烦渴。

石膏煅　炙草等分

共末，浆水调服二钱。

瘟疫兼痢

吴又可用槟芍汤，系治瘟疫之里症而兼痢者。若有外症，仍当解表，必如喻嘉言分三次治法，始足以尽其变。至表里俱病者，又当表里分治，总宜活变，不可胶执。惟松花散治瘟毒热痢颇著奇效，未可以易而忽之。又按伤寒便脓血，有误发淋家汗而然者，用猪苓汤；有病在少阴者，治以桃花汤。诸说于瘟痢总不宜用。盖痢由瘟而作者，始终一于为热也。惟杂疫中痢疾，原无瘟疫之头痛身热，发热自汗，以及心腹痞满不食，谵语等表里诸症。而沿门阖户止患痢疾者，则有虚实寒热之殊，其治法亦因之各异矣。凡痢身热脉大者难治，身热脉小者易治。

松花散　治瘟毒热痢。

松花二三钱

煎薄荷滚汤，入蜜调服，以愈为度，无不效者。取松花法：于四月初，看松梢

所抽黄穗如麦穗者，趁硬摘取，摊在布被单上，晒干即有面落下如蒲黄，磁器收贮，伏天必晒，否则穿发。取黄穗不可早，早则嫩而少黄面；又不可迟，迟则花蕊飞而穗成空壳矣。看其穗硬而带黄色，大如稻粒则取之。又松花和入米粉中，入白糖可蒸糕食，甚香美，呼为松花饼。

大黄酒 便脓血，里急后重，腹痛，昼夜烦不止。

大黄五钱，好黄酒一两盅，浸一宿，次日温饮。

瘟 疟

凡疟寒热如期而发，余时脉静身凉常也，以疟法治之。设传胃者，必现里症_{应下之症}，名为瘟疟，以疟法治者死，当以瘟疫法治之。此症下后，里症除，寒热独存者，是瘟减疟在。疟邪未去者，宜疏，清脾饮；邪去而疟势在者，宜截，不二饮；势在夹虚者，宜补，四君子汤。三方见疟门，不附载。

丹蒿散 治瘟疟不止。

黄丹五钱，炒 青蒿童便浸，晒干，二两，为末

每剂服二钱，寒多酒服，热多茶服。

鹤龄枣 治瘟疫邪疟。

取红枣一枚，咒曰：华表柱。一气念七遍，望西北方取气一口，吹枣上，令病者吃之。

便蜜饮 瘴疠诸疟，无问新久。

童便一盅 白蜜二匙

共搅，去白沫，顿服取吐，碧绿痰出为妙，不然终不除。

妊娠瘟疫

吴又可治孕妇瘟疫，用三承气兴利除害于反掌之间固已，但方中定当减去芒硝。盖芒硝乃软坚之物，用之能使胎化为水。倘痞满燥实坚皆俱，极数用生大黄而止，否则止用熟军为妥，胎与肠胃绝不相关，大黄荡肠胃而破坚燥，未闻能下胞孕者，服之何害？至云大黄为安胎之圣药，是专为里症应下者言之。若邪尚在表者，当速散其表

邪，毋使内陷，为上乘也。

罩胎散 孕妇瘟疫，恐伤胎气。

嫩卷荷叶晒干，宜平时收贮。临时急用则烘干，五钱　蚌粉二钱五分

上共为末，每用新汲水入蜜，调服三钱，再作一剂，涂腹上。

又方：井底泥涂足心，治孕娠时症，令子不安。

又方：用灶底中对锅脐土，研细，水调服，仍涂脐，干，再换。

涂脐散

井底泥、青黛、伏龙肝，共末调匀，涂脐上。干，再换。

黄豆煎

大黄豆六十粒，水二盏，煎一盏，取汗。病重再一服。

妊娠热病，车辖脂，黄酒和服。青羊屎研烂，涂脐安胎。

又方：鸡子十枚，纳井中，令冷，取出打破，吞之，令胎不动。

妊娠时行并感寒，大鲫鱼一尾，烧存性，研，黄酒冲服。如无汗，腹中热痛，醋和服，取汗。热病，葛根汁频服。

小儿瘟疫

瘟疫盛行之时，小儿如有发热等症，或可断其为疫，倘瘟疫不行之年，而小儿忽感瘟疫，于何辨之哉？亦辨之于抖然身热而已。第伤寒瘟疫皆身热，又当细问乳母，曾否突然脱衣洗浴入水，当风而寝等事，果实无感冒，方可向瘟疫上找寻。又必验其有目赤便赤，舌干苔黄黑，日晡潮热，谵语斑黄，或大便秘结，或挟热下利赤胶等症，方可断其为瘟疫。若妄意杂症为瘟疫，则又失之矣。吴又可专言俗医妄意小儿瘟疫为杂症者，是只见一边矣。总之，辨小儿瘟疫是极难的事。

桃叶浴法

桃叶三四两，熬水，日五六遍浇淋之。再用雄鼠屎微烧，取二枚，研，水和服。

二香散 天行壮热。

木香末，三分　檀香末，三分

清水和服。仍用温水调涂囟门。

瘟疫杂症简方

鼻 衄

茅花汤 治衄不止。

茅花尖一把，水三盅，煎一盅服。无花根代。

止血歌：石榴花瓣可以塞，萝白藕汁可以滴，火煅龙骨可以吹龙骨能治九窍出血，水煎茅花可以吃，墙头苔藓可以塞，车前草汁可以滴，火烧莲房可以吹，水调锅煤可以吃。

熨法：治衄如湧泉。用草纸叠十余张，井水湿透，分开发，贴顶心，熨之即止。

炒栀吹鼻：山栀炒黑为末，吹鼻，外用湿草纸搭于鼻上，即止。成流久不止者，方可用此法。如点滴不成流者，其邪在经未除，不必用之。

又方：韭汁磨墨服，并治吐衄。无花用根。

愈后鼻衄不止，用青绵线，将两手中指第一节屈伸处紧扎，再用绵纸剪成一二指许宽条，叠数十层，新汲水湿透，搭于两肩头上，热则另换。又用好黄酒四五壶，令两足浸其中，立止。

滑石丸

滑石末，饭丸梧子大。每取十丸，微嚼破，新汲水送下，立止。此治衄通剂。

齿 衄

椒矾饮

川椒四十九粒，开口 白矾少许

醋煎服。

吐 血

生葛汁：取生葛根切碎，捣烂，少加水，拧取汁，频频饮之。治吐衄血神效，并治阳明瘟热之毒，大效，不独止吐衄。

逐疫七宝丹 治时疫热毒，口鼻出血等症神效。毋以其易也而忽之，兼治诸热毒并虫毒。

人粪尖七枚，约枣栗大，烧红色，取出即入冷水中，研细，再顿服。

蓄 血

生地黄汤 抵当汤丸今总难用，以此代之，甚觉和平。

生地二三钱 干漆一钱，炒烟尽 生藕汁一小盅，如无，以大蓟一二钱代之 蓝叶钱半 大黄一二钱，生熟酌用 桃仁一钱，去皮，研 归尾二钱，酒洗 红花六分，酒洗

水与藕汁同煎。原方水蛭、虻虫，今改为归尾、红花。蓄血有上、中、下之殊，上焦胸中，手不可近而痛者，犀角地黄汤；中脘手不可近，桃仁承气；脐下小腹手不可近，抵当嫌峻猛，此汤主之。或再加枳实、苏木，用者酌之。

发 斑

黑膏 治瘟毒发斑如锦纹。

生地二两 淡豆豉三两

以猪油半斤合煎之，至浓汁，次入雄黄末五分，麝香六分，丸弹子大，白汤化一丸，未见效，再服。

青黛一物汤 通治发斑。

青黛，水和服。

归葛饮 治阳明瘟暑，大热渴。

当归 葛根鲜者更好

水煎，冷水浸凉，徐服，得汗即愈。

又方：只用鲜葛根一味，剉碎捣汁，滤出，任意饮。大治阳明瘟疫。

玉泉散　治阳明内热烦渴头痛，二便闭结，发斑发黄，及热痰喘嗽等症。此益元散之变方也，其功倍之。

石膏六两，生用　粉草一两，生用　朱砂三钱

共为细末，每酌服一二三钱。新汲水对滚水服。

治赤斑方：独脚乌柏根研，酒服甚效。

治出斑方：暑月昏沉，未明症候，恐是出丹。以生黄豆数颗食之，如不觉腥，即以生黄豆水泡研汁一小盅，和水服。

治发斑困笃：蟾蜍旱地蛤蟆，去肠，宜去皮与头，恐有酥。生捣食一二枚，效。如不效，再带皮与头捣服。

鲇鱼头骨灰散　治伤寒瘟疫，瘾疹不能发，服此即发。

鲇鱼头骨烧灰存性

研细，热黄酒调服二三分。

青木香煎　治发斑疹。

青木香一两

水煎服，效。若腹满不得小便，用雄黄细末，蜜丸枣核大，纳溺孔中。

发斑怪症：目赤，鼻张大喘，浑身出斑，毛发如铜铁，乃热毒气结于下焦也。

白矾　滑石各一两

共末，水三盅，煎减半，不住服尽效。

麦奴丸麦奴，麦穗乌霉也。　治阳毒温毒，热极发斑，为救急良药。

麦奴　梁上尘　釜底煤　灶突墨　麻黄　黄芩　大黄　朴硝等分

为末，蜜丸弹子大，每服一丸，水下。

发斑赤黑：青木香一两，水三杯，煎一盅服。

斑疹出不快：钩藤钩、紫草茸等分，末，温黄酒服一钱。

发斑取汁：猪胆汁、醋等分，鸡子一枚，合煎服，汗出愈，不愈再服。

发　黄

生姜退黄法：生姜捣烂，周身擦之即退。

又茵陈羹：茵陈煮食，生食亦可。并治黄。

黄宾江方：治发黄目不识人。

生葱煨熟，去粗皮，用心扭汁，蘸香油点二目大小眦。

刘尚书方：治湿热发黄，昏闷不省，死在须臾。

白毛乌骨鸡一只，干捋【捋，音残。取也】去毛，破开，去肠杂，捣铺心头，少倾即活。

治发黄法：用麻油半盅，水半盅，蛋清一枚，搅和服。

吹鼻法：瘟疫三日外，心腹胀满坚硬，手心热，遍身发黄。苦瓜蒂七个，末。以少许吹两鼻，令黄水出，余末水调服。

蒌汁硝蜜饮 治发黄，心狂，烦热。

大瓜蒌一个，黄的

新汲水淘浸取汁，入蜜半合，朴硝八分，和令匀，待硝化尽，服之。

竹麦饮 治黄。

竹叶　小麦　石膏分两临时酌定

水煎细服，尽剂。

又方：醋浸鸡子数枚，一宿，去壳，吞其清。

又方：发髲【髲音备。妇人假发以饰首者】烧研，水服日三。

三白饮 治热极狂乱及热不退。

鸡子清一枚　白蜜一大匙，生者更良　芒硝酌用

共和一处，再用凉水和服。如心不宁，加珍珠末五分。

靛青饮 治天行瘟疫，时气热毒，烦躁狂言。尚未至发狂之甚者，亦皆可服。

靛青一大匙

以新汲井水和服。

独参丸 治发狂不避水火。

苦参不拘多少

为末，蜜丸梧子大，薄荷汤下二钱，水亦可。

治狂走：鸡子壳出过小鸡者泡滚水服，即安。

浑圆丸 治舌黄，烦躁，狂言，发热。

生鸡子吞一二枚。

又方：蚯蚓，治瘟病大热狂言。蚓粪，新汲水和服亦妙。

鹊石散 治发狂，逾墙上屋。

黄连　寒水石

等分为末。每服二钱，浓煎甘草汤，候冷调服。

铁胆饮 阳毒在脏，谵妄狂走。

铁粉一两　胆草五钱

共末，磨刀水调服二钱，小儿五分。

元砂丹 治发狂。

元明粉二钱　朱砂一钱

共末，冷水服。

又方：胆草末，二钱，鸡子清一个，白蜜一匙。凉水化服。

黄雪膏 大黄不拘多少，炒黄为末，雪水熬如膏，冷水和服。亦治发黄。

又方：狂走见鬼。蚯蚓数条，去净泥，人尿煮汁饮，或生绞汁亦可。

又方：治狂走。瓜蒂末，井水服一钱，取吐即愈。

又方：人粪入罐内，泥封，煅半日，盖地下，出火毒，研，新汲水服二三钱。未退再服。

又方：大热狂渴。干陈人粪为末，于阴地净黄土中作小坑，将粪末入坑中，新汲水和匀，良久澄清，细细与饮即解。

醋治狂法：阴狂阳狂皆治。瘟疫无阴狂。于病人室中，生旺火一盆，将好醋一大碗倾于火上，病人闻之即安。兼燥渴者，入硝半斤于冷水内，用青布一块浸硝水中，取出搭胸上，布热再浸换，如得睡，汗出即愈。一法用镜按胸上亦得。如兼舌出不收，将麻黄水洗净舌，用冰片、牛黄、麝香研末，点舌即收。或止用冰片亦可。

结 胸

苦参饮 满痛，壮热。

苦参一两，末

醋三盅，煎一盅，饮取吐。

牵白饮 心腹硬痛。

牵牛子末，一钱

白糖汤调服。

地龙饮 按之痛极，或通而复结，喘促狂乱。

生地龙四条，洗净，研如泥

入生姜汁少许，蜜一匙，薄荷汁少许，新汲水调服。若热炽，加片脑少许服，揉心下片时，自然汗出而解，不应再服，神效。

呃 逆

枳香散

枳壳五钱 木香一钱

共末，滚水调服一钱。不应，再服。

又方：四花青皮，全者，末，滚白水服一二钱。

又方：黄蜡烧烟，熏二三次即止。

痢

霜连散 治挟热下利脓血。

百草霜 川连

等分，共末，黄酒下二钱，日三。

连梅丸 噤口。

川连五钱 乌梅肉三钱，焙

共末，蜡蜜丸桐子大，服二十丸，日三。

连艾煎 治同上。

川连一钱　熟艾二钱

煎服。

豉薤汤 暴痢。

豉一两　薤白一握，冬用根

水三盅，煮熟，纳豉更煮，色黑去豉，分二服。

龙骨汤 毒痢，大烦渴，作热，三焦疮䘌，张口吐舌。生疮，不识人，目烂。

龙骨半升，水一斗，煮四升

用器装，蜡封固口，沉井底，过夜取出，徐徐饮。

又方：下痢欲死。龙骨半斤，研，水一斗，煮取五升，候冷，稍饮，得汗愈。

烦　躁

苦参散 治狂躁并结胸。

苦参末，黄酒调服三钱。已汗未汗者皆可服。

花粉煎 烦渴。

花粉煮浓汁饮。先以竹沥和水，入银同煮，取水冷饮，然后服此。

又方：生藕汁一盅，酌加生蜜和匀细饮。

竹沥饮 烦躁。

竹沥微温，时时少饮，厚盖取汗。

又方：治口干。生藕汁、生地汁、童便各等分，和，频饮。

浮　肿

靖康异人方 靖康二年，京师大疫，有异人书此方。 治瘟疫浮肿，亦治大头瘟。

黑豆二合，炒熟　炙草二寸

水二盅，时时呷之。

锦按：此即甘草黑豆汤也。古称大豆解百药毒，甘草亦解毒之品。瘟疫乃毒气所钟，故用此方取效。方用炙草，愚意不如易以生草更妙，炙则带补矣。有一人吃菌垂死，用生草半斤，黑豆数把，浓煎大灌得生，足征其解毒之功大矣。一云冷饮方效。

头面肿：银花二两，生甘草一两，煎服。少加入黄酒亦可。

青黛饮　治两腮肿，发颐。

青黛五分　甘草二钱　银花五钱　瓜蒌半个

水酒煎服。

时疾阴肿，囊茎发热，羊屎、黄柏，煮水洗之。

咽　痛

干脂膏　喉闭肿痛。

射干、猪脂各一两，合煎焦，去渣，冷，噙化枣大。

又方：热病咽痛，含童便即止。

哕饮水多者。

枇杷茅根煎

枇杷叶去净毛，炙香　茅根各五钱

煎，稍稍频饮。

腹胀阴阳不和者。

桔梗半夏汤

桔梗　半夏制　陈皮

各等分，姜煎。

心悸脉结代

甘草汤

甘草二两，生

水煎服。

已汗不解

新生鸡子五枚，倾碗内□□□□□□搅浑，以水一升，先燎滚，将子投入，少纳酱，啜之，汗出愈。

热病生䘌下部有疮

盐熨：将盐熬过，俟干，包熨三次，即愈。

天时热毒攻手足肿痛欲断

猪蹄汤

猪蹄一具，去毛　葱一握

水煮汁，入盐少许，渍之。

热病余毒

渍方：毒攻手足，疼痛欲脱，稻稭烧灰存性，煮水频渍患处。

豉酒：毒攻手足，遍身虚肿。豉一握，微炒，入黄酒中，同煎服。

又方：治手足肿痛欲断。掘坑深二尺，烧热灌以黄酒，有热气腾出，速赤足穿木屐踏坑中，坑口用衣密壅，毋令泄气。

又方：治同前。黄柏数两，煮水渍之。

又方：肢痛欲脱。羊屎烧水渍，瘥乃止。或和猪脂涂。

诸　复

劳复、食复欲死：并以芦根煮浓汁饮，人粪烧灰，酒服。

劳复：抱出鸡卵壳炒黄为末，热汤和服，取汗即愈。

劳复：取头垢枣核大，含之。

又方：头垢烧研，丸桐子大，水服一丸，初愈预防劳复法。

劳复、食复危笃：苏叶煎服，入生姜、淡豉亦可。

女劳复卵肿或缩：白矾一分，硝三分，大麦汤调，日三服，热毒从二便出。

又方：腹痛卵肿，葱白捣烂，醋一盏，和服，或酒。

又方：卵肿股痛。竹皮三钱，水煎服。亦治劳复。

又方：女劳复，发动欲死不语。栀子一二钱，炒，煎服，令微汗。亦治食复。

又方：肚痛卵肿。葱白捣烂，和热黄酒服。再以葱捣烂，炒热入醋，敷肾囊。

阴阳易：少腹急痛，热酒吞豚卵二枚。

又方：治小肠急痛，肾缩，面黑，喘，不救即死。大葱连根七枝，葱小加倍，生姜二两，共切，黄酒煎服。仍炒葱熨气海穴，毋令冷。

又方：治热气上冲，胸烦闷，手足挛，搐搦【搦，音匿，按也】如风者。花粉、竹茹水煎，调烧裈散服。见伤寒治妇人劳复。

赤衣散　女劳、阴阳易并治。

室女经布烧灰存性，研

热水调服，或兑药服。

又阴阳易，拘急，手足挛，小腹急，头痛不能举。雄鼠屎十四个，韭根一大握，水二盏，煎七分，去渣，又煎二沸，温服取汗，未汗再服。

又方：干姜末三钱，白汤调服。盖被取汗，手足即伸。

又方：手足甲廿片，中衣裆一片，烧灰存性，分三服，温酒下。男用女，女用男。

劳复：马屎烧末，冷酒服。

又方：雄鼠屎廿枚，豉酌加，水煎服。

瘟病食劳：杏仁五钱去皮、尖，汤泡，双仁者不用，酢二升，煎一升，服取汗愈。

又劳复、食复：柑皮，浓煎汁饮。

瘟疟痰甚但热不寒

用**常麦竹叶煎**　专治瘟疟热多。

常山一钱　小麦三钱　淡竹叶一钱

水煎，五更服，不愈再服。

山果酒　治瘴疟寒热。

常山一寸　草果一枚

热黄酒一碗，浸一夜，五更望东服之。盖卧，酒醒即愈。

又方：常山、槟榔、甘草各三钱，黑豆百粒，水煎服。名常槟草豆煎。

目暗热病瘥后，食五辛所致。

鲫鱼臛：用鲫鱼作臛食，以明为度。

瘟症挟惊

萍犀散

紫背浮萍晒干，一钱　犀角屑五分　钩藤钩三七个

共末，每服钱半，蜜水调下，连进三服，出汗为度。如要多和，药味加倍。

热病口疮成蟹音匿，小虫。

桃枝煎

用桃枝煮浓汁，含之。下部有疮，纳入之。

热瘴昏迷烦闷饮水不止兼治瘟疫。

地荷煎

生地无鲜用干　薄荷等分

研烂，干者入水取汁，入麝少许，井华水调服，觉心下清凉，毋再服，病笃一剂见效。

妊娠时疾赤斑变黑尿血

葱白一把，水三盏，煮熟服汁，食葱令尽，取汗。

热病胎死及下胎衣

红花酒

红花入黄酒煮，饮二三盏。

寒　疫

世之言疫者，将瘟疫二字读滑，随曰疫止有瘟而无寒也。岂知疫有三而瘟其一焉。尚有寒疫、杂疫二者，而人自不体认耳。兹专说寒疫。吴又可言：春夏秋三时，偶感暴寒，但可谓感冒，不当另立寒疫之名固已，但感训触，冒训犯，系人不慎风寒自取之。至于当天气方温热之时，而凄风苦雨骤至，毛窍正开，为寒气所束，众人同病，乃天实为之，故亦得以疫名也。其症则头痛、身痛、身热，脊强恶寒拘急，无汗感冒所有，或则往来寒热，气壅痰喘，咳嗽胸痛，鼻塞声重，涕唾稠黏，咽痛齿痛俗云寒逼生[1]火，感冒所无，苏羌饮主之自定新方。

苏羌饮治四时寒疫，历有奇效，屡试屡验。并治伤寒、伤风，可代麻、桂、青龙、羌活、十神等汤，诚诸路之应兵也。

紫苏三钱　羌活二钱　防风一钱　陈皮一钱　淡豉二钱　葱白数段

水煎服，不应再服。初觉，速服必愈，迟则生变。

此足太阳药也。紫苏温中达表，解散风寒；羌活直入本经，治太阳诸症；淡豉解肌发汗，兼治疫疠；防风能防御外风，随所引而至；陈皮利气而寒郁易解；姜可驱邪，葱能发汗，辅佐诸药，以成厥功。四时风寒，皆能治疗，甚毋以药味平浅而忽之。惟不治瘟疫。

如兼阳明症者，加白芷一钱；兼食积者，加炒麦芽、神曲各一钱；肉积者，加山楂一钱；风痰气壅，涕唾稠黏，加前胡一二钱；咳嗽喘急，加杏仁一钱泡去皮、尖，研；心腹膨胀，加姜炒厚朴一钱；胸臆闷塞，加炒枳壳五六分；呕逆恶心，酌加藿香、制半夏、生姜一钱；年高者、虚怯者，加人参一钱；阴虚血虚者，加熟地三钱，当归一钱；脾虚者、中气不足者，加参、术各一钱。此汗散之方，故不入柴胡。若现

---

〔1〕生：原作"注"。据敦厚堂本改。

少阳症，当另作主张，用和解之剂。锦志。

瘟疫应用药

发　表

浮萍、葛根、柴胡、羌活、豆豉、葱白、苍术、升麻、生姜、洋糖、防风、杏仁、荆芥、薄荷、青蒿、蝉退、香薷、前胡、赤桎柳一名西河柳，一名观音柳。

攻　里

大黄、芒硝、枳实、槟榔、厚朴、草果、铁落、山甲、瓜蒌。

寒　凉

生地、麦冬、元参、栀子、黄芩、银花、石膏、丹皮、知母、绿豆、竹沥、童便、人中黄、大青、青黛、花粉、天冬、桔梗、山豆根、犀角、竹叶、竹茹、白芍生、连翘、牛蒡子、柿霜、梨、西瓜、荸荠、甘草生、茅根、雪水、冰水、蚯蚓、蚓粪、黄柏、胆草、苦参、射干、黄连、马勃、板蓝根。

利　水

车前、泽泻、木通、秦艽、茵陈、茯苓赤白、赤芍、灯心、瞿麦、萹蓄、石韦、猪苓、淡竹叶、滑石。

理　气

枳壳、陈皮、橘红、苏子、青皮、佛手、柿蒂、香橼皮、金枣皮、香附。

理 血

归尾、桃仁、红花、川芎、抚芎、侧柏叶、紫草、京墨、䗪虫、苏木、发灰、百草霜。

化 痰

蒌仁、川贝、僵蚕、半夏、胆星、桃花、牙皂、冰糖、白芥子亦发表。

逐 邪

藿香、雄黄、朱砂、龙齿、大蒜、桃枭树上干桃、檀香、鬼箭羽、降真香、斧头木系斧柄入铁处、虎头骨。

消 导

谷芽、麦芽、神曲、山楂、萝卜子、食物灰所积者何物，即将何物烧灰存性，研或入药，水酒冲服。

温 补

熟地、当归、白术、炙草、大枣、阿胶、莲子、山药、蜂蜜生、熟、粳米、糯米、仓米、荷叶、百合、茯神、首乌、葳蕤、藕、黄酒、人参。

松峰曰：瘟疫原无用麻、桂、苏叶等药之理，故一概不录。即瘟疫变症所用之药，亦不开载。

松峰说疫卷之三

杂 疫

葡 萄 疫

小儿多患此症，以受四时不正之气，郁于皮肤，结成大小青紫斑点，色若葡萄，发在遍体头面，乃为腑症。邪毒传胃，牙根出血，久则必至亏损。初起宜服羚羊角散清热凉血，久则胃脾汤滋益其内。又有牙根腐烂者，人中白散。

加减羚羊角散 此方银花、羌活、僵蚕、生地等皆可酌入。

羚羊角末 防风 麦冬去心 元参 知母酒炒 黄芩 牛蒡子研，炒 甘草节 金银花

淡竹叶十余片，煎服。

胃脾汤 此汤必实有不足之症方可用，初起切勿轻投。

白术土炒 茯神 陈皮 远志去心 麦冬去心 沙参 五味子研 甘草节

虚弱自汗者，去沙参，加参、芪。

人中白散 治小儿走马牙疳，牙龈腐烂黑臭。

人中白尿壶中白碱，煅，一两 儿茶五钱 黄柏 薄荷 青黛各三钱 冰片二分五厘

共为细末，先用温汤漱净，吹药于疳上，日六七次，吹药涎从外流者吉，内收者凶。

捻 颈 瘟

其症喉痹失音，颈大，腹胀如蛤蟆者是也，宜荆防败毒散。

荆防败毒散

荆芥　防风　羌活　独活　柴胡　前胡　桔梗　枳壳_{麸炒}　川芎_{酒洗}　茯苓　人参
甘草

姜、葱煎，食远服。发冷倍用葱。

蛤 蟆 瘟

其症咽喉肿痛，涕唾稠黏，甚则往来寒热，身痛拘急，大便秘结，有类伤寒，亦与捻颈瘟相似，但以不腹胀为异。治法：凉散、和解、攻下、败毒，随症施治无不获愈。方俱散见各医书，本门不多赘。其治疗捷法，于初起时用手在病人两臂，自肩、项，极力将其中凝滞疠气恶血，赶至手腕数次，用带子将手腕扎住，不令恶血走散，用针刺少商穴，并十指近甲盖薄肉正中处，捻出恶血则愈。少商穴在大指外边仄面靠甲角处，摸有穴者便是。

又法：将脖项患处，口吃盐水用力呮咂，俟其皮色红紫成片则愈。或用针将项下一挑，手捻针孔出血，密密挑捻愈。

大头瘟_{外科门亦名时毒。}

此症有阴阳，有可汗不可汗者。其症发于头上，并脑后、项、腮、颊与目，赤肿而痛，发热，症似伤寒。治疗散见各医书，本门兹不多赘，用前刺法亦妙。

大力子丸　兼治哑瘴。

元参　连翘_{去隔}　甘草　桔梗　川大黄_{生熟[1]酌用}　石膏_{煅，研}　川连_{酒炒}　黄芩_{酒炒}
荆芥　防风　羌活　大力子_{炒，研}

为末作丸。或姜煎服亦可。

---

〔1〕熟：原作"热"，据九皇宫本改。

又方：僵蚕二两浸，大黄二两。姜汁丸弹子大，蜜水和服一丸。

又方：普济消毒饮见《医方集解》，专治大头瘟初起。

又方：大头瘟生疙瘩及喉闭，并将疙瘩刺出血，即愈。

瓜瓤瘟【瓤音羊，瓜中实。】

其症胸高胁起，呕汁如血，宜生犀饮。

生犀饮

黄土五钱　犀角二钱, 镑【镑, 音滂, 削也】　苍术泔浸, 油炒　川连　芥山茶一撮【芥, 音介, 山名】

流水煎，入金汁和服，日三夜二。虚，加人参盐水炒；大便结，加大黄；渴，加花粉；表热，去苍术、黄土，加桂枝性热, 似不宜, 当酌加别解表药；便脓血，去苍术，倍黄土，加黄柏；使便滑，人中黄代金汁。

杨梅瘟形似杨梅。

其症遍身紫块，忽发出霉疮者是也。用清热解毒汤下人中黄丸，并刺块出血。霉，音枚，物着湿变色。

清热解毒汤

川连酒洗　黄芩酒洗　生地　白芍酒炒　石膏煅, 研　知母盐、酒炒　人参　甘草　升麻　葛根　羌活

日三服，夜二服。姜煎。

人中黄丸

大黄三两, 尿浸　苍术油炒　桔梗　滑石各二两　人参　川连酒洗　防风各五钱　香附两半, 姜汁浸, 生用　人中黄二两, 如无, 坑垢代之

神曲糊为丸，清热解毒汤送。如气虚，用四君子汤送；如血虚，四物汤送；痰甚，二陈汤送；热甚，童便送。

锦按：二方用参，非取其补，取其鼓舞之，以祛邪也。

疙瘩瘟

其症发碗如瘤，遍身流走，旦发夕死。三棱针刺入委中三分，出血，并服人中黄散。委中穴在两腿屈盘当中，前对膝盖。

人中黄散

人中黄一两　明雄　朱砂各一两

共为末，薄荷、桔梗汤下二钱，日三夜二。

消毒丸　治时疫疙瘩恶症。

大黄　牡蛎煅　僵蚕泡去涎，炒，各一两

共为末，炼蜜丸弹子大，新汲水化下一丸，无时。

软脚瘟

其症便清泄白，足瘴难移即湿瘟，宜苍术白虎汤即白虎汤加苍术。

绞肠瘟一名痧。

其症肠鸣干呕，或水泻，气不通则探吐之，宜双解散。有阴阳二症。

阴痧：腹痛，手足冷，身上有红点，用灯草蘸油点着，将红点焠之【焠，音翠，浇也】。阳痧：肠痛，手足暖。以针刺少商穴，并十指尖近甲处。刺法见前。此刺法，治诸中、霍乱、咽喉等病俱效。

阴阳水方

滚水一盅，冷水一盅，对服立愈，或加炒盐少许妙。

观音救苦丹 磨点眼角二三次，兼治咽喉诸症。含麦大一块，化咽。一切肿毒、恶疮、蛇蝎伤，津研，擦患处。

火硝一两　白矾四两　黄丹二两　朱砂　明雄各五分【硝矾多而雄朱太少，岂五钱讹作五分耶？】以上二方兼治阴阳二痧。

共细研，匀化开，候稍冷，搓成小锭，磁器收贮听用。毋出气。

地浆

于南墙背阴处掘一坑，入凉水一罐缴之，再候澄清取饮。

又方：生明矾末二钱，冷水、滚水各半盅，调服。

又方：绿豆一二升，水二三桶，熬汤以瓮贮之，令病人浇洗。稍冷，全身入瓮中，泡透或稍愈，且毋遽出，效。

双解散 即防风通圣散。泄泻，去硝、黄；自汗，去麻黄，加桂枝；涎嗽，加姜、制半夏。

防风　荆芥　薄荷　麻黄　白术土炒，泔浸　川芎酒洗　当归酒洗　白芍酒炒　连翘去隔　山栀炒　黄芩　石膏煅　桔梗　甘草　滑石末　芒硝　大黄生熟酌用

《医方集解》之双解散，减去硝、黄，引用生姜、葱煎。以上四方，专治阳痧。

鸬鹚瘟

其症两腮肿胀，憎寒，恶热。外用赤小豆、柏叶，共捣烂，水醋调敷。内服薄荷浓煎汤，服之。

龙须瘟

其症喉硬、舌强，并牵耳中，急以针刺喉上，横七针，竖七针。朱砂不拘多少，

研，蜜一匙，入烧酒和匀，灌之。

芋头瘟

其症昏沉不食。用芋头烧灰存性，研，黄酒送下。

蟹子瘟

其症喉痛，发热恶心，痛连腮颊，头亦痛，喉旁有疙瘩，四散红丝如蟹爪，压舌针挑之。要挑爪，不可挑顶。每爪上挑一针令血出，旋以朱砂末搽之，再含咽醋少许即愈。如刺当中顶，即为伤蟹盖，必出脓，不食而危。

版肠瘟刮出紫疙瘩六个，即难治。

其症初发如伤寒热病，三四日小腹胀满。不治数日即死。用麻一缕如指粗，先自两肩头刮至手腕，刮出紫疙瘩，针刺破，挤去恶血，又自两大腿跟刮至两足跟，有紫疙瘩刺破，去恶血俱男先左，女先右，又自咽窝刮至脐下，刺法如前，即时汗愈。

胁痛瘟一名结肋瘟，甚恶，不治数日即毙。

其症但胁肋痛。萝白切片，蘸烧酒刮痛处，出痧即愈。未愈，用豆油一大盅，铜勺熬三分之一，服之愈。又法，青布包黑矾蘸烧酒刮痧。又法，烙香油厚饼碗口大，乘热熨痛处，冷即易，可用三四饼，饼弃勿食，忌生冷。

刺蝥瘟痧【蝥，音茅，俗作斑猫。】

其症壮热、烦闷，遍身痛如蝥刺所伤，俗名蝥刺瘟，以痧治之。林月溪患时疫，壮热口渴，胸腹迷闷，手摩之如蝥刺伤痛，遍体皆然，因放腿弯痧廿余针，毒血成流，用山甲、天虫、角刺，加活血顺气药，稍饮之而痊。【天虫即僵蚕，角刺即皂刺。】

地葡瘟痧

暑热时疫、恶毒之气攻于里，则为痰喘、为血瘀。昏迷沉重，不省人事。若元气壮实，内不受邪，不入于里，即散其毒于肌肤血肉之表，为肿为胀。忌饮热汤热酒，刺腿弯痧筋并十指尖出毒血【刺法见下瘟痧】，内服宝花散治痧仙剂。

郁金一钱　细辛三钱　降香三钱　荆芥四钱

共为细末，清茶调三匙，冷服。

桃仁红花汤治血凝结。

桃仁去皮、尖　红花　苏木各一钱　青皮八分　乌药四分　独活六分　白蒺藜去刺，捣末，一钱二分

水煎服。

紫朴汤治痧有食气壅盛者。

厚朴姜汁炒　山楂　葡子研　三棱　莪术　枳实麸炒　连翘去隔　青皮　陈皮　细辛

等分，水煎，冷服。

手足麻瘟

其症先少腹痛，作羊毛疔挑之，无血，随作紫疙瘩，手足麻，麻至不知人而死。急令人以足踏病者手之三关脉上男踏左手，女踏右手，用力踏勿放，直待四肢不麻，病人

自觉心头发火方放之，自愈。若放之早，虽愈后亦缠滞。三关脉即两手寸口诊脉处。

扣颈瘟

此症仕宦幙[1]友不可不知，倘遇患此死者而顾执言为人所逼勒可乎？可补《洗冤录》一则。

闻之老医臧枚吉云：余髫时闻先祖言"凡人无故自缢者，为扣颈瘟"。伊时未解详问，及后遍阅方书，并无此说。辛巳年一人来言：其乡有一妇人，平日家道充裕，子女成立，夫妇和偕，忽一日无故自缢几死，救之始免。询之毫无所为，惟日郁郁不乐，藏绳袖中，无人处即自缢。罗守月余，饮食言动如常，述此求治。余因忆少时所闻，细绎其或是血弱气尽，腠理开，邪气因入，与正气相搏，不结于胁下，而结于手足厥阴及手太阴之三脏合病者。《内经》曰：膻中者，臣使之官，喜乐出焉。今病则忧戚，可知《素问·刺疟论》曰：厥阴之疟，意恐惧，腹中悒悒。又，肝疟者，善太息，其状若死。又，肺疟者，善惊，如有所见。疟如此，疫可类推。因处一方，用香附、郁金、雄黄为九气汤，开膻中之郁；再加二陈以开膈中之痰；更加羌活、细辛温肝逐风，鬼箭羽、丹参、赤小豆以通心包兼泄火邪，生姜煎服。服后竟头痛，发热，身痛，瘟疫症悉具，自出其袖中之绳云：谁纳我乎？告以自缢，茫不记忆。寝疾七日，又服发汗药而解。始知此症亦系疫疠或百合病之类乎。

按：既云疫疠之疾，何不投火、赴水、刎颈，而必欲自缢乎？意或太阴邪气传厥阴，而风木太过者，故不思金、火、水，而独喜木也。缘肺金藏魄，肝木藏魂，脾土藏意智，而心君藏神，为一身之主。包络实为臣使，代心君行令而主喜乐，今手厥阴包络先病，臣使失其喜乐之职，以扰心君之神明，君火不生土，传足太阴脾而意智不清。土不生金，因传手太阴肺而悲忧；金不平木，因传足厥阴肝而郁怒。肺金承所不胜，而木寡于畏，故风木太过。且肝之魂挟肺之魄不安其舍，出而为祟，故喜木而自缢也。非有祟凭之，乃魂、魄、意智作疬也。或苏合丸、牛黄清心丸，当亦可

---

〔1〕幙：原作"幙"。同幕。

用，惜未诊其脉色何如也。此症原名扣颈伤寒，然与寒疾太无涉，故改名瘟疫，而名实俱当也。

狼掐翻 有两种。

其初喉痛，旋气不通，杀人甚速。对直虎耳尖，照耳轮边用磁锋刺出血即愈。徐乐然传。

又一种，心中不安，旋不能言，牙关紧闭，不省人事，身冷，出凉汗，以手试其两颊下有斜出一硬物碍手便是。竹箸摇开口，入指探喉，两旁有物如麦大，有单有双，并掐破出血。初病血鲜，久病血紫。立愈。指顶先用盐擦。

蚰蜒翻 小儿多患此。

两目红肿，鼻流涕，日夜啼号。以针密刺太阳穴 两眉尖后，如指甲大一块，立愈。刺后以芋头捣烂，敷印堂至山根。

椅 子 翻

不语不食，形如呆痴。用椅子圈手拿处削下木片，煎服愈。

扁 担 翻

发即两肋撑胀难忍，用扁担肩挑处削下木片，煎服愈。

王 瓜 翻

　　两胁形如王瓜，胀痛。用针自咽喉挑起，从上而下密挑至脐上，横挑两肋，挑至腰脊骨而止，随挑随愈。初挑无血，渐挑即有血，挑至腰脊对头即愈，不然再发不救。马道人传。

白 眼 翻

　　其症唯翻白眼。顶门灸三艾，如不愈再灸三艾，即愈。

绕脐翻一名沙，莒父岳延臣传。

　　其症先绕脐痛，渐痛至满腹，旋气塞胸胁，两肋胀满，冲咽喉，气不通，不省人事，不急治即死。先以针挑两耳尖，次挑结喉下咽窝两骨尖，次挑背后肩胛骨下两骨尖，并令出血立愈。

疙瘩 翻

　　其症先寒后热，浑身发疙瘩赤紫黑色，渐至大，恶寒发热，不治即死，宜参连散。

参连散

人参　黄连共为细末，等分　麝香　冰片各少许

四味再共研，黄酒调服。外以透骨草、黄龙尾俗名黄连一草，煎水洗之。

松峰曰：一名紫疙瘩，与前疙瘩瘟症治迥异。

麻雀挣

其症胸背肿痛，小腹胀满，见食即呕，心中跳跃。挑两大腿腋，见血即愈。

鸦子挣

其症眼肿，浑身青紫，两胁攻心句似有落字，大小便不通。男挑龟头，女挑鸡冠阴户之心，出血即愈。

乌沙挣

其症两胁胀，胃口痛甚。随将病者手腕赶捻，视有紫疙瘩者即此症也。治用大针将手腕重刺一针，起针时若见紫血喷出，痧胀随消，忌冷、白饭、绿豆。

黄鹰挣

其症肚腹搅痛，翻上翻下。治法从胳膊上赶下内中气血，用带子将两手腕扎住，各指梢抱甲肉上当中刺一针，捻出恶血即愈。

羊毛挣

一法，用青布蘸烧酒遍身擦，黄蒿水熏洗亦可汗。

又法，用手推背上二筋，撮起掐紧时许。

其症发热无汗，心内发烧，口干呕吐，前后心毛孔周围高阜句疑有错误字，紫色三四处，即此症也。治用针挑前后心，挑患处，将羊毛剔净，蒙被出汗即愈。如不应，再用砂糖少许，生姜三片，武夷茶一撮，同煎服。忌腥冷月余，无不效。

鹁鸽挣

其症浑身发烧，解里衣体热不可当，心口一块滚上滚下，挑肚脐并两乳即愈。

乌鸦挣 狗挣同此治法。

其症头痛、头沉、头扬，恶心，眼黑发搐，指甲先青，然后遍体皆青，上吐下泻，不能言，小腹痛，甚至无脉、身凉，如不急治，顷刻殒命。牙关如闭，速用箸摇开口，令病人卷舌视之，根下如有青红紫泡，急用针刺泡见血，用雄黄末点之，滚水和雄黄末饮之，或炮药点之亦好，被盖头出汗即愈，忌风三日。

兔 儿 挣

其症直走旷野，趋跳不宁。急用凉水和炮药灌之，只许走治，不许坐治。或有用湿土埋其头，使闻土气即愈者。

长 蛇 挣

其症腹痛打滚。先挑肚腹三针，次头顶一针，脚心三针即愈。

缠丝挣

其症腹胀痛，头痛，心翻一作烦，前后心或有紫黄眼子，针破以醋擦之。如遍体麻木，无此痕者亦是此症。将胳膊腕、腿腕青筋针出紫血，用炒盐调滚水灌之即愈。水入姜三片亦可。

哑叭挣

其症不能言。用鞋底蘸凉水打头顶门。如孕妇患此，将顶门发分开，以手蘸凉水轻轻拍之即愈。

母猪挣

其症以头拱地，打滚。先针舌根，次将两手除大指不针，其余八指将包甲薄肉每刺一针，捻出恶血，再用猪槽水洗手腕即愈。

老鼠挣

其症唇黑紫肿，咽喉肿痛，或胸膈膨胀。挑眉须角须疑作鬓，见血即愈。或再挑两肩中心句疑有错误。

蛤蟆挣

其症腹胀满或疼痛。将肚脐周围挑之，又挑小腹三四针即愈。

海青挣

其症头痛，搋头打滚。用带子扎住头，然后将眉际、眼根、咽窝、顶心各处挑之即愈。忌风三日。眼根即大眼角。

眠羊挣

其症似睡，眉眼不开，转身疼痛发胀，喝气疼痛。治法挑尾巴骨根出血即愈。

野雀挣

其症浑身发红，或前后心有红黑紫眼，头痛，胁胀。挑腋下六针，发一针而愈。发字上下疑有落字。用苋菜种煮水洗浴甚良。

狐狸挣

其症头痛，或干哕发呕，不思饮食，头仰，浑身出汗，张口乱呼，谵语。用针挑咽窝并前后心则愈。

猿猴挣

其症坐卧不宁，心窝胀满，口舌发青，指甲青，小腹疼。挑阴囊线即愈。

莽 牛 挣

其症肚胁胀痛，心痛。翻起唇来挑里边，挑唇上牙花即愈。

鹰 嘴 挣

其症肚胀疼，头晕眼黑，心内胀。用白矾水灌之，再挑后心及耳梢即愈。又方：胡椒七粒，生姜七片，陈麦糠一撮，同研烂，酒煎，去渣，调四钱服。

松峰按：诸挣挑刺，随即将恶血捻出为妙。有病深重者挑刺无血，必用手极力捻之，见血即愈。诸挣遇有口噤不开者，用乌梅揩擦牙龈，涎出即开。盖酸先入筋，木能克土，使牙关酸软则开矣。若用铁器等搅之恐伤其齿。

上诸挣症治，余得之岱宗石壁间，录而藏诸篋笥，遇患是疾者，如法施治，历有奇效。后余游秦晋于太行道中，亦见粘一纸于壁前，所见者大同小异，俱变挣为翻，盖因其方言各异耳，而症治则无殊也。因取而对较增订之，以广为流布，至其命名亦各有意义[1]，甚毋以其涉俗而忽之。松峰再志。

赤膈类伤寒 松峰曰：是皆疫症，实非伤寒也。

凡胸膈赤肿疼痛，头痛身痛，发热恶寒，名赤膈伤寒，宜荆防败毒散见捻颈瘟加蒌仁去油、黄连、黄芩、紫金皮、元参、赤芍、升麻、白芷。如症有表复有里而胸膈赤肿疼痛者，双解散见绞肠瘟加蒌仁、黄连、紫金皮。如表症已退，大便燥实，胸膈肿痛者，凉膈解毒加蒌仁、枳壳、桔梗、紫金皮、赤芍。又宜棱针刺肿处出血。如半表半里，胸膈肿痛者，小柴胡汤加桔梗、蒌仁、紫金皮、赤芍。

---

[1]意义：原文作"义意"，今据其意乙转。

凉膈散

连翘去隔　大黄酒浸　甘草　栀子炒黑　黄芩酒炒　薄荷

加竹叶，生蜜煎。

黄耳类伤寒

凡耳中策策痛者，是风入肾经也。久则变恶寒发热，脊强背直如痓之状，曰黄耳伤寒。宜小续命汤加僵蚕泡焙、天麻酒焙、羌、独，次用荆防败毒散加细辛、白芷、蝉退去足翅、黄芩、赤芍、紫金皮。

小续命汤

防风　桂枝　麻黄　杏仁泡，去皮、尖，研　川芎酒洗　白芍酒炒　人参　甘草　黄芩酒炒
防己　附子制，防己、附子少用

解㑊类伤寒按《素问》"尺脉缓涩，谓解㑊"。音亦，与此处所讲不同。

解者，肌肉解散。㑊者，筋不束骨。其症似寒非寒，似热非热，四体骨节解散懈堕【俗言物之稀薄涣散为懈沥，疑即此二字之讹】，倦怠烦痛，饮食不美，食不知味，俗呼为砂病。《内经》名为"解㑊"。其原因或伤酒中湿，感冒风寒，房事过多，妇人或经水不调，气血不和，皆能为此，似砂病实非砂病也。治宜先蘸热水打其臂膊里面，或以麻蘸水刮之，刮打必皆令其皮红紫为度[1]，更宜针刺十宣、委中二穴出血，当服苏合香丸。

苏合香丸

麝香　沉香　丁香　檀香白者　香附　荜拨　白术　诃子煨，去皮　朱砂　青木香
乌犀角各二钱　薰陆香　龙脑各一钱　安息香二钱，为末，用无灰酒熬膏　苏合油入息香内，二钱

---

〔1〕刮打必皆令其皮红紫为度：清刻本中此句为"刮自背后节骨至笃脉为度"。

共为细末，用安息膏并炼蜜丸如弹子，蜡包。用时温水化服一丸。丸用蜡包，不出气
为妙。

砂病类伤寒

岭南闽广间，溪毒、砂虱、水弩、射工、蜮短狐、虾须之类，俱能含砂射人。
被其毒则憎寒壮热，百体分解，似伤寒。初发，土人治法，以手摩痛处，用角筒入
肉，以口吸出其砂毒，外用大蒜煨捣膏，封贴疮口即愈。诸虫唯虾须最毒，其毒深入
于骨，若虾须之状，其疮类疔肿，不治必死。彼地有鹨、鹅、鹠、鹎等鸟专食以上诸
虫。故以此鸟毛粪服之，及笼此鸟于身畔吸之，其砂闻气自出而愈。

喉管伤寒

其症喉中作痒难过，吃茶酒汤水便不可救。

薄荷二分，麝香一分。为细末，吹喉。待气通吐涎碗许，然后吃陈米汤半碗
即愈。

松峰按：此虽名伤寒，实疫疠之类。夫曰喉痒，似病之轻者；曰难过，则痒不可
当矣。虽然何至吃茶水便不可救乎？观其"待气通"三字，则痒时其气已有大不通者
在矣！味其言吐涎碗许，则气之所以不通，涎为之也。此症甚恶，亦世之所不轻见者。

油痧瘴

其症两胁胀满，筑心疼痛，或腹内搅肠作痛，头晕眼黑，或大小便闭塞，气不通

畅，命在旦夕。将绵花子油与吃试之，食之香甜不油气者即是此症。速将绵子油令病人吃足，或用之四五两、半斤、一斤立愈，仍将油吐出不少，奇方也。

乌痧瘴

其症初中，头疼恶心，两胁胀痛攻心，不能坐卧得此症吃黄豆不腥气者便是。用车头油十二两，黄连三钱，乳香三钱。二味为末，用车头油共捣匀，丸梧子大，百草霜为衣，用无根水送七丸立效。愈后一日无食，忌腥冷、气恼数日。车头油，即车毂中所积油垢，或用六两、三两、两半皆可。

哑瘴乃山岚谿溪郁蒸之毒。

其症血乘上焦，令人昏迷，甚则发躁狂妄，亦有哑而不能言者，皆由败血瘀心、毒涎聚胃所致。用柴胡二钱，黄芩钱五，半夏一钱，制，人参一钱，枳壳一钱，麸炒，大黄二钱，黄连六分，甘草七分，姜三片，枣一枚，煎服效。

锁喉黄

其症面黑目黄，舌白语涩，牙关紧闭，胸痛，缓不过二三日即死。人皆错以乌痧瘴治之，多致误命。如遇此症，将牙关搅开，用蓝布擦去舌白，次以钱蘸盐水刮两太阳穴穴在眉梢眼角之际，试有坑窠便是，出紫点泡，针刺出血，见黄水为度，脖项两侧亦如此治。后用生大黄三钱，硫黄一钱，共捣粗末。水二盅，煎一盅，温服立愈。

揱脖子猴揱，恕平声。即用手揱物揱字。

其症咽喉暴肿而痛，痰涎壅盛，水浆难入，甚则脖项亦肿，寒热交作，头面烘热，或四肢厥逆，气息不顺。用真阿魏三分，麝香三分，巴豆一个，去油，杏仁一个，去皮、尖，红枣一枚，去核。共捣烂，丸梧子大，银朱为衣，绵纸包一层。用时将纸撕去，按男左女右塞鼻孔，汗出即愈。避风，忌口二三日。所忌不言何物，止食粥饭、小菜，便无不是。

松峰按：此系热毒而用巴豆者，亦热因热用、以毒攻毒之意。此与前症虽俱系咽喉之病，而症治各有不同。

谷眼谷，亦作骨。

其病初觉时，头晕心乱，烦躁不宁，渐而心腹疼痛，即是此症。有紧慢之分，紧者立刻殒命，急以银针针大眼角内白皮如无银针，想铁针亦可。及两耳梢、鼻尖、囟门、太阳穴见前，见血即愈。皆针挑破皮，捻血，非直刺。凡有心腹痛兼吐泻，俱是此症，俱宜挑。初起先挑鼻尖，后挑别处，挑后用陈醋半碗无陈用新，入银子少许，共入砂锅熬三四滚，临服时，再用银子入醋内研搅，温服，立刻回生。若治迟危急，看舌根下有紫泡，挑破，盐擦即愈。

天行虏[1]疮建武中，南阳击虏[1]所得，故名。

其症发斑疹，头面及身须臾周匝，状如火疮，或戴白浆，随决随上此句费解，此

---

[1] 虏：原作"鲁"。乃清初书籍避"胡虏夷狄"等字讳故，今回改。参见《史讳举例》第二十。

毒恶之极。急治，取好蜜通摩疮上，以蜜煎升麻数匕拭之。

疫厥 亦名瘟疫暴亡。

凡人感瘟疫，视其症脉，尚不至殒命不救。而突然无气，身直，甚至无脉，且不可惊慌，视为告终，此疫厥也。急用腊月雄狐胆，温水研灌即活。若牙关已紧，即搅开灌之。雄狐胆必腊月预为构收为妙。

松峰曰：如得此症，不论有无狐胆，总宜先针少商穴并十指甲上薄肉穴道针法见前。摄出恶血，并用好猪牙皂末吹鼻，或用京中灵宝如意丹十余粒吹鼻，可活。

羊毛疔 与前瘟疫兼痧并羊毛挣大同小异，三症治各不同，故并存之。

万历间金台有妇人，以羊毛遍鬻于市，忽不见，继而都人身生泡瘤，渐大，痛死者甚众，瘤内唯有羊毛。有道人传一方，以黑豆、荍麦末涂之，毛落而愈。荍，音乔。疑即北方之荞麦。

缠喉风

其症咽塞，水谷不下，牙关紧急，不省人事。**杨氏一字散**：

雄黄 水洗　蝎稍　枯矾　藜芦　牙皂 炙焦，各等分

上共为细末，用一豆大纳鼻中，搐之立效。

赤 瞎

其症两目突然红肿疼痛，此亦时疫也。**救苦汤**治之：

桂枝　连翘去隔　红花　细辛　归尾　甘草各一钱五　苍术泔浸，焙　胆草各七分　羌活　黄芩　麻黄　柴胡　防风　藁本　黄柏各一钱　黄连五分　生地　知母炒，各一钱　白芍二钱

食远服。

神鬼箭打

其症身痛有青筋，以乱发擦痛处，发卷成团而硬者方是此症。用金银花浓煎汤饮之。不愈，再加甘草。发不卷不硬者非此症，不必服，另察脉与兼症治之。

雾 气

其症心烦少气，头痛项急，起则目眩欲倒，身微热，战掉不自安，时复憎寒，心中欲吐，吐时无物。新猪粪不拘多少入上好黄酒中搅开，用细白绢滤出青汁，顿热服之，尽剂。铺厚，上盖暖，覆卧取汗，天寒房内生炭，常令暖毋寒，寒则不汗。如汗出，候干乃起，慎风冷。兼治疟及风劳虫毒。

化金疫

其症初觉即昏不知人，不治即死。急以生豆令嚼，甘美不腥即是。以幕上有河字钱一文，放入喉中即化，有化至三四枚而愈者。【松峰曰：此疾大奇，令人不可思议，儒

医臧枚吉所传也。云：治之历有奇效。】

抱心疔

其症肚痛连心，两胁胀满，脊背痛，上连头痛，痛极浑身强直，昏晕欲死。视其脐上必有红丝一条，照心口蔽骨下二指挑断其丝。【一云蔽骨端用针挑开皮肉，内有红丝，用针斜挑断。】又于两肋骨端亦挑两处，如前法。又于脊上对脐肾俞穴上下各指半，再挑二处，如前法，皆将盘丝挑尽断，皆以皂矾末纳挑眼内令满，以手揉之即愈。忌腥冷、豆腐、诸豆，并一切蔓生之物【北人忌食稻米】。三日后食发物，发所挑疮口。

瘟痧

其症恶寒发热，或腹痛，似疟非疟，气急喘逆，头面肿胀，胸腹饱闷胀满，或泄泻下痢脓血。轻者牵连弥月，重者危急一时。治宜放痧、消食积为主，俟痧毒已泄，然后和解清里除其寒热，健脾养血补其中虚。

宜识痧筋

凡痧有青筋、紫筋，或现于数处，或现于一处。必用针去其毒血，然后据症用药。按：轻者针即见效，不用服药。

放痧十则

一在头顶心百会穴。一在两眉中间印堂。一在两眉梢洼陷处太阳穴。一在结喉两旁。一在舌底下筋之两旁。一在双乳。以上俱斜挑。一在两手背十指尖当中近甲薄肉。一在两臂弯。一在两足背十指尖当中近甲薄肉。一在两腿弯。以上但直刺。

放痧法 原作刺痧，今改作放字，兼挑与刺二字言之。

腿弯上下有细筋，深青色或紫色，或深红色者便是。皮白嫩者方显紫红色。刺之则有紫黑毒血。腿上大筋不可刺，刺亦无毒血，反令人心烦。两腿边硬筋上筋不可刺 硬筋，腿之大粗筋。其上筋乃指靠皮之小筋言，刺之恐令人筋吊缩也，手臂筋色亦如此辨之。至于宜针挑者，唯取挑破皮略见血 如无血，手挤之。至于指尖刺之太近指甲，令人头眩。凡刺不可太深，银针方佳，铁性有毒。

锦按：两腿弯、两臂弯，止此二处宜寻痧筋刺之。余处亦不言痧筋，是无痧筋也。只按穴放之可耳。法有直刺、斜挑之异，故以放字该之。至于挑法，亦当有随症施治者，如头痛则挑印堂及太阳穴，胃痛则挑心窝，腹痛则绕脐挑之，胁痛则密挑两肋以及挑肩井穴。挑背、挑项、挑耳尖耳轮、挑腰、挑软肋数处皆诸痧必挑之穴，俱用针斜挑皮挤血。至于少商穴及两手足指尖，乃系直刺，如无血亦须挤之。

刮痧法

背脊颈骨上下及胸胁两肩背臂之痧，用钱蘸香油刮之。头额腿上痧，用棉纱线或蒜麻蘸香油刮之。大小腹软肉内痧，用食盐以手擦之。

新定刮痧法

脖项后当中洼处刮一道，脖项后两旁左右大筋上各刮一道，前身两肩下胁上软肉缝中各斜刮一道，两胁肋软缝中左右各刮三道，左右肩靠着肩井软肉处各刮一道，背脊骨两旁竖刮，自项下至腰各刮一道，背后胁肋软缝中左右各刮三道。以上皆用钱蘸盐水刮之。两臂内用蒜麻一缕，捻松绳蘸水刮之，但要出痧红紫为度。诸穴并治一切痧症，唯蒜麻刮臂弯，专治眩晕恶心痧。若非病症，刮之亦不红紫。

松峰曰：前刮痧法出《痧胀玉衡》书。新定刮痧法乃屡用而屡效者，并录之以备择用。

治痧三法

肌肤痧用油盐水刮之，则毒不内攻。血肉痧看青紫筋刺之，则毒有所泄。内形痧须辨经络脏腑、在气在血，则可消散而绝其根。此段言当用药。

治痧分经络症候

足太阳膀胱痧，腰背巅顶连风府胀痛难忍。

足阳明胃经痧，两目红赤如桃，唇干鼻燥，腹中绞痛。

足少阳胆经痧，胁肋肿胀痛，连两耳。

足太阴脾经痧，腹胀板痛，且不能屈伸，四肢无力，泻不止。

足厥阴肝经痧，心胃吊痛，身重难移，作肿身上作胀腹内。

足少阴肾经痧，痛连腰肾，小腹胀硬。

手太阳小肠经痧，半身疼痛，麻木不仁，左足不能屈伸。

手阳明大肠经痧，半身胀痛，俯仰俱废，右足不能屈伸。

手少阳三焦经痧，胸腹热胀，揭去衣被，干燥无极。

手太阴肺经痧，咳嗽声哑，气逆发呛。

手厥阴心包络痧，或醒或寐，或独语一二句。

手少阴心经痧，病重沉沉，昏迷不醒，或狂言乱语。

用药大法

痧症药宜冷服。盖昏迷不醒，乃痧之热毒攻心，故心不能自主而昏迷。冷药入口，从膈间顺流而下，则热毒在胸臆者随药而消，故旋清醒，即尚昏迷，必有食积、血痰阻塞，再按脉症用药，开导攻下，未有不醒者。兹特举用药之一隅，以俟神而明之者。用荆、防之类，从表而散；用青、陈二皮，从中而消；用枳实、大黄之类，从大便而下；用木通、泽泻之类，从小便而行；用楂、芽、卜子之类，所以治其食之阻；用银花、红花之类，所以治其血之壅银花治血未解；用槟榔、蓬术之类，所以治其积之滞。

痧前禁忌

忌热汤、热酒、粥汤、米食诸物，犯之轻者必重，重者立毙。

痧后禁忌

痧后略松觉饿，骤进饮食即复，忍耐一二日，乃可万全。

《痧胀玉衡》书言治痧甚精详，第其中仅有过拘泥之处，即如风劳臌隔等杂症，皆以痧论，则所见无非痧者有是理乎。兹特择其中大纲紧要数条，诠次而注释，而治痧之大法亦尽于此矣。锦再志。

扑鹅痧

其症痰涎壅盛，气急发喘，喉声如锯，痛似喉鹅，但喉鹅喉内肿胀，此则无之。又形似急喉风，但喉风痛而不移，此则痛无定处。且喉鹅无痧筋解见前，此有痧筋。依前刺法刺之，服吹方开后择用之。

冰硼散 治痧症咽喉肿痛。

天竺黄　硼砂各二钱　朱砂　冰片各二分　元明粉八厘

共为细末，磁瓶贮，蜡封口出气难用。患者吹喉中。

救苦丹 治痧气郁闷之剂。

枳实　萝卜子各一两　乌药　连翘各八钱　郁金二钱

共末，清茶稍冷下。

荆芥银花汤 此治血滞之剂。

荆芥　银花　红花　茜草　丹皮　赤芍各一钱　白蒺藜去刺，研末，八分　乌药五分
香附三分，捣

水二盅，煎七分，微温服。

附治诸痧痛方：井水、河水各半和服。泥浆水澄清服。白糖和梅水服。晚蚕砂末，白滚汤候冷调服。以上治痧症无食积阻滞者。

吐法治新食阻住痧毒：明矾四分，白汤一碗，候冷化服。又方：食盐一撮，白汤一碗，候冷和服。二方必多饮方吐，少则不效。按：白矾稍多些亦可。

青　筋

此症因气逆而血不行，并恶血上攻于心也。多由怒气相冲，或忧郁气结不散，或

恼怒复伤生冷，或房劳后受寒湿，以致精神恍惚，心慌气喘，噎塞上壅，呕哕恶心，头目昏眩，胸膈痞满，心腹刺痛，胁肋腰背痛，头痛脑痛，口苦舌干，面青唇黑，四肢沉困，百节酸痛，或憎寒壮热，遍身麻痹，手足厥冷，颤掉，默默不语，不思饮食等症，皆恶血攻心所致。古无治法，惟刺两手曲池上青筋，出瘀血可愈。或屡患屡刺，莫之能除。夫人以气血为主，故丹溪曰：气血和，百疾不生。此病先伤于外【原文先伤于风，第前言病因生冷寒湿而此又言因风，非唯自相矛盾。且又说向一偏，兹改。外字似属概括】，而复损其血，兹制一方，名白虎丸。白虎西方肺金之谓，青筋乃东方肝木之象，以白虎而治青筋，金能平木，有至理存焉。能代针砭之苦，且免后之复发。兼治男子久痢便血，妇人崩漏带下，并一切打扑内损，血不能散，心腹痛欲死者，服之神效。

白虎丸

千年石灰不拘多少，刮外杂色泥土，研细水飞

糊丸如梧子大。每用烧酒送五十丸，看轻重加减。初觉一剂取效，过三五日病已老，宜多服。

松峰按：原方下注云此"药能顺气散血，化痰消滞"。则凡霍乱痧挣，皆可以通融治之。惟烧酒送，独于青筋为宜。盖青筋，多生冷寒湿所致。至热症或用冷水冷茶送，气滞用陈皮，食积用麦芽水送，随症变通可耳。

痰 疫

患此病者，初得之亦并不显寻常瘟疫应有等症，不过头微痛，身微觉拘急寒热，心腹微觉疼痛胀满。三两日内抖然妄见鬼神，狂言直视，口吐涎沫，鼻中流涕，手足躁扰，奔走狂叫，脉沉紧而数，身体不热。亦有热者，却与邪入阳明胃腑发狂迥异。此感疫疬之气，风火痰三者合而成病。不急治，三二日即毙。宜先针少商穴并十指刺法见前，急服竹沥解疫煎一二剂神效。此亦世所罕有之症，曾有患此者，余深觉诧[1]异。因思暴病皆属于火，怪病皆属于痰，以意为之，先用刺法，后用药饵辄

〔1〕诧：原作"叱"，音讹故，今改。

效。一时患者数人，方知其为疫也，治之应手而愈，遂定其名曰"痰疫"，笔之以备采择焉。

竹沥解疫煎自定新方。

黄连　黄芩　栀子　胆草　僵蚕泡，焙　胆星　蒌仁去油，研　川贝去心，研　橘红　半夏制

流水煎熟，用竹沥、姜汁兑服，总以竹沥为君。多则一盅，少亦半盅。

上七十二疫证，或谓命名多不雅驯，言之不文，似未足以行远也。余应之曰：此真所谓少所见则多所怪也！余周行海内，阅历已深，其症大概北省恒多，而南国恒少。饥馑之岁常多，而丰乐之年颇少。且其命名也，皆出自经史子集，名山石室，并良医口授，试之而历有奇效，方敢笔之于书。洵非无稽之谈，索隐鄙倍者之可同日而语也。试观古今来医书中字句之欠通，歌辞之鄙俚，平仄乖违而读不上口者，未可更仆[1]，以视余之说疫中而敢有是乎。以上不过数症，命名仍其方言土语耳。而说者辄目之为涉俗，独不闻古圣人于迩言，犹必察焉耶。吾愿世之大方家，阅是书者，不鄙薄焉，而以为刍荛之尚堪询也，则厚幸矣！松峰再志。

---

〔1〕更仆：更代也。

松峰说疫卷之四

辨　疑

辨温病阴暑

《此事难知》云：冬行秋令，当寒而温，火盛水亏云云。推作瘟病之原，固为近理。乃又云：火土合德，湿热相助，故为温病。是温病必原于湿热，将湿热一门，并可以不立矣。须知湿热乃夏时之正气，瘟疫乃天地之杂气，二者迥乎不同。谓瘟病而兼湿热则有之，未闻湿热而为温病者也。又云：惟房室劳伤辛苦之人得之，是省房室就安逸之人，必无瘟病矣，有是理乎？每见瘟疫盛行之年，节欲安逸之辈，往往有无端而感者，又何以称焉？又云：多欲辛苦之人，肾水内竭，阳气外泄，生化之源既绝，身之所存独热云云。谓瘟病中有此一种则可耳，若云瘟病尽由乎此，则万无是理也。至于暑字，《字汇》解为"夏天气热"。则人之受是气者，断无尚有属阴之理。其曰阴暑者，只因人畏暑纳凉，外受寒邪所致，仍是感冒，乃抛却现在之受寒，而止泥前此之受暑，故以阴暑名之，亦犹之曰阴热也，有是理乎？知阴热二字之不通，则知暑之不可以阴言也，明矣。

辨夏凉冬暖不足致疾

吴又可《瘟疫论》中驳冬温之说曰：夏凉冬暖转得春秋之和气，岂有因其和而反致疾者？

四时之序，应寒则寒，应暖则暖，所以人得天地之正气不能为病。若夏宜热而反凉，冬宜寒而反暖，未有不致疾者。但夏过于凉，其为病也，即时而见，惟冬令天气过于和煦，往往当时不能为害，至来岁春夏之间方大发瘟疫，此余屡经而屡验者，实非臆说也。第夏应热而反凉，人感寒邪而闭塞腠理不能疏泄，其为病也固无足异。唯冬时有非节之暖，当时不即病，必至来岁春夏间始作，此诚不可解也。人动曰：冬伤于寒，至春夏变为温暑病。余则曰：冬过于温，至春夏多发瘟疫病。彼吴又可谓冬暖夏凉不足以致疾也，吾弃不以为然。盖以暖属于春，凉属于秋，暖与凉为春秋之正气，谓之和也始宜，若见于冬夏之令夏凉冬暖，此为非其时有其气，则不得谓之和矣。不和即为反常之戾气，此夏凉冬暖之多致疾也，又乌得言温暖清凉之未必为病也哉？

辨吴又可偏用大黄

瘟疫一症，感邪疠之毒十之六，感温热之毒十之四，故用黄连解毒等汤，不唯在表时服之，寒凝血滞，厥疾不瘳，即邪热内传，应服凉药，余往往不用黄连。不过生地、丹皮、二冬、元参、银花、童便，极数用石膏、栀子、黄芩而止，无不奏效。故吴又可戒用寒剂而专用大黄，亦未可为非。盖大黄虽寒，其性走而不守，当瘟疫胶固之时，得此一番推荡，邪便解散，较纯用寒凉者固胜一筹。但邪未入腑而辄用之，既不能解在经之邪，徒受寒中破腹之患，其害有不可胜言者。又可之用大黄虽不孟浪至是，但宜下诸症未免偏于攻击，全忘下不厌迟之说。□□□□□□□□□若不善师又可而举手即用大黄，反引又可为证，则又为又可之罪人矣！

辨用老君神明散东坡圣散子

《活人》云：一岁之中，病无长幼，率相似。此则时行之气，俗谓之"天行"是也。老君神明散、务成子萤火丸、圣散子、败毒散，不拘日数浅深，吐下随症施行，所以圣散子不问阴阳表里也。

语云：用古方治今病，譬如拆旧料盖新房，不再经匠氏之手，岂可用乎？旨哉斯言，洵堪为医学用药之准矣。夫古今之元气不同，观汉人之处方，动以两计，宋元而降，不过钱计而已。以汉人之方，治今人之病，吾知其过于峻重；以今人之方，治汉人之病，吾知其不及病情。此处方分两之未可泥也。至于用药之权衡，则又不得以漫投者，盖四方之风土不齐，群伦之老少各异，天道之寒暄无定，南北之燥湿顿殊。人在气交之中，或偏于阳，或偏于阴，或有时而壮旺，或有时而虚怯，即一人之身，一日之际，内伤七情，外感六气，其病情之出没隐现，真有若云龙之不可方物者。若必执一方以应无穷之变也，有是理乎？《活人》以老君神明散、东坡圣散子为治疫疠之的方，不拘日数之浅深、病症之吐下，亦不问阴阳表里，便率尔妄投，其不杀人如麻者鲜矣！盖二方中用乌、附、吴萸毒热之品，阴寒直中者，服之庶或无过。若伤寒传经热症，以及瘟疫、瘟毒正宜用芩、连、大黄之时，若投此汤，入口必毙。神明散用绢袋盛带，以此外治，不服食尚不能为害，至于圣散子则煎服之药，是断断乎不可用者。此方药味乱杂，即真阴寒症用之亦恐未能获效也。后世因过信苏长公，随奉为良剂，甘就死地。噫！抑何其为东坡之名之所震，以至于此哉？以及神明散不过平人所制，假以李、苏之名，以眩人之耳目，好异者遂深信而不疑。若必谓是方出自李、苏，则张景岳《新方八阵》中王母桃一品，岂真瑶池仙府之所垂乎？吾愿世之业医者不可拘于一定之方，亦不可执其一偏之见，变动不拘，权衡有准，则于岐黄一道思过半矣。

辨赔赈散等方

《二分晰义》书中载赔赈散一方，用大黄为君，而以僵蚕、蝉蜕、姜黄佐之，共为末，蜜酒调服，用治三十六般热疫。【《二分晰义》中又云：病者饮自己之尿，取名涤疫资生汤，但病者之尿有热毒，断不可服，服童便耳。】夫一方而治多病者，唯万应膏为然，除此则广东蜡丸亦有此说。然彼必有一单某症用某引和服，是丸虽一方，而引因病异，则引之所关最大，视无引而一方兼治者不侔矣。且瘟疫更与杂症不同，有表里分传之异，经腑脏胃之殊，老少强弱之分，天人风土之别焉，能以一方而治三十六症乎？余始得此书，值瘟疫盛行之年，曾修和一料备用。后偶出门，一女孙患瘟疫，家中人因取与服，服之反泄泻昏睡增剧，筠谷兄修合此药云：乳蛾等疾服之甚效。余细维其故，孙女服之增剧者，以邪尚在表，方内有大黄宜乎不受。至于云治咽喉或于热毒相宜，岂三十六症中讵无一应者乎？□□□□□中又有大小复苏饮子、大小清凉涤疫散、靖疫饮、驱疫饮等方，总以黄连为君，更杂录诸寒苦药以佐之，□□□□有至二十味之多者，更断断不敢用也。

辨张景岳言瘟疫

《景岳全书》各门中讲解俱极精详透辟，唯瘟疫□□□□然缘其将伤寒、瘟疫二症搅作一团，未曾分析。□□□□□□□□□□□□□也。其论瘟疫曰：瘟疫本即伤寒，无非外邪之病，但染时气而病，无少长率相似者，是即瘟疫之谓云云。□□□□□□□□□□□第伤寒为寒所伤，或凉雨所逼，或风雪所激，或失足落水，或猝然脱衣，或当风而寝，以致头痛憎寒，皮肤壮热，脊强无汗，方谓之伤寒。此系自取之病，病只一人而止，而众人不然也。至于瘟疫绝无诸项感触，而抖然患病，且非一人，乡邑闾里动皆相似，其症虽有头痛身热，脊强而多汗，始终一于为热。□□□□与伤寒迥乎不同，治法亦异。如何曰瘟疫本即伤寒乎？夫既曰本即伤寒，再立瘟疫一门，岂非赘瘤乎？且既曰本即伤寒，而又曰染时气而病。吾不知先伤于寒，而后为时气所染乎？抑染于时气，而后为寒所伤乎？抑二者并集于一人之身乎？总缘伤寒、瘟疫原未看清，犹做帖括者，认题不真，下笔便错。虽词藻绚烂而不中肯綮，总属陈饭土羹，其何以言文哉？□□□最不敢从者发汗峻补二条。抑知瘟疫岂强汗之所能解者乎？而峻补岂可施于热毒之人乎？唯汗下后或显虚症，或虚极久病之人而感瘟者，用补法亦自不可少也。

辨呕吐哕呃逆咳逆噫气【哕，渊大声，音近月。】

丹溪书呕吐门曰：有声有物谓之呕吐。是混呕吐为一，张景岳亦不以为然，而未尝深辨。及观李东垣则以呕为有声有物，孙真人则以吐为有物无声。详呕吐字意，当以孙、李为是。《字汇》"呕"亦同"讴"。夫呕必有声，而訒庵谓：气逆则呕。盖气一逆必作声，随拥所食之物而俱出矣。吐则较呕所出更易，开口便漾出，又岂有声哉？至于哕之一症，《经》中《杂病篇》直作呃逆，而河间、海藏则以哕为干呕。张景岳谓：呃逆古无是名。其在《内经》即谓之哕，是特古今之称名不同。而哕与呃逆断不可混为一症也。哕虽以河间、海藏说为是。而《东垣十书·溯洄集》【溯，音素，逆流而上】中则谓哕之声浊恶长而有力，直至气尽而后止，非如干呕之轻而不甚也，是较之刘、王所说则更明白晓畅矣。至于呃逆，即东垣所谓吃忒者，是此症称名不一，随其方言而呼之。有曰"格得"者，有曰"打呃"者，有曰"打歌得"者，总与哕为二症，明系今之所谓打呃是也。《灵枢》则谓之"饐"音噎[1]，所谓"饐不得息者"是也。观《金鉴》中以为格格连声，气从脐下来，自冲脉出口作声，岂非善于形容者乎？至于咳逆与呃逆则又不可相混，有以咳逆为呃逆者，有以咳逆为哕者，是皆未详味经文耳。《经》本以咳嗽气逆为言，如《气交变大论》曰：岁金太过，甚则喘咳逆气。又曰：咳逆甚而血溢。盖以咳嗽不止而血随气上耳，未闻打呃而见血者也，此咳逆之非呃逆亦甚明矣。而咳逆之非哕又何待辨乎？至噫气之说，《灵枢》云：寒气客于胃，厥逆从下上散，复出于胃，故为噫。仲景谓：上焦受中焦气未和，不能消，是故能噫。据此则噫者即嗳气也，即俗之所谓拔气也，此理甚明，人所易晓。总之，有声有物曰呕，有物无声曰吐，有声无物曰哕。呃逆者，即打呃之谓。咳逆者，咳嗽之甚，以致气逆上冲也。噫者，《字汇》解作饱食气满而有声，岂非所谓拔气者乎？症各不同，断难相混。至于得病之由与其治法，各有虚实寒热之异，散见诸门，兹不赘。

---

[1]噎：原作"嚏"，据《灵枢·刺节真邪篇》改。

辨五疫治法

庞氏云：春三月行青筋牵病，夏三月行赤脉攒病，【攒，音费，又音愤，击搏也。】秋三月行白气霾病，冬三月行黑骨瘟病。四季月各余十八日，土王用事行黄肉随病。后人又以木火金水土五疫配之，治各有定法。其中止有所谓"五疫乃天地之疠气，人中之则各随其脏气以为病"之说，尚属近理。如所谓青筋牵等名色矜奇立异无益症治。其用方，如春三月用羌活汤，夏三月用双解散等法，亦见沾滞。至秋三月天渐凉冷，反用三黄石膏，殊不近理。至其所用药俱系发散等剂，亦非治瘟疫的方也。

辨吴又可疫有九传治法中先里后表

吴又可九传治法，有先里而后表者，始则发热，渐加里症，下之里症除，二三日内又发热，反加头痛、身痛、脉浮者，宜白虎汤。按其瘟疫初起治法云：脉长洪而数，大汗多渴，此白虎汤症。又云：白虎治瘟疫脉长洪而数。又云：脉长洪而数，白虎清凉解散，服之或战汗自汗而解。是凡三言白虎症，而绝无脉浮之说也。至于发热头痛，虽列于白虎汤之下，而又无身痛，前后多所渗漏不符，看来头身痛脉浮三症，似宜小柴胡加羌、防，始与症对，而乃用白虎何也？

辨瘟邪止在三阳经

吴又可之《瘟疫论》世所盛行，其中达原饮固为治瘟疫之良方。第言瘟邪浮越于某经者，即加某经之药，止有三阳在表治法。至于邪之传里者，仅有入阳明胃腑一条，传三阴则略而不及。夫云：邪伏膜原，自内达外，不似伤寒之按次传经则可。若云邪总不入三阴，是将脏腑、经络划然中断，而人身之营卫，总扞格而不通矣，此岂理也哉？即"伤寒传足不传手"之说，识者犹或非之。至于瘟疫之传变，且并将三阴而遗之何也？每见患瘟疫者，腹胀满，大便实，或自利发黄，以及四肢诸症，非传入足太阴经乎？舌干口燥咽痛，但欲寐，非传入足少阴经乎？烦满囊缩，以及善怒号呼，冲逆动摇并胁肋诸症，非传入足厥阴经乎？且不特此也，患在皮毛气分而哮喘、咳嗽者，知邪之入肺；患在神志昏冒而面赤、喜笑者，知邪之入心。是则五脏六腑瘟邪之传变无所不到，谓脏腑诸症，不能一时皆现，则可谓瘟邪止在三阳经，必无是理也。

辨内伤寒认作瘟疫

内伤寒之症，初起无热，不渴，止有胸膈膜胀、满闷，面唇皆无光泽，或呕[1]而胸腹急痛，手足冷，自觉不舒快，少情绪，其脉沉细。此症总由过食生冷，伤于脾胃所致，故方书名之为内伤寒，而以治中汤温散之。此症多感于夏月，而瘟疫盛行之时与瘟疫甫愈之后，或感此症，昧者误认为瘟疫，而以疫法治之，鲜有不败事者。其弊必至于卒不能食，泄泻不止，而酿成大患。唯用治中汤加减出入，寒甚则加熟附，食积则加麦芽、神曲，肉积则加山楂。呕恶则加藿香、制半夏、鲜姜、砂仁，兼湿则加茯苓、苍术，胸胁痛闷则加枳壳、白芍、柴胡。若内既伤生冷，而外复感风寒，则用藿香正气散或五积散、平胃散等加减治之。

治中汤　即理中汤加陈皮、青皮。

藿香正气散　治外感风寒、内伤饮食，憎寒壮热，头痛呕，胸膈满闷，咳嗽气喘，及伤冷伤湿疟，暑，霍乱吐泻。凡感岚瘴不正之气者，并增减用之。

锦按：疫初起用达原饮等不效者，用此方加减治之。

藿香　苏叶　白芷　陈皮　半夏制　茯苓　甘草　厚朴姜汁炒　桔梗　白术泔浸，土炒
大腹皮洗极净。酖鸟好集其树，毛落皮上，洗不净杀人　苍术泔浸炒。原方无，今加入，无汗者更宜

又一方加木瓜，伤食加消导药，姜、枣煎。

五积散　治外感风寒，内伤生冷。其曰五积者，能散寒积、食积、气积、血积、

---

〔1〕呕：原作"沤"。据千顷堂本、九皇宫本、三让堂本改。

痰积。凡身热无汗，头身项背疼痛、拘急，胸满恶食，呕吐腹痛，寒热往来，并治。

苍术_{泔浸，炒} 厚朴_{姜汁炒} 陈皮 甘草 半夏_制 当归_{酒洗} 川芎_{酒洗} 白芍_{酒炒} 茯苓 枳壳_{麸炒} 桔梗 白芷 苏叶_{改，代麻黄} 干姜_{表重用鲜} 肉桂_{表重者用枝}

生葱、姜煎。

平胃散 治脾湿痰痞，宿食满闷，呕泻及岚瘴不服水土。

苍术_{泔浸，炒} 厚朴_{姜炒} 陈皮 炙草

姜、枣煎。如伤食加神曲、麦芽或枳实，湿胜加五苓散，痰多加制半夏，脾倦不思食加参、术，痞闷加枳壳、木香、香附，大便结闭加熟军，小便赤涩加芩、泽，风寒加葱、豉、苏、芷、防风。

内伤寒发斑

患内伤寒后，又兼之寒热间作，鼻中微出血，两手脉沉濇，皮肤按之殊无大热，身上有斑三五点，此内伤寒斑也，调中汤主之。夹暑加香薷、扁豆。

调中汤

陈皮 半夏_制 甘草 桔梗 苍术_{泔浸，炒} 川芎_{酒洗} 白芍_{酒炒} 砂仁_{炒，研} 藿香 羌活 白芷 麻黄_{或代苏叶} 桂枝 枳壳

生姜煎。

内伤寒发黄

内伤寒发黄者，其人脾胃素虚，或食寒凉生冷之物，以致寒实结搏，停滞不散，中州变寒而发黄色。或呕吐，或腹满自利，小便短少者，宜调中汤_{见前}加茵陈，或理中汤加茵陈、枳实、草果，手足逆冷，脉沉者加附子。

按：内伤寒为病，本系杂症，而采入瘟疫门中者，因瘟疫愈后不戒生冷，每患此症。或再微发热恶寒，昧者不察，往往误认为瘟病之复，因而疫法治之，寒凉清解害人不浅，故特为拈出。再者，瘟疫之复不能吃烟，内伤寒始终能吃烟，以此为辨。锦志。

辨汗无太早下无太晚

《此事难知》云：汗无太早，非预早之早，乃早晚之早。谓当日午以前谓阳之分，当发其汗。午后阴之分，不当发汗。下无太晚，非待人之晚，乃当日之后，为阴之分也，下之谓当已前，为阳之分也。

凡人初感寒邪，一觉憎寒，头痛身痛，身热脊强，便宜用温散之剂速发其汗，断无不愈之理。虽年老及平素虚怯之人，不易作汗者，觉病即服汗剂，其邪亦无不即当时解散者，此余屡用而屡效者也。迟则寒邪稽留，传变百出，而斑黄狂躁等症作矣。所以一觉感寒便宜速治，若必如《难知》所说，或日午以后感寒，必迟至明朝午前服汗剂不亦晚乎！假如午后感寒，此时虽属阴分，亦宜速服散剂，且服之多未有当时即汗者，必俟次早药力既行，又逢阳分出汗更易易耳。所谓汗无太早者，明系预早之早，岂早晚之早乎？伤寒如此，瘟疫亦然。瘟病之所谓不宜发汗者，指麻、桂、紫苏而言，至于元霜、紫雪等丹，岂非凉散之剂乎？瘟疫初起当即服药，亦不必拘以时日也。至所谓太晚之说，分明解作迟下，非早晨夜晚，第此言为庸医不应下而妄下之者说法耳。然其言不能无弊也。若遇宜急下之症，而必执"下无太晚"之说，则阳明胃腑势必被邪火烧至燥裂而不可救矣！下剂若必拘以时不亦谬哉？早晚二字，当易以迟速云。汗无太速，下无太迟，则不烦言而解矣。

辨郑声

论曰：实则谵语，虚则郑声。重平声语也，夫声必有语，语必有声，盖言声则郑，而语则重也。人虚而精神衰乏，不能自主，语言重复絮聒，而声则有类于郑耳。郑声淫，是状其声之哼哼唧唧，颇似淫声。惟冯氏谓声战无力，不能接续，造字出于喉中，为得解。成氏亦谓郑卫之声，而王氏驳之则非矣。又有解郑声为郑重者，夫曰郑重其事则有矣，曰郑重分明则有矣，以此解病人之声得乎？要之指郑之淫声，取譬无疑也。凡患此者，其声必低，气必短，脉必无力，色必萎悴。其兼症则目无赤色，舌无苔刺，身无大热，口无烦渴，小便清长，大便滑润或泄泻，凡自言自语，喃喃不全者皆是也。瘟疫始终一于为热，罕见此症。或汗多亡阳，下多亡阴者有之。若果虚最忌攻伐，少有差谬，无不即死。速宜察其精神，辨其阴阳，斟酌温补，以救其根本为要。若昏沉、上气喘促、发呃不止、不省人事者危。

辨褚氏春瘟夏疫

瘟疫之说，前诸论中已详哉其言之矣。兹读《褚氏遗书·审微篇》有云：春瘟夏疫，内症先出。是将瘟疫二字拆开分配春夏。□□□□□总缘平看瘟疫二字，且未悉其理解。□□□□□须知诸凡杂症，苟一时所患皆同者，皆有疫气以行乎其间，如徭役之役，故悉得以役名之，而所该之病甚广，瘟疫不过疫中之一症耳，乃串讲之辞。若曰瘟病之为疠疫，如是也。若必如褚氏春瘟夏疫之说，是将瘟疫二字拆开对待言之矣。由此以推，则世之称伤寒者，独不可云秋为伤而冬为寒乎？知分作伤病寒病之不通，则知言春瘟夏疫者之未妥也明矣。至于褚氏言男女异脉云：女子阴逆自上生下，故左寸为受命之根，万物从土而出，故左关为脾，生左尺肺，肺生右寸肾，肾生右关肝，肝生右尺心等说。□□□□□□□□□□□戴起宗曾非之，今不必再辨。

松峰说疫卷之五

诸　方

避　瘟　方

雄黄丸　治瘟不相染。

明雄一两，研　丹参　赤小豆炒熟　鬼箭羽各二两

共为末，蜜丸梧子大。每日空心，温水下五丸。

避瘟丹　烧之能避一切秽恶邪气。

苍术　乳香　甘松　细辛　芸香　降真香等分

糊为丸豆大，每用一丸焚之，良久又焚一丸，略有香气即妙。

福建香茶饼　能避一切瘴气瘟疫、伤寒秽气，不时噙化。

沉香　白檀各一两　儿茶二两　粉草五钱　麝香五分　冰片三分

共为细末，糯米汤调，丸黍米大，噙化。

透顶清凉散　凡遇时令不正，瘟疫流行，人各带之，或嗅鼻，可免侵染。

白芷　细辛　当归　明雄　牙皂等分

共为细末，磁瓶贮，勿泄气。用时令病者噙水口内，将药嗅鼻，吐水取嚏，不嚏再吹，嚏方止。已患未患者皆宜用。

神圣辟瘟丹

苍术君，倍　香附　羌活　独活　甘松　三[1]奈　白芷　赤箭　大黄　雄黄各等分

共为末，糊丸弹子大，黄丹为衣，晒干。正月初一平旦，焚一炷避除一岁瘟疫邪气。

---

〔1〕三：当作"山"。音讹故。

老君神明散　避瘟疫。

苍术一钱　桔梗二钱五分　细辛　附子炮，去黑皮，各一两　乌头四两，去皮、尖

共为细末，带于身边可免瘟疫。不可服。

藜芦散　一名赤散，辟瘟疫。

藜芦　踯躅　干姜各一两　丹皮　皂角各一两六钱　细辛十八铢　桂枝一作桂心　附子

朱砂一作真珠，另研，各六两

共为粗末，绛囊系臂上，男左女右，觉病作，取药末少许纳鼻中。嫌分量多，和时四分之一亦可，后皆仿此。

务成子萤火丸　主辟瘟疾恶气，百鬼虎狼，蛇虺蜂虿诸毒。五兵白刃盗贼凶害，皆避之。

萤火虫　鬼箭羽去皮　蒺藜　矾石各一两，煅枯　雄黄　雌黄各二两　羚羊角　煅灶灰

锤柄入斧头木，烧焦，各两半

共为粗末，以鸡子黄、雄鸡冠一具，和之如杏仁大。红绸缝三角囊盛五丸，带左臂上，仍可挂于门户。

屠苏酒

大黄十五铢　白术十铢　桔梗十五铢　川椒十五铢，炒出汗　防风六铢　乌头六铢，炒

桂枝十五铢　菝葜六铢，乃今之二钱半，廿四铢为一两【菝，音棱。葜，音恰。】

入红囊中，于腊月梅日悬井中，毋著水，元旦出药入酒中煎数沸，于东向户中饮之。先自小者饮起，饮三朝。若每年饮，可代代无病。内外井中，宜悉著药，忌猪、羊、牛肉、生葱、桃、李、雀肉。

避瘟丹

苍术　红枣

和丸烧之。

又方：时瘟疫流行，水缸内每早投黑豆一握，全家无恙。五更潜投黑豆大握于井中，勿令人见，饮水，家俱无恙。

入病家不染方：香油和雄黄、苍术末涂鼻孔，既出，纸条探嚏。如无黄、术，即

香油亦可。饮雄黄酒一杯，或止抹雄黄于鼻孔即妙。

瘟病不染：五月五日午时，多采苍耳嫩叶阴干收之。遇疫时，为末，冷水服二钱。或水煎，举家皆饮，能辟邪恶。

避瘟良方：瘟疫盛行，车前子隔纸焙为末，服即不染。

瘟疫不染方：将初病人贴身衣服，甑上蒸过，合家不染。

又避瘟方：入瘟家，以麻油涂鼻孔，出再取嚏则不染。

避瘟方：以桃叶上虫捣烂，凉水调服，瘟疫不染。一方止用桃虫蠱尿。

又方：以赤小豆、糯米，浸水缸中，每日取水用。

又方：以贯仲浸水用之，或苍术浸水用。

断瘟法：密以艾灸病人床四角，各一壮，勿令人知，不染。凡入瘟家，常以鸡鸣时默念四海神名三七遍百邪不犯。

东海神呵明　西海神巨乘　南海神祝融　北海神禺强

每入病室，存心念三遍，勿出口。

雄狐屎在山中石上或竹木上,尖头者烧之，避恶去瘟疫。

茵陈乌梅汤　治瘟疫。

九九尽日，茵陈连根采，阴干。遇瘟疫起，每一人用茵陈五分，乌梅二个，打碎，水二盅，煎八分，热服汗出即愈。

赤豆避瘟法正月七日：用新布囊盛赤小豆置井中，三日取出。举家皆服，男十粒，女廿粒，瘟则远避。

姜酒避瘟法：凡遇瘟疫行时，出门须先饮烧酒一杯，回家时仍再饮一杯，然后食别物，但勿至醉。不能饮者，出入可食姜蒜，或以塞鼻。

神砂避瘟丸

神砂一两，研细，白蜜和丸麻子大。以太岁日或平旦，一家皆向东方，用井花冷水各吞廿一丸，永无疫患。忌荤一日。

一方：元日[1]五更，以红枣祭五瘟毕，合家食之吉。

---

〔1〕元日：农历正月初一。一曰吉日。

一方：正月上寅日，取女菁草末三合，绛袋盛，挂帐中，能避瘟。

避瘟杀鬼丸如要少做，或四分之一，或改两作钱皆可。一方有空心青鳖甲作龟甲。

雄黄　雌黄各三两　山甲　龙骨　鳖甲　蝟皮各二两　川芎二两　禹余粮二两　真珠酌加　羚羊角七两　虎头骨七两　樗鸡十五枚，如无，以芫青十五枚代　东门上雄鸡头一枚

共为末，蜡溶为丸，弹子大。每正旦，病家门口烧一两丸，并每人带一丸男左女右避疫杀鬼。并吊丧问疾，皆吉。

太苍公避瘟丹　凡官舍旅馆，久无人到，积湿积邪，容易侵入，焚之可以远此。五六月，终日焚之，可以避瘟。

苍术一斤　台芎　黄连　白术　羌活各八两　川芎　草乌　细辛　柴胡　防风　独活　甘草　藁本　白芷　香附　当归　荆芥　天麻　官桂　甘松　干姜　山柰　麻黄　牙皂　白芍各四两　麝香三分

共为细末，点之。

一方：除夜，将家中所余杂药调和成一处者焚之，并焚苍术，可避瘟疫。

一方：除夜，有行瘟疫使者降于人间，以黄纸朱书"天行已过"四字，贴于门额，吉。

一方：悬挂马尾松枝，可免瘟疫。

一方：天行时气，宅舍怪异，并烧降真香有验。

一方：兜木香烧之，去恶气，除病瘟，产兜渠国。

一方：烧青木香、薰陆、安息胶香，可避瘟疫。

烧香避瘟：枢密王博文，每于正旦四更，烧丁香避瘟。

入病家不染：用舌顶上腭，努力闭气一口，使气充满毛窍则不染。

辟瘟丹　烧之避瘟邪气。

乳香　苍术　细辛　生草　川芎　降真　白檀

枣肉丸，焚烧。

不染瘟方

雄黄五钱　赤小豆一两　苍术一两，泔浸，去皮，壁土炒

共为细末，水调。每服一钱。

又方：姜豉和白术浸酒，举家常服。一方无术。

又方：初伏，采黄花蒿阴干，冬至日研末收存，至元旦蜜调服。

又方：六月六日采马齿苋晒干，元旦煮熟，盐醋调食之。

又方：元日，用麻子三七粒，赤豆七粒，共撒井中，避瘟。

又方：元日，吞赤小豆七粒，服椒酒一杯，却病避瘟。

又方：立春后庚子日，温蔓菁汁，合家并服，不拘多少，可避瘟。萝卜汁亦可。
蔓菁亦云芜菁。

麻豆投井方：除夜四更时，取麻子、赤小豆各廿七粒，并佳人发少许，同投井中，终岁无伤寒瘟疫。

发泥投井：除夜，以合家头发烧灰，同脚底泥包，投井中。咒曰：我家眷属，不害伤寒，瘟魔远遁，四季平安。急急如九天金轮王敕令。

避瘟方：于病人出汗时，身下舒一挑担，则不传染，须舒于褥底下，不得近身，恐挑担凉，冰汗不出。

杀鬼丹

虎头骨真者，酥炙 桃枭系桃之干在树上者 斧头木系斧柄入斧头中之木 雄黄明亮者，另研 桃仁去皮、尖，麸炒黄 朱砂光明者，另研，各一钱五分 犀角屑 木香 白术 鬼箭羽各一钱 麝香七分五厘

共为粗末，带之可避瘟疫。

一方：于春分日，用远志去心，水煎。日未出时，东面饮二盅，探吐，则疾疫不生。

一方：于谷雨以后，用川芎、苍术、白芷、藁本、零陵香各等分，煎水沐浴三次，以泄其汗，汗出臭者无病。吐免疫。

桃汤：元日服桃汤，压邪气，制百鬼。

纳椒井中：腊日之夜，令人持椒卧井旁，无与人言，纳椒井中，可除瘟病。一方，除夜取椒廿粒行之。

又方：元日，饮苍术汤并用汤沐浴及焚烧，可避终岁疫。

逐蝇祛疫法：忆昔年入夏，瘟疫大行，有红头青蝇千百为群，凡入人家，必有患瘟疫而亡者，后传一法，用铁盆不拘大小，纳白矾四两，用滚水倾入盆内，令满，将矾化开，次以口含火酒，连喷三口于盆内，又取桃核一枚，割两头，令通去仁，用纸包枪药[1]少许，塞桃核空壳内，用红线绳一根穿入核内，将红线为弦，取桃枝缚作一弓，安于铁盆中。矾水内，弓背在下，弓弦向上。再用桃木作箭三枝，插于盆外，青蝇自当远避，举家即免瘟病。其盆随便安于宅之僻处，经岁莫动，相传极效。松峰记。

避瘟方：新布盛大豆纳井中，一宿取出，每服七粒。

避疫椒柏酒：除日，用椒三七粒，东向侧柏七枝，浸酒一瓶，元日饮之。

通治疫疠方：常以东行桃枝煎汤浴之。未病已病皆治。

避瘟方：以绛囊盛马蹄屑佩之，男左女右。

预防热病兼治急黄贼风:

葛粉二升　生地一升　豉半升

食后，米饮服三钱，日三服，已病则日五服。

避瘟不染：穄米为末，顿服之。

又方：三月三日，取黍面和菜作羹食。

预解疮疹：茜根煎汁，入少酒服。时行疹子正发时，服此则可无患。

李子建杀鬼元　辟瘟疫，杀一切魑魅魍魉。

藜芦三两　虎头骨两半　雄黄　鬼臼　天雄　皂荚　芫荑各五钱

共为末，揉入艾绒中，用壮纸二层卷作筒。遇瘟疫时点著，熏病人房中。

七物虎头元避瘟杀鬼。

虎头　朱砂　雄黄各两半　鬼臼　皂荚　芫荑　雄黄各一两

为末，熔蜡丸弹子大。红绢袋盛一丸，系男左女右臂上，又悬屋四角，晦望夜半各当户烧一丸，晨起各人吞小豆大一丸，则不传染。

太乙流金散大避瘟疫。

---

〔1〕药：原作"荼"，据三让堂本改。

雄黄_{两半} 羚羊角_{一两} 雌黄 白矾 鬼箭羽_{各七钱半}

共粗末，三角绛囊盛一两，带心前，并挂户上，又青布包少许，中庭烧之。腊月鼠烧之避瘟气。又于正旦所居处埋之，避瘟疫气。

除瘟方

松峰审定五瘟丹_{一名凉水金丹，一名代天宣化丹。} 专治时症瘟疫，发热头身腹痛，谵语无汗，日久不愈。或发黄斑疹与痧，或二便五六日不行等症，并暑月一切热症。又解痘疹毒。

甘草_{制，甲己年为君} 黄芩_{乙庚年为君} 黄柏_{丙辛年为君} 栀子_{丁壬年为君} 黄连_{戊癸年为君} 香附_{去净细毛} 苏叶_{凤头者} 苍术_{米泔浸} 陈皮_{以上四味为臣} 明雄_{另研细} 朱砂_{另研细}

制甘草法：立冬日，取大青竹竿，一头截去节，一头留节，纳生甘草末于内，蜡封紧口，浸粪坑中，头冬至取出，晒干听用。

前甘草等五味，当以某年为君者多，臣数之半，如甘草等用二两，则香附等四味止用一两也。雄朱又减臣数之半，止用五钱矣。于冬至日，将甘草等九味共为末，雄朱另研，以一半入甘草等药末中为丸，留一半为衣，再用飞金为衣。大人服者，丸如梧子；小儿服者，丸如黍米。雪水生蜜为丸，面东服五十丸。病轻日浅者，一服而愈；病深日久者，三四服而痊。忌腥、辛、辣、油腻、煎炒一切厚味。其分两如君用一两，臣则五钱，多寡不论。总臣减君一半，雄朱又减臣一半也。

松峰曰：此方见《万氏家传·瘟疫门》中，与马氏《瘟疫发源》书内所载互有异同。万氏有苍、陈，而马则无之。万氏香附制炒，而马氏言俱不见火。万氏用雪为丸，而马氏用大黄膏子。万氏不帖金，而马氏则帖金。万氏服用滚白水，而马氏则用凉水。万氏甘草法制，而马氏不法制。其余俱各相同。愚意甘草制之则成人中黄，大能祛疫。苍术、香附，吾用其生者，盖炒之则未免有火气。飞金重帖亦妙，以其镇静也。至于用大黄膏为丸，于初感瘟疫邪尚在经者，大不相宜，当仍以雪水为丸，如恐不粘，酌加生蜜则易丸。初感瘟疫者，用滚白水送，大热时冷水送，不大便时方用大黄水送。取二方而斟酌尽善，此为近之。

柴胡白虎煎　治阳明温热，表邪不解等症。

柴胡　黄芩　麦冬各二钱　石膏三钱　甘草七分

引用竹叶。

柴葛煎　治瘟毒表里俱热，能散毒养阴，并治痘疹。

柴胡　干葛　黄芩　连翘去隔　白芍酒炒　甘草

水煎服。

归柴饮　治营虚不能作汗，及真阴不足，外感寒邪难解者，此神方也。大便多、溏者，以冬术代当归亦佳。

当归一两　柴胡五钱　炙草八分

流水煎，或加姜三五片，或加陈皮一钱，或加参。

人马平安散　治一切时症，风寒暑湿，内伤生冷饮食，头风头痛，心痛，绞肠痧，闪气，小肠疝气，牙痛，猪羊疯症。用簪脚点两眼角，或吹鼻孔，男左女右。

焰硝二钱　朱砂　明雄各一钱　冰片五分　麝香一钱

共为细末，端阳午时修合，磁瓶收贮，勿出气。

神仙祛瘟方　服后已病者即痊，未病者不染。

抚芎八钱五分　苍术三钱三分三厘，米泔浸，炒　甘草一钱六分六厘　干葛一钱三分六厘　生姜三片　葱三棵

连根水二碗，煎八分，空心服。病急者即当急服，勿拘空心之说。抚芎用一钱亦效，已试。

葛根淡豉汤　治四时感冒。

葛根五钱　淡豉三钱

煎服，入姜汁少许。

人中黄丸：一味，不拘多少，饭为丸，绿豆大，下十五丸。

炒麸熨法：热邪传里，服药后将盐炒麸一升，绢包于病人腹上熨之。药气得热则行，大便易通。

松毛酒　可避五年瘟。

松毛_{细切末}

酒下二钱，日三服。

姜糖引　治瘟疫，兼治伤寒。

白糖_{一两}　生姜_{五钱，捣烂}

滚水和服，不应再服。

头痛如破

连须葱_{半斤}　生姜_{二两}

水煮，温服。

姜熨法　治胸膈不宽，一切寒结、热结、水结、痰结、痞气结。生姜捣如泥，将汁拧出存用。取渣炒热绢包，揉熨心胸胁下，渣冷，入汁炒，再熨。

仙传吐法：治一切瘟疫，伤寒、伤风、伤酒、伤食。_{病初得用之更宜。}饮百沸汤半碗，以手揉肚再饮，再揉，直至腹无所容。用鸡翎探吐，吐后煎葱醋汤饮之，覆衣取汗，甚捷。

诸葛行军散

绿豆粉_{一两}　麻黄末_{八钱}

共研烂，和匀。每服一钱，用无根水调服，汗出即愈。

灵瘀避瘟丹

苍术_{一斤}　降香_{四两}　雄黄_{二两}　硫黄_{一两}　硝石_{一两}　柏叶_{半斤}　丹参_{二两}　桂皮_{二两}　藿香_{二两}　白芷_{四两}　桃头_{四两，五月五日午时收}　雄狐粪_{二两，尖头者是}　菖蒲根_{四两}　升麻_{一两}　商陆根_{二两}　大黄_{二两}　羌活_{二两}　独活_{二两}　雌黄_{一两}　唵叭香_{如无，可减}　赤小豆_{二两}　仙茅_{二两}　朱砂_{二两}　鬼箭羽_{二两}

以上共二十四味，按二十四气为末，米糊为丸，如弹子大，焚一丸。

松峰按：桃头不知何物，岂桃树尖耶。唵叭香出唵叭国，色黑有红润者佳，以软静色明者为上。烧之能避邪魅。

逐瘟方

地黄_{八两}　巨胜子_{一升，研，再同地黄捣烂}　牛膝_{四两}　五加皮_{四两}　地骨皮_{四两}　官桂

防风各二两　　仙灵脾三两

用牛乳五两，同甘草汤浸三日，以半升同乳拌仙灵脾，放磁瓶内，饭锅中蒸之，待牛乳尽出出字存疑，方以温水淘切，同前药剉细，袋装，浸于二斗酒中数日，药味全下后去渣，十月朔饮至冬至。

一方：雪水能解瘟疫当收贮听用。单饮煎药俱可。

一方：腊月取皂角烧为末，收贮。遇时疫，早起井华水调服一钱，或加姜汁、蜜少许。井华水，清晨第一次汲者。

干艾煎　治瘟疫头痛，壮热[1]脉盛。

干艾叶三升

水一斗，煮一升，顿服取汗。

松峰按：水酒以升斗计，不行于今久矣，况艾叶乎？用时艾叶计以钱，水计以盅可耳。

椿皮煎　治瘟疫头痛壮热，初得二三日者。

生椿皮一升，切

水二升半，煎，每服八合。

松峰云：椿系香椿，今之臭椿乃樗耳。

蒿柳汁　治瘟疫伤寒，不论日之多少。

黄蒿心七个　　柳条心七个

入碗内捣烂或少加水亦可，滤去渣，用鸡子一个，飞金三贴，和汁搅匀，令病人一口吸尽，随即炒盐半碗，研细罗下，用手蘸盐，将病人胸腹并前后心遍擦，再速用黄蒿、柳条熬滚水，将病人周身荡之。照方如是者三次，立时发汗而痊。

吕祖塞鼻丹：歌曰：沉香木香皆末共乳香，硼砂皂角共良姜，细辛当归各等分，巴豆川椒及麝香；又加朱砂雄黄等，血竭硇砂熟枣穰捣烂，每粒丸成桐子大，呼吸补泻便离床。口含冷水面朝上仰卧，不问轻重一炷香，祖师留下灵丹药，诸病闻之自安康。用此药治瘟疫亦可，故选入。治瘟疫应去巴豆。

---

〔1〕热：原缺，据千顷堂本补。

人马平安行军散

明雄　朱砂　火硝　枯矾　乳香_{去油}　儿茶　冰片　麝香　硼砂　没药_{去油}

各等分，共为细末。点大眼角，男左女右。冰、麝少加亦可。一点绞肠痧，二点气腰痛，三点重伤风，四点虫蝎伤，五点火眼发，六点走风痛，七点急心痛，八点急头痛，九点火牙痛，十点牛马驴。

神柏散　治瘟疫。

用庙社中西南柏树东南枝_{疑用嫩枝带叶者}，晒干研末。新汲水下二钱，日三次。

六合定中丸

苏叶_{二两，炒}　宣木瓜_{二两，微炒}　真藿香_{二两，带梗}　子丁香_{一两，研，毋见火}　白檀_{一两}　香薷_{一两，晒，不见火}　木香_{一两，不见火}　甘草_{一两，微炒}

共为细末，滴水为丸如椒大，每服二钱。

一治胸膈饱闷，用生姜二片，煎水服。

一呕吐用滚水半盅，对姜汁少许服。

一霍乱用生姜二片煎水，加炒盐五分服。

一不服水土，煨姜三片，煎水服。

一绞肠痧，炒盐水煎服。

一泄泻，生姜煎水服。

藕蜜浆　治时气瘟症。

生藕，捣取汁一盅，入蜜一合，和匀，分作两服。

生姜益元煎

益元散_{三钱}　生姜_{三钱，捣}

黄酒、水各半盅，煎三滚，温服即愈。除瘟解毒。

松峰云：方书每言一滚者，盖言煎滚取下，落滚再煎，再落，如是者三。

天行病心闷：用水中苔捣汁服。

治瘟方：用红糖入罐内，封固，蜡塞口，腊月浸粪坑中，二月取出，遇瘟疫，用水调服。

患疫忌荤一日。

牛桑饮 治余热不退，烦渴，四肢无力，不能饮食。

牛蒡根生，捣汁，约五六合，空腹分二服。服讫，取桑叶一大把，炙黄水一升，煮五六合服，暖覆取汗。无叶用枝。

白药散 治瘟疫。

白药子出江西，叶似乌旧，子如绿豆末，空腹，水顿服，即仰卧一食时，候心头闷乱或恶心，腹内如车鸣刺痛，良久或吐利数次，皆勿怪，服冷粥一碗止之。

神曲煎 此方治瘟疫初起。自直隶传来，试之亦不甚效。意或瘟疫由食积而发者，服之始效耶。

神曲五钱，炒　青皮一钱　葛根一钱　枳实钱五　红曲钱五　芫荽根，七条，鲜者更妙

瓜蒌汤

大瓜蒌一个，取瓤剉，置碗中，热汤一碗沃之，盖良久，去渣，不拘时服。治热病头痛发热。

一方：船底苔，疗天行时疫、伏热温毒。

治瘟疫秘方

麦冬三钱，去心　灯心三十寸　芫荽梗三十寸　枣三枚，劈　竹叶三十片

流水煎，热服。

治瘟疫并大头方

大力子　防风各等分

共为末，每用五钱，黄酒一盅，水一大盅，同煎，空腹温服，盖被出汗。

六一泥饮 治瘟疫八九日，已经汗、下不退，口渴咽干欲饮水者。

六一泥即蚯蚓粪不拘多少，新汲水调服。

鸡子拖法治同上：用鸡子打一孔，留黄，将清倾在病者腹上，用手在腹上圆转摊搓，久则渐成白沫，用手抹弃，再敲开一鸡子，依样搓之。止用四五枚腹内便觉清凉。

观音救苦散 专治伤风伤寒，并疫气所侵，稍觉头昏脑闷，项背拘急，吹鼻取嚏，毒气随散，永不染着，仙方也。

川芎　藿香　藜芦各三钱　丹皮去心　元胡索　朱砂各二钱　雄黄　白芷　牙皂各四钱

七味草药共为细末，朱雄另研，调入收贮。用时先噙水在口内，次以药吸入两鼻孔，吐水取嚏。未病者吹之不染，牛马等受瘟者，吹之亦效。

治鬼魅魇人法

降香末，一钱　皂角末，一钱　朱砂　雄黄各三分，研　麝香三分，与上同研　艾叶五钱，揉烂

将药末揉入艾中，草纸裹为长筒，点，放床底则不魇，并祛百怪恶邪之气。

太乙紫金锭一名紫金丹，一名玉枢丹。　瘟疫烦乱发狂，喉闭喉风，以及阴阳二毒，伤寒心闷，狂言，胸膈滞塞，邪毒未出，俱薄荷汤下。凡遇天行时疫，沿街阖户传染者，用桃根汤磨浓滴鼻孔，再服少许，任入病家不染。兼治数十种杂症，用引各殊，俱载《医宗金鉴·外科·脾发疽门》中，兹不录。

雄黄三钱，取明红大块研　朱砂三钱，大而有神气者，研　麝香三钱，真者拣净皮毛，研　川五倍子二两，一名文蛤，捶破去虫屎，研　红芽大戟一两五钱，去芦根，洗净，焙干为末。杭州紫色者为上，江南土大戟次之。北方绵大戟，色白性烈害人，勿用　千金子仁二两，白者去油，一名续随子

上药各择精品，于净室中制毕，候端午、七夕、重阳，或天月德，天医黄道上吉之辰，合药。前三日斋戒，至期，更衣洗手熏香，设药王牌位，焚香拜祷毕，将前药逐味称准，入大乳钵内，再研数百转，入细石臼内，渐加糯米浓汁调和，软硬得中，用杵捣千余下，至极光润为度。每锭一钱。修合时，除使令之人，余皆忌见。做此药唯在洁诚方效。病人每服一锭，势重者再服一锭，以通利为度。利后温粥补之。

通治瘟病：初得头痛，脉大壮热。小蒜汁，少加水顿服，再服即痊。

岚瘴：大蒜、生熟各七片共食。少顷腹鸣，或吐血泄泻即愈。

治时气：猪脂如弹丸，温水化服，日三次。

苦参酒：治瘟疫欲死，并治热毒气欲死。苦参一两，黄酒一壶煮半壶，饮尽当吐则愈。诸毒病服之，覆取汗皆愈。此方三见，各有不同，故并录之。

梓皮饮

生梓白皮切，水煎服。治时气瘟病，头痛壮热，初得一二日者。瘟病复感寒邪，

变为胃脘，治同。

蘘荷汁：治伤寒瘟病，初得头痛壮热脉盛者。蘘荷连根叶捣，绞汁服。

治瘟疫：虎耳草擂酒服，治瘟疫。

时行风热：荠菜音甜，一名荠苨，齐鲁名为滚当。捣汁饮之。

梨甘饮　通治瘟疫。

梨树皮　大粉草各一两　黄秫谷一合，为末　百草霜一钱

共为细末，每服三钱，白汤日二服。

时气头痛烦热：皂角烧研，入姜汁、蜜各少许，水和二钱服之。先以热水淋浴，后服药，取汗即愈。

时疾烦闷、泻痢、大渴，孕妇心热等症：芦根一两，煎浓汤服。

天行热疾烦渴发狂及服金石心热发渴：并煮苎汁服。

瘟毒大热：壮猪干粪，水渍，取清饮。

松峰说疫卷之六

运 气

五运详注

阴阳化生五行木火土金水，流为十干甲乙丙丁戊己庚辛壬癸。天干运化于五方位甲乙东方木，丙丁南方火，壬癸北方水，戊己中央土，庚辛西方金，分为五运。

木为初运，火为二运，土为三运，金为四运，水为五运。此乃主运，年年不移。

天干阴阳配合化为五运

甲与己合，化土之岁，土运统之。

乙与庚合，化金之岁，金运统之。

丙与辛合，化水之岁，水运统之。

丁与壬合，化木之岁，木运统之。

戊与癸合，化火之岁，火运统之。

此乃客运，每岁迭迁。

六气详注

阴阳化生地支十二。子寅辰午申戌，六阳年；丑卯巳未酉亥，六阴年。

阴阳配合五行运化五方位

寅卯属春，东方木也。巳午属夏，南方火也。申酉属秋，西方金也。亥子属冬，北方水也。辰戌丑未，四季中央土也。

阴阳刚柔对冲化为六气风火暑湿燥寒也。

子午之岁　少阴君火司天阳　卯酉阳明燥金在泉阴

丑未之岁　太阴湿土司天阴　辰戌太阳寒水在泉阳

寅申之岁　少阳相火司天阳　巳亥厥阴风木在泉阴

卯酉之岁　阳明燥金司天阴　子午少阴君火在泉阳

辰戌之岁　太阳寒水司天阳　丑未太阴湿土在泉阴

巳亥之岁　厥阴风木司天阴　寅申少阳相火在泉阳

六气分主客

主气以其年年不移，故谓之主。

厥阴风木为初之气，主大寒至春分。少阴君火为二之气，主春分至小满。

少阳相火为三之气，主小满至大暑。太阴湿土为四之气，主大暑至秋分。

阳明燥金为五之气，主秋[1]分至小雪。太阳寒水为六之气，主小雪至大寒。

客气加于主气之上，以其年年迁转，故谓之客。

子午之岁，少阴君火司天，卯酉阳明燥金在泉。

初之客气，太阳加厥阴之上。二之客气，厥阴加少阴之上。三之客气，少阴加少阳之上。四之客气，太阴加太阴之上。五之客气，少阳加阳明之上。六之客气，阳明加太阳之上。

丑未之岁，太阴湿土司天，辰戌太阳寒水在泉。

初之客气，厥阴加厥阴之上。二之客气，少阴加少阴之上。三之客气，太阴加少阳之上。四之客气，少阳加太阴之上。五之客气，阳明加阳明之上。六之客气，太阳加太阳之上。

寅申之岁，少阳相火司天，巳亥厥阴风木在泉。

初之客气，少阴加厥阴之上。二之客气，太阴加少阴之上。三之客气，少阳加少

---

〔1〕秋：原缺。据敦厚堂本、三让堂本补。

阳之上。四之客气，阳明加太阴之上。五之客气，太阳加阳明之上。六之客气，厥阴加太阳之上。

卯酉之岁，阳明燥金司天，子午少阴君火在泉。

初之客气，太阴加厥阴之上。二之客气，少阳加少阴之上。三之客气，阳明加少阳之上。四之客气，太阳加太阴之上。五之客气，厥阴加阳明之上。六之客气，少阴加太阳之上。

辰戌之岁，太阳寒水司天，丑未太阴湿土在泉。

初之客气，少阳加厥阴之上。二之客气，阳明加少阴之上。三之客气，太阳加少阳之上。四之客气，厥阴加太阴之上。五之客气，少阴加阳明之上。六之客气，太阴加太阳之上。

巳亥之岁，厥阴风木司天，寅申少阳相火在泉。

初之客气，阳明加厥阴之上。二之客气，太阳加少阴之上。三之客气，厥阴加少阳之上。四之客气，少阴加太阴之上。五之客气，太阴加阳明之上。六之客气，少阳加太阳之上。

司天在泉左右间气

去岁在泉之右间当升今岁司天之左间，去岁司天之右间当降今岁在泉之左间。

开列于下：

左间太阴 子午少阴君火司天 右间厥阴	右间少阳 阳明燥金在泉 左间太阳	左间太阳 卯酉阳明燥金司天 右间少阴	右间厥阴 少阴君火在泉 左间太阴
左间少阳 丑未太阴湿土司天 右间少阴	右间阳明 太阳寒水在泉 左间厥阴	左间厥阴 辰戌太阳寒水司天 右间阳明	右间少阴 太阴湿土在泉 左间少阳
左间阳明 寅申少阳相火司天 右间太阴	右间太阳 厥阴风木在泉 左间少阴	左间少阴 巳亥厥阴风木司天 右间太阳	右间太阴 少阳相火在泉 左间阳明

司天在泉解

司天在泉，四间气者乃客气之六部也。凡主岁者为司天，位当三之气。司天之下相对者为在泉，位当终之气。司天之左为天之左间，右为天之右间。在泉之左为地之左间，右为地之右间。每岁客气始于司天前二位，乃天之右间，是为初气，以至二气、三气，而终于在泉之六气，每气各主一步。然司天主行天之气令，其位在上，自大寒节起，主上半年；在泉主地之气化，其位在下，自大暑节起，主下半年。岁运居上下之中，主气交之化。故天气欲降，则运必先之而降；地气欲升，则运必先之而升。又论曰：初之气、二气、三气尽，天气主之；四气、五气、终气尽，地气主之。此即上下卦之义。然则三气、四气是一岁之气交也。天地气交之时，自四月终，至八月终，共四个月，一百廿日之间，而岁之旱潦丰俭，物之生长收成，皆系乎此。故曰：气交之分，人气从之，万物由之也。

岐伯曰：上而司天，下而在泉，中而气交，人之居也。言天者求之本，言地者求之位，言人者求之气交。本者，天之六气，风火暑湿燥寒也；位者，地之六步，木火土金水火也。言天者求之本，即六气之胜衰，而上可知也；言地者求之位，即六部之终始，而下可知也。人在天地之中，故求于气交，则安危亦可知矣。又论曰：天气下降，地气上升，一升一降，气交于中，人居之则生万物[1]，皆气交之使然。盖天无地之升则不能降，地无天之降则不能升。天地互相升降，循环之道也。天气不足，地气随之；地气不足，天气从之，运居中而当先也。如司天生克中运为顺，中运生克司天为逆，在泉亦然。顺分生克之殊，逆有大小之别，此古人举运气之端倪耳。若其二气相合，象变迥异，变化无穷。如四时有非常之化，常外更有非常。四方有高下之殊，殊中又分高下。百步内晴雨不同，千里外寒暄非一。故察气候者必因诸天，察方宜者必因诸地。圆机之士，当因常以察变，因此以察彼，庶得古人未发之妙欤。

---

〔1〕物：原作"易"，据九皇宫本改。

五运天时民病

岁运有余属先天，为大过之年。甲丙戊庚壬五阳刚之年。

六甲年甲己化土。甲为阳刚之土，土太过是谓敦厚也阜高也。万物之化，无不赖土以克成。土本高厚，在山川烟埃朦郁，土之气也。雨湿流行湿生则燥避，土之化湿，土胜克水，故肾脏受邪，治当以除湿补肾。脾属土，甚则土邪有余，脾经自病。脾主肌肉，外应四肢。肌肉痿，行善瘛抽掣，脚下痛。脾太过则令四肢不举。脾虚则腹鸣飧泄不化。其德厚重，故其政安静。其动柔润重淖泥湿，其变震惊飘聚雷霆暴风，崩溃洪水冲决。此以土极而兼木复之化。其谷稷麻稷土谷，麻木谷，其果枣李枣土果，李木果，其畜犬牛牛土畜，犬木畜，育齐也，其虫倮毛土气有余，倮毛齐化。太谿，肾脉也，土亢则肾绝，故死不治。

六丙年丙辛化水。丙为阳刚之水，水太过为流衍之纪。水胜则阴气大行，天地闭而万物封藏。岁水太过，寒气流行，寒病乃生，邪害心火。水化寒，水胜则克火，故心脏受邪。治当以逐寒补心。民病身热烦躁，心悸阴厥，上下中寒，谵妄心痛。甚则水邪有余，肾脏自病。肾病则腹大胫肿，喘咳身重寝汗。其德凝惨寒雾雨雪貌，其动漂浮于上泄泻于上沃灌也涌溢也，其变非时而有日变冰雪霜雹，其病胀水气盛，其象冬，其气坚，其谷豆稷豆水谷，稷土谷，其果栗枣，其畜彘牛彘水畜，牛土畜，其虫鳞倮水有余故鳞倮育。神门，心脉也，水亢则心绝，故不治。

六戊年戊癸化火。戊为阳刚之火，火太过乃赫曦之纪，阳光炎盛也。阳盛则万物俱盛，阴气内化，阳气外荣，阴降于下，阳升于上也。民病火邪伤阴，寒热交争，故为疟。火克肺金，令人喘咳。火逼血妄行于上，故口鼻出血；下泄于二便，故水泄注下；火炎上焦，则咽干耳聋，肩背皆痛，其动炎灼妄扰，火盛之害也。其德暄暑郁蒸，热化所行，其应夏也。其变炎烈沸腾，火气太过，热极之变也。其病笑疟疮疡，血流狂妄目赤，皆火盛也。若火不能务其德，暴烈其政，甚则雨水霜雹，则金气受伤，水必来复之，故其为灾如此。而寒邪反伤心也。其谷麦豆其麦火谷，其豆水谷，其果杏栗杏火果，栗水果。其畜羊彘羊火畜，彘水畜，其育齐也，其虫羽鳞羽属火，鳞属水。太渊，肺脉也，火亢则肺绝救[1]，故死不治。

六庚年。乙庚化金。庚为阳刚之金，金太过乃坚成之纪，万物收引而退避也。岁金太过，燥气流行，燥病乃生，肝木受邪，治当清燥补肝。民病两胁下少腹痛，目赤眦疡，耳无所闻，皆肝胆经病。金气太过则肃杀甚，故伤及肝经。若肝不及则令人胸痛引背，下则两胁胠胀，甚则不可反侧，金伤于肝也。金邪有余，肺经自病，故喘咳气逆，肩背痛。金病不能生水，以致肾阴亦病，故尻阴股膝髀腨胻足皆痛。其德雾露萧瑟，清肃之化也。其变肃杀凋零，杀令行也。其动暴折金气有余。疡痤皮肤之疾。金不务德而暴害乎木，火必报复而金反受伤。其病喘喝，胸臆仰息。火乘肺金，故其病咳，其谷稻黍，其果桃杏，其畜鸡马，其虫介羽。太冲者，肝脉也，金亢则肝绝，故死不治。

六壬年丁壬化木。壬为阳刚之木，布散阳和，发生万物之象也。木和相生，则阳和布化，阳气日进而阴气日退。岁木太过，木之化风，风气流行，风病乃生。木胜则克脾土，故脾脏受邪，治当平肝木以补脾土。木太过侮土，则金必复之。故乘秋令而为灾如此。至其为病，则邪反伤肝矣。民病飧泄，食减体重，烦冤肠鸣，腹胁支满，皆脾虚气衰所致。木胜肝强，故善怒眩冒巅疾，甚则反胁痛而吐甚木邪伤胃。其动掉眩巅疾风木太过，其德鸣风木声靡散也启拆即发陈之义，其变振怒拉败拆摧拔，其谷麻稻麻木谷，稻金谷，其果桃李李木果，桃金果，其畜鸡犬鸡金畜，犬木畜，其虫毛介。冲[2]阳，胃脉也，木亢则胃绝，故死不治。

岁运不及属后天，为不及之年。乙丁己辛癸五阴年。

六丁年丁壬化木。丁为阴柔之木，木气不及，是谓委和之纪。阳和委屈，发生少也。木气衰，土气无制也。火无所生，故长自平。木衰金胜，故收气乃早。岁木不及，燥乃大行木不及，则金乘之，燥病乃生。生气不政，物秀而实，草木晚荣，凉雨时降，风云并兴。民病中清，胠胁满，少腹痛。金气乘木乃肝之病也。肠鸣溏泄，木不生火，乃脾之寒也。其病肢废痈肿疮疡。木被金伤，肝筋受病，风淫末疾，故为肢废痈肿疮疡所由生也。其主飞蠹蛆雉蛆化为蝇，其性喜暖，火运之年尤多。雉火禽，凡此皆火复之理也，

[1] 救：详此文义及前后文例，疑衍。
[2] 冲：原作"衡"。据九皇宫本改。

其气敛，其用聚木兼金化，收气胜也，其谷稷稻稷土谷，稻金谷。木不及，二谷当成，其果枣桃枣土果，桃金果。木不及则二果盛，其畜犬鸡犬木畜，鸡金畜，其虫毛介毛木虫，介金虫。草木晚荣木不及，苍干凋落金盛之。物秀而实，肤肉内充。生气虽晚，化气速成故也。阳明上临，金气清肃，故为白露早降。金胜火必衰，火衰土必弱。虫蚀甘黄[1]，甘黄属土，而阴气蚀之，故虫生焉观晒能除蛀，则虫为阴物可知。胜复皆因于木，故灾眚在三，东方震宫也。

六乙年乙庚化金。乙为阴柔之金，金气不及，是谓[2]从革之纪。岁金不及，而火气乘旺，故灾乃大行，热病乃生。治当清肺降火。民病肩背瞀闷，重鼽嚏鼻流清涕，血便注下，金受火邪，故为此诸症。金衰火亢，水来复之，故寒雨暴至，乃令冰雹霜雪，灾伤万物，寒之变也。是谓无根之火，故为头脑户痛，延及脑项，发热，口疮，心痛等症。炎光赫烈，则冰雪霜雹，乃火盛金也。其病咳喘，鼽衄，火有余而病及肺也。其谷麻麦麻木谷，麦火谷。二谷成，其果杏李李木果，杏火果。金不及故二果成，其畜鸡羊鸡金畜，当衰；羊火畜，当盛，其虫介羽介金虫，羽火虫。胜复皆因于金，故灾眚在七，西方兑宫也。

六己年甲己化土。己为阴柔之土，土气不及，是为卑监之纪，则木气乘旺，故风气盛行，治当以益脾平肝。化气失令，木专其政，则草木荣美。发生在木而成实在土。土气不冲，故秀而不实，成而秕也。土德衰，故雨愆期。金无所生，故收气平也。民病飧泄霍乱，体重腹痛，筋骨繇摇也复摇动反复，肌肉𥄑酸善怒，蛰虫早附。凡此飧泄等症，皆脾弱肝强所致。土衰木旺，金乃复之子复母仇。其为胸胁暴痛，下引少腹者，肝胆病也。其土脏病，则为涌沤，肉理病则为疮疡溃烂痈肿。其病胸满痞塞，土气不足，而脾不运也。其病飧泄，土衰风胜也。其谷豆麻豆水谷，麻木谷。二谷成，其果李栗李木果，栗水果。土不及，故二果成，其畜牛犬牛为土畜，当衰；犬为木畜，当盛，其虫倮毛倮属土，毛属木。胜复皆因于土，故灾眚见于四维。土位中宫，而寄旺于四隅，辰戌丑未土也。

六辛年丙辛化水。辛为阴柔之水，水气不及，是为涸流之纪，则源流干涸也。六辛阴水之年，阳反用事。水不及而湿土乘之，故湿病乃生，治当补肾除湿。水衰则火

---

〔1〕黄：原脱。据此文义及《素问·气交变大论》补。
〔2〕谓：此前原有"为"字，九皇宫本、千顷堂本均无。据此文义及前后文例删。

土同化，故气反用，其化乃速，暑雨数至。民病腹满，身重，濡泄，寒疡流水，腰股痛，足痿清厥寒厥，脚下痛，甚则附肿附同浮，脏气水气不收，肾气不衡平也。不收不衡，水气衰也，火无所畏，故蛰虫不藏也。草木条茂，荣秀满盛，长化之气丰而厚也。埃昏骤雨土胜水，则振拉摧拔木复土。其病癃闭，肾气不化也。水不及故邪伤肾也。其谷黍稷黍火谷，稷土谷。二谷当成。黍火谷，而本经[1]作麦，其果枣杏枣土果，杏火果。水不及则二果成，其畜彘牛彘水畜，当衰；牛土畜，当旺，其虫鳞倮鳞水虫，倮土虫。盛衰亦然。盛复皆因于水，故灾眚在一，北方坎宫也。

六癸年。戊癸化火。癸为阴柔之火，火气不及，是谓伏明之纪。阳德不彰，光明伏也。岁火不及，而金乘之，故寒乃大行，寒病乃生，治当补心逐寒。火不及，生物不长，成实而稚，遇化已老。物之成实者，惟稚而短，及遇土化之令，而气已老矣。阳气屈伏，蛰虫早藏，阳不施于物也。民病胸中痛，胁肢满，两胁痛，脊背肩胛间及两臂内痛。凝惨栗烈水胜火，暴雨霖霖土复水，雷霆震惊火郁达之，沉阴淫雨此皆湿复之变。其主冰雪霜寒，水反胜也。其病昏惑悲忘，乃火不足而心神溃也。其谷豆稻豆水谷，稻金谷。二谷成，其果栗桃栗水果，桃金果。火不及，故二果成，其畜马彘马火畜，当衰；彘水畜，当旺，其虫羽鳞羽属火，鳞属水。有盛衰。盛复皆因于火，故灾眚在九，南方离宫也。

六气天时民病

子午之岁壬子　壬午　戊子　戊午　甲子　庚子　庚午　丙子　丙午　甲午

少阴君火司天，岁气热化之候。司天者，天之气也。阳明燥金在泉，在泉者，地之气候也。君火者，手少阴心经也。心者，君主之官，神明出焉。君火乃人身之主宰，阳气之本，余象主土，乃发生万物之源。少阴司天，其化以热。凡炎蒸郁燠，庶类蕃茂，皆君火之化，而阳光明耀，温养万物。热淫于上，故火行其政。君火之下，阴精承之，故大雨且至。民病胸中烦热嗌干等症。皆君火上炎，肺金受伤也。金气主

[1]本经：系指《素问·五常政大论》。

右，故右胁满。按《经脉篇》以溺色变，肩臂背臑及缺盆中痛，肺胀满，膨膨而喘咳，为手太阴肺经病。䐜肬，肩前臑痛，为手阳明大肠经病。盖肺与大肠为表里，金被火伤，故诸病皆主于肺也。尺泽穴，手太阴肺脉也。在肘内廉大纹中，动脉应手。金不胜火，则肺气竭而尺泽绝，故死不治。羽虫属火，同天之气，故安静；介虫属金，同地之气，故育。金气在地，则木衰，故毛虫胎孕不成。

阳明燥金在泉，地之气候也。金气燥淫胜于下，霿雾清暝。民病喜呕，呕而苦，善太息，心胁痛，不能转侧，甚则嗌干，面尘身无膏泽，足外反热，为足少阳胆经病。嗌干面尘，为厥阴肝经病。此以金邪淫胜，故肝胆受伤，为病如此。介虫属金，同其气故育；毛虫属水，受其制故耗。金火之气不相合，故羽虫不成。燥金在泉，燥在地中，故湿毒之物不生。

子午之岁

壬子　壬午

上少阴君火司天，中太角木运，下阳明燥金在泉。运生天气曰小逆，木上生火也，故病亦微。子午之岁，当少阴君火迁正司天，而太阴湿土，以上年在泉之右间，当升新岁司天之左间。故畏天冲，木星胜之也。遇壬子、壬午木运之年，壬为阳木有余，其气先天而至。岁运遇木，乃能胜土，故太阴湿土，升天不前，则为土郁，木之胜也。人病在脾，土郁欲发，必待其得位之时而后作。壬午年，刚柔失守。微甚如见，三年化疫。微至乙酉，甚在甲申，土疫发也。药宜泻黄散，煎汤量冷，研五瘟丹，不拘时空心送下。木强民病，则脾胃受抑，为黄疸满闭等症。其运风鼓，其化鸣紊启拆，其变振拉摧拔，其病支满，肝木强也。

戊子天符　戊午太乙天符

上少阴君火司天，中太征火运，下阳明燥金在泉。运于司天之气相同，曰天符。运与气皆火。戊午年，运临本气之位，曰岁会。火运临之，午火位也。其运炎暑，其化暄曜郁燠。遇太阳司天曰热，少阳司天曰暑，少阴司天曰炎暑，皆兼司天之气而言运也。其变炎烈沸腾，太征之变也。其病上热血溢，阳火盛也。此二年多热症而无瘟疫。

甲子　甲午

上少阴君火司天，中太宫土运，下阳明燥金在泉。天气生运曰顺化，火下生土也。当年少病。其运阴雨，其化柔润时雨。其变震惊飘骤，太宫之变也。其病中满身重，土湿之滞也。子午之年，阳明燥金当迁正在泉，而太阳寒水，以上年司天之右间，当降为新岁在泉之左间，故畏地阜，土胜窒之也。水运降地，而土运抑之。遇土运太过，先天而至。甲子甲午年，阳土有余之岁，土运承之，降而不入，即天彰黑气，瞑暗凄惨。才施黄埃而布湿寒，化令气蒸湿复，令久而不降，伏之化郁。寒郁于上而湿制之，则脾肾受邪，故民病寒厥，四肢重怠，阴痿少力，天布沉阴，蒸湿间作也。甲子甲午，刚柔失守。如此三年，变而为大疫也。水气被抑，至三年后必发为水疫。甲子至丙寅，三年首也。至丁卯，三年后也。药宜泽泻、知母、青黛、元参、连翘、童便各一钱，煎汤量冷，研化五瘟丹，并青黛末，调服。

庚子　庚午<small>天刑之年，俱同天符。</small>

上少阴君火司天，中太商[1]金运，下阳明燥金在泉。庚子庚午年，运同司地，曰燥金太过之运，加地气曰同[2]天符。天刑之年，火下克金也，故曰不相得则病。虽有杂症，而无瘟疫。木年金运太过，而君火司天制之，则金得其平，所谓坚成之纪。其运凉劲，其化雾露萧瑟，其变肃杀凋零，其病下清<small>谓二便清泄</small>，及下体清冷。金气之病也。

丙子<small>岁会</small>　丙午<small>天气不和之年</small>

上少阴君火司天，中太羽水运，下阳明燥金在泉。丙子年，运临本气之位，曰岁会，子水位也。运克天气曰不和。水上克火，故病甚也。杂病虽多，而无瘟疫。其运寒，其化凝惨慄冽，其变冰雪霜雹。云驰雨府，湿化乃行，时雨乃降。此即阳明司地，燥极而泽之义。民病咳喘，血溢血泄，鼽嚏目赤眦疡，寒厥入胃，心痛腰痛，腹大嗌干肿痛等症。

初之气，客气太阳寒水，加厥阴用事。地气迁，热将去。上年乙亥，少阳终之气，至此已尽。寒乃始，蛰复藏；水乃冰，霜复降；风乃至，阳气郁。寒水之气客于春前，故其为候如此。民反周密，关节禁固，腰脽<small>音谁，</small>尻骨痛，炎暑将起，中外疮疡

---

〔1〕商：原作"角"。详庚子、庚午之岁，中运当谓太商，故据改。

〔2〕同：原无。详太过之运加地气当曰同天符，故据补。

寒气为病。然少阴君火司天，又值二之主气，故炎暑将起，中外疮疡。

二之气，阳气布，风乃行，春气以正，万物应荣，寒气时至，民乃和。风木之客，加于君火之主，故阳气风行春气，万物荣也。司天君火未盛，故寒气时至，水火应时，故民气和。其病淋，目赤，气郁于上而热，君火为病也。

三之气，客气君火司天，加于相火之主，故大火行，庶类蕃鲜，火极水复，热极寒生，故寒气时至。民病气厥心痛，寒热更作，咳喘目赤，二火交炽。

四之气，客主之气皆湿土用事，故为溽暑，大雨时至，寒热互作。民病寒热嗌干黄瘅，衄蚵渴饮，湿热之病也。

五之气，畏火临，暑反至，阳乃化，万物乃生、乃长、乃荣，民乃康。畏火，相火，当秋而阳化，故物荣民康。

终之气，燥令行，燥金之客加于寒水之主，金气收，故五之气，余火内格，而为病咳喘，甚则血溢，寒气数举，则雾霿翳，皆金水之化也。

丑未之岁 丁丑　丁未　辛丑　辛未　癸丑　己丑　己未　乙丑　乙未　癸未

太阴湿土司天，岁气湿化之候。司天者，天之气也。太阳寒水在泉，在泉者，地之气也。湿土者，足太阴脾经也。脾主中央戊己土，每季寄旺十八日，合为七十二日，以应一岁六六三百六十之数。太阴司天，土气在天为湿化。凡云雨滋润，津液充实，皆土之化。湿淫于上，故沉阴雨变。浸渍为伤，故物枯槁。民病胕肿痛等症，皆土旺克水，肾经病也。按《经脉篇》云：以腰脊头项痛，为足太阳膀胱病。以饥不欲食，咳唾则有血，心如悬，为足少阴肾经病。肾与膀胱为表里，水为土克，故诸病皆本于肾。太谿，足少阴肾经脉也，在足内踝后跟骨上动脉应手。水不胜土，则肾气竭，而太谿绝，死不治。丑未之岁，倮虫属土，同天之气，故安静无损。麟虫属水，同地之气，故育。在泉水盛则火衰，故羽虫胎孕不成。

太阳寒水在泉，寒淫胜于下，则凝肃惨栗。民病少腹控睾，引腰脊，上冲心痛，嗌痛，颔肿，血见。寒淫于下，自伤其类则膀胱与肾受之。膀胱居腹，故少腹痛；肾主阴丸，故控睾；太阳之脉，挟脊抵腰中，故引腰脊；肾脉络心，故上冲心痛；心主血，而寒逼之，故见血。嗌痛颔肿，为小肠经病，亦水邪侮火而然。麟虫属水，同其气，故育。羽虫属火，受其制故耗。水土之气不相合，故倮虫不育。太阳寒水在泉，寒在地中，故热毒之物不生。

丑未之岁

丁丑　丁未

上太阴湿土司天，中少角木运，下太阳寒水在泉。运克天气曰不和，木上克土也，故病甚。灾三宫，三者，东方震宫也。木气不及，故灾及之。二年杂症甚多，而有微疫，作杂症治之。

癸丑　癸未

上太阴湿土司天，中少征火运，下太阳寒水在泉。运生天气曰小逆，火上生土也，故病亦微。火运不及之年，热病亦微，而无瘟疫。灾九宫，九，南方离宫也。火运不及，故灾及之。

己丑　己未俱太乙天符。凡此日得病主危。

上太阴湿土司天，中少宫土运，下太阳寒水在泉。运临本气之位曰岁会，土运临之，辰戌丑未土也，其病危。运与气相同，曰天符。灾五宫，五，中宫也，土运不及，故灾及之。土运不及，而有司天之助，其病亦少。

乙丑　乙未

上太阴湿土司天，中少商金运，下太阳寒水在泉。天气生运曰顺化，土下生金也，民舒无病。灾七宫，西方兑宫也。金运不及，故灾及之。丑未之岁，太阳当迁正在泉，而厥阴风木，以上年司天之右间，当降为今岁在泉之左间，故畏地晶[1]，金气窒之也。以上年子午岁气有余，司天少阴不退位，则右间厥阴，亦不能降下也。金运承之，降之不下，抑之变郁，郁而为病，木郁金胜，故苍埃见而杀令行。此二年厥阴风木当降在泉，遇金运承之，降而不下，则木郁于上，发为木疫。药宜龙胆泄肝汤，加羌防研化五瘟丹送下。

辛丑　辛未天刑之年

上太阴湿土司天，中少羽水运，下太阳寒水在泉。辛年水运不及，而湿土司天胜之，所谓流涸之纪。天刑之年，土下克水，故曰不相得则病。灾一宫，一，北方坎宫也，水运不及，故灾及之。丑未年，太阴湿土当迁正司天，而少阳相火以上年在泉

---

〔1〕晶：原作"晶"。据《素问·刺法论》改。

之右间，当升新岁司天之左间，故畏天蓬，水胜之也。丑未阴年不及，故太阴司天未迁正，则少阳左间，亦不得其位。遇辛丑辛未天蓬之年，则少阳相火被抑，故升天不前，则为火郁，水之胜也。火郁不升，则人病在心包络。天时则寒雾反布，凛冽如冬，水复涸，冰再结，寒暄不时。民病伏阳在内，烦热于中，心神惊骇，寒热间争，火郁既久，暴热乃生，郁疠乃化，伏热内烦，痹而生厥，甚则血溢，此相火郁发为病。此二岁少阳相火当升司天，遇水运升之不前，则为火郁，药宜凉膈散，加知母煎汤量冷，研化五瘟丹服之。阳气退避，大风时起。司天之气，乃湿气下降，地气乃寒气上升。故原野昏霿，白埃四起。司天主南，而太阴居之，故云奔南极，雨湿多见于南方。夏尽人秋，谓之差夏。民病寒热腹满，身胀满，胕[1]肿痞逆，寒厥拘急，皆寒湿所化之病。阴凝于上，寒积于下，寒水胜火则为冰雹，阳光不治，杀气乃行。本年寒政太过，故谷气有余者，宜高宜晚，以其能胜寒也。不及者，宜下宜早，以其不能胜寒也。民之强弱，其气亦然。

初之气，地气迁，寒乃去，春气至，风乃来，生布万物以荣民，气条舒，风湿相薄，雨乃后。民病血溢风胜于肝，筋络拘强，关节不利，身重筋痿风病在筋，湿病在肉，故为此病。

二之气，大火气正，物承化，民乃和。客主之气，皆少阴君火用事。其病瘟疠大行，远近咸若，湿蒸相薄，雨乃时降。

三之气，天政布，太阴湿土司天，故湿气降地，气胜而为雨。三气之后，则太阳在泉主之，故寒乃随之。感于寒湿则民病身重胕肿，胸腹满，寒凝湿滞。

四之气，少阳相火用事，其气尤烈，故曰畏火，皆相火也。客以相火，主以湿土，火土合气，溽蒸上腾，故天气否隔。然太阳在泉，寒风发于朝暮，湿蒸相薄，以湿遇火，故湿化不流，白露布阴，以成秋令。民病腠理热，血暴溢，疟痢，心腹满热，胪胀，甚则胕同浮肿，湿热并行，故为是病。

五之气，惨令已行，寒露下，霜乃早降，草木黄落，客主之气，皆阳明燥金用事，故其政令如此，民舒无病。

---

〔1〕胕：原作"腑"。据九皇宫本及《素问·六元正纪大论》改。

终之气，寒大举，湿大化，霜乃积，阴乃[1]凝，水坚冰，阳光不治。在泉客主之气，皆太阳寒水用事，故其政令如此。感于寒则病，令人关节禁固，腰脽痛腰脽与膀胱，皆寒水同类为病

以上十年，上湿下寒，故寒湿持于气交。然太阴司天，则水郁；太阳在泉，则火郁。

寅申之岁戊寅　戊申　甲寅　甲申　庚寅　庚申　丙寅　丙申　壬寅　壬申

少阳相火司天，岁气火化之候。司天者，天之气也。厥阴风木在泉，地之气也。少阳相火炎上克肺金，金受克，则肾水失母，上盛下虚，上攻变生诸疾。其化以火，少阳属相火，亦曰畏火。凡炎暑赫烈，阳气盛极，皆相火之化，而为炎光赫烈，燔灼焦然。相火淫胜，则金受其制，故温气流行，金政不平。民病头痛，发热恶寒而疟，热上皮肤痛，色变黄赤，传而为水，身面浮肿，腹满仰息，泄注赤白，疮疡，咳唾血，烦心，胸中热，甚则鼽衄。病本于肺火克肺金，相火用事，金气受伤，客热内燔，水不能制，故现诸疾。天府，手太阴肺脉也，在臂臑内廉腋下三寸，动脉应手。金不胜火，则肺气竭而天府绝，死不治。羽虫同天之气故静，毛虫同地之气故育，在泉木胜则土衰，故倮虫不成。

厥阴风木在泉，风淫于地，则木胜土。风胜湿，尘埃飞扬，故地气不明，平野昏昧。木气有余，故草乃早秀。民病洒洒振寒，数欠，为阳明胃病。自食则呕，身体皆重，为太阴脾病。且厥阴肝脉，贯膈布胁肋，故又为心痛支满等症。皆木邪淫胜，脾胃受伤。毛虫属木，同其气故育。木克土，故倮虫耗。风木在泉，风行地中，故清毒之物不生。

寅申之岁

壬寅　壬申运同司地曰天符

上少阳相火司天，中太角木运，下厥阴风木在泉。运生天气曰小逆，木上生火也，故病亦微。运于四孟月同，曰支德符。壬寅年木运临之，寅属木，春孟月也。太过之运加地气曰天符。壬寅壬申二年，运同司地曰风木。其运风鼓，其化鸣紊启拆，

---

〔1〕阴乃：原脱。据《素问·六元正纪大论》补。

其变振拉摧拔，其病掉眩，支胁惊骇，二年病少无瘟。

戊寅　戊申

上少阳相火司天，中太征火运，下厥阴风木在泉。运与司天之气相同曰天符。其运暑，其化暄嚣郁燠此戊年太征之政化，其变炎烈沸腾太征之变，其疫上热郁，血溢血泄，心痛火之为病，内应于心。寅申年，少阳相火当迁正司天，而阳明燥金以上年在泉之右间，当升新岁司天之左间，故畏天英，火星胜之也。遇戊寅戊申，戊为中运，阳火有余，其气先天而至，金欲升天，火运抑之，故升之不前。金郁不升，人病在肺。金郁欲发，必须待德位之时而后作。戊申年刚柔失守，如此天运失时，三年之中，金疫发也。速在庚戌，迟则辛亥，即瘟疫热症。药宜泻白散煎汤，量冷，研化五瘟丹服。天气时雨不降燥金郁于地，西风数举，碱卤燥生。民病上热喘嗽，血溢火盛于上，肺金受伤。金郁之发，肃杀气行，民病胁满悲伤金邪伐肝。金气寒敛而燥，故为嗌干、手足拆、皮肤燥等症。

甲寅　甲申

上少阳相火司天，中太宫土运，下厥阴风木在泉。天气生运，火下生土也，曰顺化。其运阴雨，其化柔润重泽，其变震惊飘骤，其病体重浮肿痞饮。顺化之年，而民无病。

庚寅　庚申

上少阳相火司天，中太商金运，下厥阴风木在泉。天刑之年，火下克金，故曰不相得则病。运于四孟月，曰同支德符。庚申年，金运临之申属金，秋孟月。其运凉，其雾露清切，此庚年，太商之正化，其德雾露萧瑟，其变肃杀凋零，其病肩背胸中痛火邪在肺。

丙寅　丙申

上少阳相火司天，中太羽水运，下厥阴风木在泉。运克天气曰不和，水上克火，故病甚。其运寒肃，其化凝惨栗冽[1]，其变冰霜雪雹，其病寒浮肿。丙寅刚柔失守。寅申之岁，少阴降地，厥阴当迁正在泉，而少阴君火以上年司天之右间，当降为今岁在泉之左间，故畏地玄，水胜窒之也。遇丙寅丙申，水运太过，先天而至，

---

〔1〕栗冽：原作"慄列"。据九皇宫本、千顷堂本改。

亦能制抑君火使之不降。君火欲降，水运承之，降而不下，即彤云才见，黑气反生，暄暖如舒，寒常布雪，凛冽[1]复作，天云惨凄，皆寒水胜火之化。久而不降，热郁于上，伏之化郁，寒胜复热，赤风化疫。民病面赤心烦，头痛目眩，多温热症。丙寅年，刚柔失守，天运失时。二年之中，火疫发也。早至戊辰，晚至己巳，气微则疫小，气甚则疫大，故至有迟速。丙寅丙申二年，少阴君火当降在泉，遇水运承之，降而不下，人病在心，则为火郁。火郁欲发，必待得位之时，故当因其势而解之、散之、扬之。药宜五瘟丹之类解利之，竹叶导赤散煎汤研送。民病寒中火盛于外，外发疮疡外热，内为泄满内寒。其病寒热疟泄聋瞑呕吐上怫音佛，不舒，肿色变，热盛寒复，则水火交争，故为诸病。

初之气，地气迁，风胜乃摇，寒去大温，草木早荣，寒来不杀初气君火正用事，而兼相火司天，故大温，温病乃起。其症气怫于上，血溢目赤，咳逆头痛，血崩胁满，肤腠生疮。君相二火合气，故为病如此。

二之气，火反郁，白埃四起，云趋雨府，风不胜湿，雨乃零，民乃康。其病热郁于上，咳逆呕吐，疮发于中，胸嗌不利，头痛身热，昏愦脓疮。皆湿热所化之病。

三之气，天政布，炎暑至，少阳上临，相火专令，故炎暑至，雨乃际。民病热中聋瞑，血溢脓疮，咳呕鼽衄，渴嚏欠，喉痹目赤，善暴死。主客之火交炽，故为热病如此。

四之气，凉乃至，燥金之客加于湿土之主，故凉风至[2]而炎暑间时作时止化。土金相生，故民和平。其病胸满燥盛者，肺自病，身肿湿胜者，脾自病。

五之气，寒水之客加于燥金之主，水寒金敛，暑去寒来，雨乃降，气门腠理空窍所以发泄荣卫之气，故曰气门乃闭。刚木早凋，民避寒邪，君子周密。金肃水寒，当畏避也。

终之气，厥阴在泉，风木用事，主气以寒水生之，地得正气而风乃至，万物反生，霜地气不应雾以行。其病关闭不禁，心痛，阳气不藏而咳。时当闭藏而风木动之。风为阳，故为病如此。

卯酉之岁丁卯 丁酉 癸卯 癸酉 己卯 乙卯 乙酉 辛卯 辛酉 己酉

阳明燥金司天，岁气燥化之候，天之气也。少阴君火在泉，地之气也。阳明燥

---

[1]冽：原作"列"。据九皇宫本、千顷堂本改。

[2]至：原脱。据九皇宫本、敦厚堂本、千顷堂本补。

金者，手阳明大肠之气象，庚辛金也。其化以燥，凡清明干肃，万物坚刚，皆金之化，而为清凉劲切，雾露萧瑟。燥金淫胜于上，则木受其克，故草生荣俱晚。在于人则肝血受伤，不能荣养筋骨，故生内变。且金气太凉，能革发生之气，故草生之应如此。然阳明燥金在上，则少阴君火在下，故蛰虫来见。阳明司天，介虫同司天之气，故静。羽虫同在泉之气，故育。民病左胁胠痛等症，皆肝病，肝木主左也。按《经脉篇》云：以心胁痛，不能转侧，面微有尘，为足少阳胆经病[1]。腰痛不可俯仰，丈夫癀疝，妇人少腹痛，嗌干面尘飧泄，为足厥阴肝经病。此以肝与胆为表里，木被金伤，故诸病本于肝也。太冲，足厥阴肝脉，在足大指本节后二寸，动脉应手。木不胜金，则肝气竭而太冲绝，死不治。

少阴君火在泉，地之气也。君火淫胜于下，故焰浮川泽，阴处反明，蛰虫不藏，民病腹中常鸣者，火气奔动也。气上冲胸者，火性炎上也。喘不能久立，寒热皮肤痛者，火邪乘肺也。目瞑者，热甚阴虚畏阳光也。齿痛颊肿，热乘阳明经也。寒热如疟，金水受伤，阴阳交争也。热在下焦，故少腹痛；热在中焦，故腹胀大。燥结不通，则邪实于内，以苦下之，宜承气汤。羽虫属火，同其气故育；介虫属金，受其制故耗。少阴在泉，热在地中，寒毒之物不生。

卯酉之岁

丁卯　丁酉

上阳明燥金司天，中少角木运，下少阴君火在泉。天刑之年，金下克木也，故曰不相得则病。岁运不及而司天燥金胜之，则金兼木化，反得其政。所谓委和之纪，阳和委屈，发生少也。丁卯年，运临本气之位曰岁会。木运临之，卯木位也。其病不死但执迟而缓。卯酉之年，太阴降地，少阴当迁正在泉，而太阴湿土以上年司天之右间，当降为今岁在泉之左间，故畏地仓，木胜窒之也。如上年寅申岁气有余，司天少阳不退位，则右间太阴亦不能降下。遇木运以至丁卯丁酉年，木运承之，降而不下，即黄云见而青霞彰，郁蒸作而大风雾翳埃盛，折损乃作，皆风木胜上之化。久而不降，土气郁久，故天为黄气，地为湿蒸，人病在脾胃。故为四肢不举，昏眩肢节痛，

---

〔1〕病：原脱。据此文义及前后文例补。

胸腹作满腹臆等症。木运不及，故本方受灾。丁卯丁酉二年，太阴湿土当降在泉，岁运遇木，则太阴湿土降而不下，则为土郁，人病在脾。土郁欲发，必待得位之时而后作。药宜泄黄散，煎汤量冷研服五瘟丹。

癸卯　癸酉

上阳明燥金司天，中少征火运，下少阴君火在泉。癸年阴火不及，上见燥金，则金得其政，所谓伏明之纪。运克天气曰不和，火上克金也，故病甚。虽杂病多，无瘟疫症。不及之年，加地气曰同岁会。此二年，运临司地曰君火。

己卯　己酉

上阳明燥金司天，中少宫土运，下少阴君火在泉。二[1]年金与土运虽相得，然子临父位为逆。运生天气曰小逆，土上生金也，故病亦微。卯酉年，阳明燥金当迁正司天，而太阳寒水以上年在泉之右间，当升新岁司天之左间，故畏天芮，土胜之也。卯酉阴年，气有不及，司天阳明未得迁正，而左间太阳亦不得其位。水欲升天，土运抑之。己卯己酉皆土运，为天芮之年，亦能制抑太阳寒水升之不前。水郁不升，人病在肾。水郁为害，待得位之时而发。升之不前，湿为热蒸，寒生两间，民病注下，食不及化。湿胜于上，寒胜于下，故气令民病如此。久而成郁，冷来克热，冰雹卒至。药宜连翘青黛饮，煎汤研化五瘟丹服。

乙卯　乙酉岁会　太乙天符

上阳明燥金司天，中为少商金运，下少阴君火在泉。运同天气曰天符，运与司天皆金。卯酉年，运临本气之位曰岁会，金运临之。酉，金位也，其病危。乙年金运不及，得阳明司天之助，所谓从革之纪。

辛卯　辛酉

上阳明燥金司天，中少羽水运，下少阴君火在泉。天气生运曰顺化，金下生水也。顺化之年，民舒病少。

初之气，太阴用事。时寒气湿，故阴凝。燥金司天，故气肃。水冰者，气肃所成；寒雨者，湿土所化。民病中热胀，面目浮肿，善眠衄衄，嚏欠呕，小便黄赤，甚则淋。主气风木，客气湿土。风为阳，湿为阴。风湿为患，脾肾受伤，故为此诸症。

---

〔1〕二：原作"一"。据千顷堂本改。

二之气，阳乃布，民乃舒，物乃生荣。少阳相火用事于春分之后，故其应如此。疠大至，民乃暴死。主君火，客相火，二火交炽，臣位于君故尔。

三之气，天政布。司天阳明燥金用事也，故凉乃行。然主气相火当令，故燥热交合。至三气之末，以交四气，则主以太阴，客以太阳，故燥极而泽，民病寒热。以阳胜之，时行金凉之气故尔。

四之气，寒雨降。太阳用事于湿土之时。民病暴仆振栗，谵妄少气，嗌干引饮，及为心痛，痈肿疮疡，寒疟骨痿便血。四气之后，在泉君火所主，而太阳寒水临之，水火相犯，故为暴仆战栗心痛等症。

五之气，春令反行，草乃生荣。厥阴风木用事，而得在泉君火之温。民气和。

终之气，阳气布，候反温，蛰虫来见，流水不冰。少阴君火用事，故气候如此。民乃康平，其病温君[1]火之化。然燥金司天，则岁半之前，气过于敛，故宜汗之散之。君火在泉，则岁半之后，气过于热，故宜清之。

辰戌之岁壬辰　壬戌　戊辰　戊戌　甲辰　庚辰　庚戌　丙辰　丙戌　甲戌

太阳寒水司天，岁气寒化之候，天之气也。太阴湿土在泉，地之气也。太阳与少阴为表里，属北方壬癸水，主冬旺七十二日。寒水胜，则邪乘心。太阳属水，其化以寒。凡阴凝冽栗，万物闭藏，皆水之化。寒淫胜于上，故寒反至，水且冰。若乘火运，则水火相激，故雨暴乃雹。民病寒水胜，则邪乘心水克火。故为血变于中心主血，发为痈疡疮疖等证。按《经脉篇》云：以手心热，臂肘挛急，腋肿，胸胁支满，心中澹澹大动，面赤目黄，为心包络病。盖火受寒伤，故诸病皆本于心。神门，手少阴心脉也，在手掌后锐骨之端，动脉应手。火不胜水，则心气竭而神门绝，死不治。诸动气者，知其脏也察动脉之有无，则脏气之存亡可知。鳞虫同天之气，故静；倮虫同地之化，故育。

太阴湿土在泉，地之气也。草乃早荣，湿淫所胜，埃昏岩谷，黄反见黑黄土色，黑水色，土胜湿淫也。民病积饮心痛寒湿乘心，耳聋浑浑焞焞，嗌肿喉痹三焦病，阴病见血，少腹肿痛，不得小便。以邪湿下流为阴虚肾病。病冲头痛，目似脱，项似拔，腰

---

〔1〕君：原作"温"。乃涉上讹。据此文义及《素问·六元正纪大论》改。

似折，髀不可以屈，腘如结，踹如别，为膀胱经病。此以土邪淫胜克水，故肾合三焦膀胱病及焉。倮虫属土，同其气故育。鳞虫属水，受其制故不成。湿在地中，土得位也，故其化淳厚，燥毒之物不生。

辰戌之岁

壬辰　壬戌

上[1]太阳寒水司天，中太角木运，下太阴湿土在泉。司天生运曰顺化，水生木也，此年民舒病少。其变振拉摧拔壬为阳水，风运太过，则金令承之，故有此变，其运风，其化风为木化鸣风木声紊繁盛启拆萌芽，其病眩掉头摇目瞑木运太过。

戊辰　戊戌

上太阳寒水司天，中太征火运，下太阴湿土在泉。火运太过，得司天寒水制之，则火得其平，所谓赫曦之纪，其运热，其化暄暑郁燠，其变炎烈沸腾火气熏蒸，火运太过，则寒承之，其病热郁。虽生热症，而瘟疫少。

甲辰　甲戌

上太阳寒水司天，中太宫土运，下太阴湿土在泉。运克天气曰不和，土上克水，故病甚也。虽杂病甚而瘟疫微。太过之运加地气曰天符。甲辰甲戌，运同司地曰湿土。甲辰甲戌，运临本气之位曰岁会，辰戌丑未，土位也。其运阴埃，其化柔润重泽皆中运湿土之化，其变振惊飘骤土运太过，风木乘之，其病下重土湿之病。

庚辰　庚戌

上太阳寒水司天，中太商[2]金运，下太阴湿土在泉。运生天气曰小逆，金上生水也，故病亦微。中金运太过，又能胜水[3]。其运凉，其化雾露萧瑟，其变金运肃杀，万物凋零。火气承金，即阳杀之象。金气太过，其病燥。肺金受伤，故背闷督而胸胀满。庚辰刚柔失守，天运化疫。三年之后，发而为疫。微则徐，三年后；甚则速，三年首也。速至壬午，徐至癸未，木疫发也。药宜羌活、紫苏、薄荷、滑石，煎

---

〔1〕上：原作"足"。据前后文例改。
〔2〕商：原作"角"。详庚为金运，曰太商，故据改。
〔3〕水：详此文义，疑作"木"。

汤量冷，研五瘟丹服。辰戌之年，太阳寒水当迁正司天，而厥阴风木以上年在泉之右间，当升新岁司天之左间，故畏天柱，金星胜之也。遇庚辰庚戌，庚为阳金，其气先天而至。中运胜之，忽然不前，木运升之，金乃抑之，木不能前，暴郁为害，金能胜木也。木郁不升，人病在肝。木郁欲发，必待其得位之时而后作。升之不前，清生风少，肃杀于春，露霜复降，草木乃萎。民病瘟疫早发，咽嗌乃干，四肢满，肢节皆痛，金胜木衰之也。金气肃杀于春，阴胜抑阳，故病瘟疫节痛。木郁既久，其极必发，故大风摧拉等变。民病为卒中偏痹，手足不仁。

丙辰　丙戌

上太阳寒水司天，中太羽水运，下太阴湿土在泉。运气相同曰天符，运与气皆水。其运寒，其化凝惨栗冽，此丙年水运之正化也。其变冰雪霜雹水太过，土气承之，其病大寒，留于豁谷筋骨肢节之会，水运太过，寒甚气凝。辰戌岁，少阳降地，太阴当迁正在泉，而少阳相火以上年司天之右间，当降为今岁在泉之左间，故畏地玄，水胜窒之也。遇水运太过，先天而至。丙辰丙戌年，水运承之，降而不下，彤云才见，黑气反生。暄暖欲生，冷气卒至，甚即冰雹，皆寒水胜火之化。与丙申岁少阴不降同义。丙辰丙戌岁，少阳相火当降今岁在泉，遇此二年，水运承之，降而不下，则为火郁，变为瘟疫。药宜凉膈散，兼导赤散加知母、五瘟丹服之。久而不降，伏之化郁，冷气复热，赤风化疫。民病面赤、心烦、头痛、目眩，赤气彰而热病欲作。少阳火郁为病，太阳寒水司天，太阴湿土在泉，故天气肃，地气静，水土合德。民病寒湿，肌肉痿，足痿不行，濡泄血溢。火郁之病，寒湿使然。岁半之后，地气主之。自三之气，止极雨散之后，交于四气，则在泉用事，而太阴[1]居之，故又雨朝北极，湿化布焉。泽流万物，土之德也。雷动于下，火郁发也。太阳寒水司天之客气，加于主气之上。本年初之气加于主气之上。本年初之气，少阳用事。上年在泉之气，至此迁移，故曰地气迁。后仿此。

初之气，少阳相火用事。地气迁，气乃大温，草乃早荣。上年终之气君火，今岁初气相火，二火之交，故气温草荣。民温病乃作，身热头痛呕吐，肌腠疮疡。客气相火，主气风木，风火相搏，故为此病。

---

[1]阴：原作"阳"。详辰戌之岁，在泉为太阴用事。此系《类经》注文，彼亦作"阴"，故据改。

二之气，阳明燥金用事。民乃惨，草遇寒，故大凉至而火气抑。民病气郁中满，寒乃始，清寒滞于中，阳气不行也。

三之气，太阳寒水用事。天政布，寒气行，雨乃降。民病寒反为热中，痈疽注下，心热瞀闷，不治者死。若人伤于寒而为病热，太阳寒水司天，寒气下临，心气上从，寒侮阳则火无不应，若不治之则阳绝而死。

按：六气司天，皆无不治者死之说，唯此太阳寒水言之，可见人以阳气为生之本，不可不顾也。

四之气，厥阴风木客气用事，而加于太阴湿土主气，故风湿交争，而风化为雨。木得土化，故乃长、乃化、乃成。民病厥阴风木之气，值大暑时，木能生火，故民病大热，以客胜主。脾土受伤，故为少气，肉痿足痿，注下赤白等症。

五之气，少阴君火用事。岁半之后，地气主之，以太阴在泉，而得君火之化。阳复化，草乃长、乃化、乃成。万物能长能成，民亦舒而无病。

终之气，太阴湿土在泉，地气正也，故湿令行。阴凝太虚，埃昏郊野，民情喜阳而恶阴，故惨凄以湿令而寒风至，风能胜湿，故曰反，反者孕乃死。所以然者，人为倮虫，从上化也。风木非时相加，故土化者当不育也。以上十年，皆寒水司天，湿土在泉。湿宜燥之，寒宜温之。味苦者，苦从火化，治寒以热也。寒水司天则火气郁，湿土在泉则水气郁，故必折去其致郁之气，则郁者舒矣。寒水司天则心火不胜，太阴在泉则肾水不胜。诸太过者抑之，不胜者扶之，则气无暴过，而疾不生矣。

巳亥之岁丁巳　丁亥　癸巳　癸亥　己巳　己亥　乙巳　乙亥　辛巳　辛亥

厥阴风木司天，岁气风化之候，天之气也。少阳相火在泉，地之气也。厥阴风木，乃足厥阴肝经，属东方木，春旺七十二日。木邪乘土，故诸病皆主于脾。其化以风，凡发生万物，皆风之化，而飘怒摇动，云物飞扬。风淫于上，故太虚埃昏，云物扰乱。寒生春气而流水不冰[1]。然风胜则金令乘之，清肃气行，故蛰虫不出。民病胃痛，上支两胁，隔咽不通，饮食不下，舌本强，食则呕，腹胀食不下，溏泄瘕水闭，病本于脾。此以木邪乘土，故诸病皆本于脾也。冲阳，足阳明胃脉，在足跗上，动脉应手。土不胜木则脾胃气竭，而冲阳绝，死不治。

[1]流水不冰：原作"流冰不水"。据九皇宫本、敦厚堂本及《素问·至真要大论》改。

少阳相火在泉，火淫所胜 相火淫胜于下，故焰明郊野，热极生寒，故寒热更至。民病注泄赤白，热在下焦，故少腹痛，溺赤便血。其余诸症，皆与少阴在泉同候。羽虫属火，同其气故育。介虫属金，受其制故耗。火在泉则木为退气，故毛虫属木亦不育。少阳相火在泉，火在地中，则寒毒之物不生。

巳亥之岁

丁巳　丁亥俱同天符

上厥阴风木司天，中少角木运，下少阳相火在泉。运与气相同曰天符，运与气皆木。灾三宫，三宫者，东方震宫也。木气不及，故灾及之。

癸巳　癸亥俱同岁会

上厥阴风木司天，中少征火运，下少阳相火在泉。天气生运曰顺化，木下生火也。顺化之年，民舒病少。癸巳癸亥二年，阳明燥金欲降，火运承之，降而不下，久则成金郁，发而为疫。药宜泻白散，煎汤量冷□□□五瘟丹送下。灾九宫，九为离宫，火运不及，故灾及之。巳亥之岁，阳明降地，少阳当迁正在泉，而阳明燥金以上年司天之右间，当降为今岁在泉之左间，故畏地形，火气胜之也。如上年辰戌岁气有余，司天太阳不退位，则右间阳明亦不能降下，遇火运以至癸巳癸亥年，火运承之，降而不下。金欲降而火承之，故清肃行而热反作也。热伤肺气，故民病昏倦、夜卧不安、咽干引饮等症。金气久郁于上，故寒，白气起。民病肝木受邪，故为掉眩，手足直而不仁，两胁作痛，满目肮肮[1]等症。

己巳　己亥天刑之年

上厥阴风木司天，中少宫土运，下少阳相火在泉。天刑之年，木下克[2]土，故曰不相得则病，虽病无瘟。本年土运不及，风木司天胜之，则木兼土化，所谓卑监之纪。灾五宫，五，中宫也。土运不及，故灾及之。

乙巳　乙亥

上厥阴风木司天，中少商金运，下少阳相火在泉。运克天气曰不和，金上克木，

---

〔1〕肮肮：肮，音 huāng。原作"忙忙"。音讹故，据《素问·本病》改。肮肮，目不明也。

〔2〕克：原作"刻"，今据其意改之。

虽病甚而瘟少。灾七宫，七，兑宫也。金运不及，故灾及之。

辛巳　辛亥

上厥阴风木司天，中少羽水运，下少阳相火在泉。运生天气曰小逆，水上生木也，故病亦微。辛巳辛亥年，君火欲升而水运承之，则为火郁，发为火疫。药宜凉膈散、导赤散，加竹叶，煎化五瘟丹服。此年受瘟，必待火得位之年而发。灾一宫，一，坎宫也。水运不及，故灾及之。巳亥之年，厥阴风木当迁正司天，而少阴君火以上年在泉之右间，当升新岁司天之左间，故畏天蓬，水星胜之也。巳亥阴年，气多不及，司天厥阴不得迁正，而左间少阴亦不得其位，而阳年则不然也。遇辛巳辛亥，阴年，水运不及，君火欲升天而中水运抑之。不及之年，以能制抑君火，则弱能制弱，而中水运天蓬窒之，则水胜而君火不前也。火郁不升而为害。火郁之发，必待其得位之时而后作。癸未年，火郁瘟疫发也，君火相火同。火郁不升，人病在心包络。升之不前，清寒复作，冷生旦暮。民病伏阳而内生烦热，心神惊悸[1]，寒热间作。天蓬水胜，火升不前，故气候清寒，民病热郁不散。火郁之发，故暴热至而为疠疫温疟等症。泄去其火热，病可止[2]。天气扰风木司天，地气正相火在泉，土得温养。木在上，故风生高远；火在下，故灾热从之。土气得温，故云雨作，湿化乃行。风燥火热，胜复更作，蛰虫来见，流水不冰。

初之气，寒始肃，杀气方至，阳明燥金用事也。民病寒于右之下。金位西方，金旺则伤肝，故寒于右之下。

二之气，寒不去，华雪水冰，杀气施行，霜乃降上焦，寒雨数至，阳乃化。太阳寒水用事，故其气候如此。然以寒水之客，加于君火之主，其气必应，故阳复化。民病热于中火应则热于中，客寒外加。

三之气，天政布，风乃时举，厥阴风木司天之气用事也。厥阴加于少阳相火，风火交加，民病泣出，耳鸣掉眩，风木之气见症也。

四之气，溽暑湿热相薄，争左之上，以君火之客加于太阴之主。四气为天之左间，故湿热争于左之上。民病黄瘅，而为浮肿湿热之病。

〔1〕悸：原作"悷"。据敦厚堂本、九皇宫本、千顷堂本改。
〔2〕止：原作"上"。据九皇宫本、千顷堂本改。

五之气，燥湿更胜，沉阴乃布，寒气及体，风雨乃行。客以湿土，主以燥金，燥湿更胜，其候若此。

终之气，畏火司令，阳乃大化，蛰虫出见，流水不冰，地气大发，草乃生，人乃舒。少阳在泉，故候如此。其病温[1]疠，时寒气热，故病温疠。本年厥阴司天则土郁，少阳在泉则金郁。郁气化源，义见前章[2]。

五运五郁天时民病详解

天地有五运之郁，人身有五脏之应，结聚而不行，当升不[3]升，当降不降，当化不化，而郁病作矣。故或郁于气，或郁于[4]血，或郁于表，或郁于里，或因郁而成病，或因病而生郁。郁而太过者宜裁之、抑之；郁而不及者宜培之、助之。诸病多有兼郁者，故治有不同也。

土郁之发

天时：岩谷震惊，雷殷气交升降之中，以三气四气之间，埃昏黄黑，化为白气，川流漫衍，田牧土驹洪水之后，群驹散牧于田野，云奔雨府太阴湿聚之处，霞拥朝阳，山泽埃昏，其乃发也。土气被郁，所化皆迟。然土郁之发，必在三气四气之时，故犹能生长化成不失其时也。

民病：湿土为病。湿在中焦，故心腹胀。湿在下焦，故数后下利。心为湿乘，故痛；肝为湿侮，故胁胀。呕吐者、霍乱者、注下浮肿身重者，皆土发湿邪之症。

治法：土郁夺之。夺者，直取之也。土郁之病，湿滞之属也，其脏应脾胃，其主在肌肉四肢，其伤在胸腹。土畏壅滞，凡滞在上者，夺其上，吐之可也；滞在中者，夺其中，伐之可也；滞在下者，夺其下，泻之可也。凡此皆谓之夺，非独止于下也。

---

〔1〕温：原作"湿"。据千顷堂本及《素问·六元正纪大论》改。
〔2〕郁气化源，义见前章：此系引《类经》"资其化源"之注。
〔3〕不行，当升不：原缺。据九皇宫本、千顷堂本补。
〔4〕郁于：原缺。据九皇宫本、千顷堂本补。

金郁之发

天时：天洁地明，气清气切，大凉乃举，草树浮烟，燥气以行，霜雾数起，杀气来至，草木苍干，金乃有声，山泽焦枯，土凝霜卤，怫乃发也。金旺五之气，主秋分八月中后，凡六十日有奇。

民病：咳逆嗌干，肺病而燥也。心胁满，引少腹善暴病，不可反侧，金气胜而伤肝也。金气肃杀，故面色陈而恶也。

治法：金郁泄之。泄者，疏利也。凡金郁之病，为敛为闭，为燥为寒之属也。其脏应肺与大肠，其主在皮毛声息，其伤在气分。或解其表，或破其气，或通其便。凡在表、在下、在上，皆为之泄也。

水郁之发

天时：阳气乃避，阴气暴举，大寒乃至，川泽严凝，寒雾结为霜雪。甚则黄黑昏翳，流行气交，乃为霜杀，水乃见灾，阳光不治，空积沉阴，白埃昏暝，而乃发也。其气二火前后，君火二之气，相火三之气，自春分二月中而尽于小暑六月节，凡一百廿日，皆二火之所主。水本旺于冬，其气郁，故发于火令之时，阴乘阳也。

民病：寒客心痛心火畏水，腰脽痛寒入肾，关节不利，屈伸不便寒则气血滞，筋脉急，善厥逆，痞坚腹满阴气盛，阳不得行。

治法：水郁折之。折者，调制也。凡水郁之病，为寒为水之属也。水之本在肾，水之标在肺，其伤在阳分，其反克在脾胃，水性善流，宜防泛溢。凡折之法，如养气可以化水，治在肺也；实土可以制水，治在脾也；壮火可以胜水，治在命门也；自强可以帅水，治在肾也；分水可泄水，治在膀胱也。凡此皆谓之折，岂独折之而已哉。

木郁之发

天时：太虚埃昏，云物以扰，大风乃至，发屋折木，太虚苍埃，天山一色，或为浊气黄黑郁若，横云不起雨云虽横而不致雨，其气无常变动不定，长川草偃，柔叶呈阴，松吟高山，虎啸岩岫，怫之先兆也。

民病：胃脘当心而痛厥阴之脉，挟胃贯膈，上支两胁肝气逆，咽膈不通，饮食不下，甚则耳鸣眩转，目不识人，善暴僵仆皆风木肝邪之病。

治法：木郁达之。达者，畅达也。凡木郁之病，风之属也。其脏应肝胆，其经在胁肋，其主在筋爪，其伤在脾胃、在血分。然木喜调畅，故在表者，当疏其经；在里者，当疏其脏。但使气得通行，皆谓之达。诸家以吐为达者，又安足以尽之。

火郁之发

天时：太虚曛翳，大明不彰，炎火行，大暑至，山泽燔燎，材木流津，广厦腾烟，土浮霜卤，止水乃减，蔓草焦黄，风行惑言风热交炽，人言乱惑，湿化乃后。火本旺于夏，其气郁，故发于申未之四气。四气者，阳极之余也。

民病：少气壮火食气，疮疡痈肿火能腐物，胁腹胸背，头面四肢，膜愤胪胀，疡痱阳邪有余。呕逆火气冲上，瘛疭火伤筋骨痛火伤骨，节乃有动火伏于节，注下火在肠胃温疟火在少阳，腹暴痛火实于腹，血溢流注火入血分，精液乃少火烁阴分，目赤火入肝心热火入心，甚则瞀闷火炎上焦，懊忱火郁膻中，善暴死火性急速，败绝真阴，此皆火盛之为病也。

治法：火郁发之。发者，发越也。凡火郁之病，为阳为热[1]。其脏应心与小肠三焦，其主在肺络，其伤在阴。凡火所居，有结聚敛伏者，不宜蔽遏，故因其势而解之散之，升之扬之，如开其窗，如揭其被，皆谓之发，非仅发汗也。

连翘解毒饮治水郁为疫，乃脾肾受伤，以致斑黄面赤，体重烦渴，口燥面肿，咽喉不利，大小便涩滞。

青黛八分 元参一钱 泽泻一钱，盐炒 知母一钱 连翘一钱，去隔

童便一大盅，水二盅，煎一盅，冷研五瘟丹服。

竹叶导赤散 治君火郁为疫，乃心与小肠受病，以致斑淋吐衄血，错语不眠，狂躁烦呕，一切火邪等症。

生地二钱 木通一钱 连翘一钱，去隔 大黄一钱 栀子一钱 黄芩一钱 黄连八分
薄荷八分

水煎，研化五瘟丹服。五瘟丹见前诸方，其余泻黄泻肝、凉膈泻白等散，习见方书，兹不录。

---

[1]为热：原缺。据九皇宫本、千顷堂本补。

锦按：临症而不洞悉三才，不足以言医，而唯疫疠之疾，其于天时也，犹不可以不讲焉。观世俗之言瘟疫者，动曰时症可以知之矣。夫医而系之以时，明乎实天作之孽，而非人力之所能为也。故其来也无方，其去也无迹，迅若飘风，疾若掣电，虽富贵怡养之人，深堂大厦，息偃在床，而亦有莫能免者焉。夫人之肢体气血，时时与天地相通，故天地之沴气，感于人之身而病成焉矣。倘疗之不得其法，生死即在目前。岂可苟焉而已哉。治疫者，必先明乎化水化火之微，客气主气之异，司天在泉之殊致，五郁六气之分途，既已，胸有成竹矣。及遇疫气之来，而复观天时之雨旸寒燠，地理之高下燥湿，人身之老幼虚实，病之或在表，或在里，或在半表半里，或在经络，或在脏腑，或在上，或在中，或在下，或日数之多寡与病势之浅深，或致病之由与得病之日，或既病而曾否服药，或服药而有无差误，更参以望闻问切，一一详审于胸中，而后再稽诸运气以济其变，而治疫之能事始毕焉已。不然者，若遇表症而止知苏[1]散，遇里症而止知攻击，非不时亦弋获，终属偶然之会，而非若窥见垣一方者之百发百中也。彼夫阴阳术数之家，遇冠昏[2]丧葬，出行修造之事，其于孤虚王相[3]，尚且择焉而必精，核焉而必详，况医道乃人命攸关，而顾可置运气而不讲乎。所虑者，执于一偏而胶柱鼓瑟耳，若能不离乎此而不泥乎此，方为善言运气者也。其言某年应用某药，不过言其大概。治疫者，仍当审症以投剂，岂可尽恃乎此而不知变通乎。至于星宿之分野，九州之方域，在《瘟疫发源》书中，多杂引□[4]经以尽其致，兹一概不录。以其谈理过于玄杳，正无须乎若是之钩深索隐也。

〔1〕苏：《方言》，悦、舒，苏也。引申之亦或曰"疏"。《说文通训定声》，苏又为疏。《楚辞·橘颂》，苏世独立。注，寤也。失之。

〔2〕昏：同婚。古时婚礼在昏时举行，故名。

〔3〕孤虚王相：王，旺也。占卜术，谓以干支阴阳五行推算日时吉凶之术语。

〔4〕□：原缺文。据文义疑是"内"字。

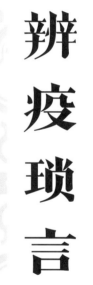

辨疫琐言

◎ 清·李炳 撰

提　要

　　《辨疫琐言》，乃一本讨论温疫的小册子，清·李炳撰成于嘉庆五年（1800年），全书1卷，仅一万余言。书稿则由焦循（1763—1820年）之子抄录传世。焦循还将李炳医案集成《李翁医记》二卷，附于《辨疫琐言》之后。

　　此书中表达了李氏对吴又可《温疫论》某些观点持不同意见，尤其对吴又可《温疫论》的立论处方颇多异议，认为大黄治疫本于耶律楚材，吴又可不知其意，妄造达原饮。他强调人的禀赋不同，感邪后有热化、寒化之别。认为达原饮中的草果、黄芩易伤人体正气，因此不主张用达原饮治疫，而立清气饮为治疫之主方。他认为疫为阴浊，入人口鼻，主张用清轻开肺、芳香辟秽为主治疗疫病，创用清气饮方，方子由杏霜、桔梗、蝉蜕、银花、广藿香、苏叶、神曲、谷芽、广皮、半夏、赤茯苓等11味清轻芳香之品组成。李氏虽然也推崇用大黄治疫，但提出宜取其气而不取其味，发明渍法、酿法、同煮、略煮等非一般煎煮内服的方法来使用大黄治疫。

　　书后所附《李翁医记》，为焦循所记李炳治病验案若干，大多并非温疫医案。

　　据《全国中医图书联合目录》记载，该书只有1936年世界书局出版的《珍本医书集成》铅印本中之《辨疫琐言》一个版本，今以之为底本校点。

目　　录^[1]

---

〔1〕目录：底本无目录，今据内文补。

辨疫琐言

仪征李炳　著

杭州董志仁　校

风、寒、暑、湿、燥、火为天之六气。其中人也，皆发热恶寒，头疼身痛，其邪从皮毛而入，太阳经之所司也。疫为地所蕴郁之气，其中人也，亦发热恶寒，头疼身痛，其邪从口鼻而入，肺胃之所司也。六气为天气，天气轻清，但中皮毛，不入口鼻。瘟疫为地气，地气重浊，但入口鼻，不中皮毛，所入虽异，所病则同。若不于同处别其所异，则六气之寒热皆得混指为疫，是不可不首先辨之。六气之辨，仲景论之详矣。今专言疫，疫为地气，岁不常有，此气一行，病则少长率皆相似，沿门阖户，互相传染，故《说文》释"疫"字云：民皆疾也。无疫之年，每春夏之间，偶见一二症。确乎是疫者，不过地之偏气，由其人正气偶伤，为地气所触，口鼻受之，亦谓之疫。口气通于脾，邪从口入，必先于胃，胃者脾之表也。胃喜清通，以下行为顺，胃受其浊，胸膈必闷，甚则两胁亦胀，不能下行，势必上逆，不为恶心，则为呕哕。鼻气通于肺，肺主气，以气干气，尤易受邪。《经》云：上焦如雾。浊邪壅闭，则雾气弥漫，为舌苔，为头目蒙混，六气之中，人初虽发热恶寒，头疼身痛，未尝便有胸满胁胀，舌苔、头目蒙混诸里症。纵间有兼里症者，亦必四五日后，经气郁久而成，初病则未尝有也。疫症才起，诸里症与寒热齐见，盖疫从口鼻而入，本属里邪，无关于表，故见症异于太阳之表也。得其所异，以别其所同，则是疫非疫，可一问而决矣。或曰，疫从口鼻而入，无关于表，何以又有发热恶寒，头疼身痛诸表症？曰：《经》云：心营肺卫，心肺俱在膈上。今膈上被壅则营卫错乱，安得不恶寒发热？人之胃属于头，胃壅故头疼，上中二焦被遏则周身之经气皆遏，故身痛。此症不但异处有辨，即同处亦略有辨。六气之寒热由邪自外干，故寒热特甚。疫则邪自内壅，故恶寒不甚，或半日、一日便止，后只发热不恶寒。其热初在肌肉，由内渐及于表，里闭则表通。虽灼热而有汗。六气之头疼身痛，由邪气抟击于经，疫则邪壅于内而致经气阻遏，虽疼不甚疼也。不甚疼者，无邪以抟击也。仲景《伤寒论》其中表里腑脏，虚实寒热，头绪纷繁，每日何以别之。辨之明，乃治之当，不可忽也。

既别其症之所异，次当明乎脉之所异。异者何？往来凝滞而有力也。夫脉为血气之先，切脉之学，即察气之学也。邪从口鼻而入，壅闭肺胃，上中二焦被壅，则寸关之脉未有不壅者。壅则凝滞而有力矣。初得一二日，寸、关脉沉弦有力，往来凝滞，重按微数。寸、关沉弦者，阳气被遏而不能升也。重按微数者，阳气被遏于下也。往来凝滞者，浊邪壅闭也。三四日脉弦大有力，甚则弦数、弦大，为壅遏之甚。弦数为肝胆之阳，遏而不宣。肝胆之阳何以遏而不宣也？考诸脏象无病之人，肝胆之阳上入于心，心有两耳，由右耳而入，在心中细炼，自左耳而出。其络上通于肺，肺属金而畏火，安能胜此阳火煅炼，故开窍于鼻，其热由鼻而泄，吸冷气以凉心肺。今肺气被壅，阳无出路，故脉见弦数，症见口苦、喜呕等症。由少阳被遏，非邪传少阳也。五六日邪传愈深，脉难预料，或从正气之盈虚而变，或因治疗之寒热而更，要之往来凝滞之脉始终自在也。

问症察脉，既别其异，次当明乎治法。治法维何？曰：轻清以开肺舒气，芳香以醒胃辟邪。地气浑浊，为汗秽之气，为不正之气，治以轻清芳香，祛浊邪而复清阳，方名清气饮。虽出杜撰，实具至理，其间开之、醒之，与正气略无所损，果遇疫症，日服二三剂，轻者即愈，重者亦减，历试多人，颇有效验。

清气饮

杏霜二三钱　桔梗一二钱　蝉蜕[1]去头足，二三钱　银花二三钱　广藿香二三钱　苏叶一钱或一钱五分　神曲二三钱　谷芽三四钱　广皮五七分　半夏一钱　赤茯苓二三钱

水二小碗，煎一碗温服，如未觉，更进一服，觉气通舒畅，是其验也。重者日三服。

杏霜、桔梗，苦以开肺。蝉蜕轻清上升而从风化，上焦如雾，一经郁遏，则雾

---

〔1〕蝉蜕：原文作"蝉脱"，今统一改作通用名"蝉蜕"。下同。

气弥漫，用蝉蜕者，取清风生雾气潜消之义。银花、藿香、苏叶芳香辟秽，散胸中不正之气。谷芽乃稻浸窨[1]而成，神曲乃面蒸窨而成，凡蒸窨之物，能舒郁遏，同气相求也。广皮辛香通阳，半夏滑利通阴，赤苓利水，三焦通畅，何气不清？故曰清气饮。二小碗水，煎一碗，略煎便成，取清芬未散耳。疫症初起二三日内宜用此方，四五日郁深则热，如有烦渴、面红等热象，本方去苏叶，易冬桑叶二三钱，丹皮一钱或一钱五分；口燥渴去广皮、半夏，加瓜蒌根一二钱，或芦根五七钱；烦热、口苦、咽干，加黄芩一钱或一钱五分；小便不利，加白通草四五分，或飞滑石二三钱；腹胀、大便闭、喜冷恶热，加大黄三五钱或七八钱。以上用诸凉药须慎而又慎，一剂不应，便当揣摩不应之故，恐似是而非也。如寸口脉微弱，为里阳不充，于本方加玉竹五七钱，盖玉竹甘缓而不滞也。乾隆二十二年，暨五十一年，皆大疫，余日治多人，其用黄芩、大黄者，不过百人中之四五人耳。如脉大而空，或大而寸脉不满，或大虽似有力而往来凝滞，症虽见烦躁、舌焦诸热象，便防其人正虚。如再见心中慌甚，便非疫邪。盖疫为气遏于内，决不作慌也。审属正虚，如补中益气汤、四君子汤、六味地黄汤、理中汤等类，皆可择宜而用。盖行疫之年，未必人人皆疫，亦有劳伤以及里虚里寒，伤湿、伤暑诸症夹杂其中。所谓似是而非者，全在细心体认，疫虽互相传染，医者不可为疫症所拘也。

清气饮，乃余订以治暑之方。《经》云：寒伤形，暑伤气。既云伤气，其入必于口鼻。古人治暑诸方，如香薷饮、大顺散、人参白虎汤等类，发散温里清热，皆非治气之方。长夏炎蒸之气，从口鼻吸入之症最多，其症发热、头目昏蒙、胸满胁胀，因订此方，用颇有效。后逢行疫之年，思疫从口鼻而入，亦属伤气，用之辄验，遂移为治疫之主方。

验舌之法，仲景《伤寒论》《金匮要略》虽间及之，而实不以为重，予少时疑其阙略，问诸前辈，或以红黄黑白分寒热，或以燥湿分寒热，及后验之，皆不足凭，始悟仲景罕言之妙。数十年来，所见舌黑芒刺，舌红如朱，服干姜、附子而愈者，又不知凡几。舌白如粉之干，舌白如腐之湿，服黄芩、石膏而愈者又不知凡几，可见治病

---

〔1〕窨：音 yìn，同"熏"。

全凭乎脉、症，尚不足凭，何况区区之舌色？仲景《伤寒论》六经之前有辨脉法、平脉法，犹匠之有规矩也。有此规矩方可以治六经之病，不但六经，即万病皆莫能逃。莫能逃者，寒热、虚实、表里、腑脏之辨也。疫气二三日，舌上确有白苔，或如积粉，或如湿腐。如积粉者，肺气为疫壅塞也。如湿腐者，上焦如雾，弥漫而化水也。四五日，舌心渐黄，黄者胃气不得升降，郁久成热，津液渐伤也。愈久则愈伤，焦黑芒刺也。舌固如此，勿尽据舌，仍当以脉为据也。

余幼年见舌白如腐之湿，疑从寒化，用温燥药治之不效，不得其解。后思《经》言，上焦如雾，始悟雾气不开，即为雨而从水化也。

耶律楚材，收大黄以治疫，而大黄遂为疫症良药，何也？曰：通是也。肺主气，肺气壅闭则一身之气皆闭，大肠为肺之标，大肠气闭，胃气何从下行？清气饮三五剂不愈。如见胸满、胁胀，不恶寒，反恶热等症，于方中加大黄三五钱，大肠得通，胃气斯得下行为顺，往往大便通后，汗出而愈。盖胃气先得降而后能升，升斯化汗，汗生于谷精也。但用大黄，须要审人之虚实，此症属于气闭，取气以通气，每有奇验。何谓取气？其法用大黄七八两，先以水润透，用小甑蒸之取露，每用露半茶杯，或半小碗，对入饮内，大便通而胃气顺，其疫涣然而解。此用大黄而无伤正气，与虚弱之人最为稳当。又有汤泡一法，用大黄二三钱，沸汤略泡，去渣，俟药煎成。对服泡之法，仍有轻重，温汤泡气多而味少，沸汤泡则气味兼有也。在临时酌人之虚实用之。外此又有煎法，有同煎、略煎之别。大黄为血分药，如血分病，宜于同煎；气分病，宜于略煎。略煎者，取其气也。

仲景论下法，必俟表已解讫。诚恐表邪不尽，一经下早，陷入胸中而成结胸痞满等症。有一毫恶寒不尽，即为表不罢而禁下，疫从口鼻而入，本非表邪，亦不恶寒，故下之不厌早也。若云疫症有表，亦可下，断无此理。

疫从口鼻而入，肺胃之气被壅，熏蒸膈膜，久则膈膜气结，邪不易散。故药取芳香透膜为多，如青荷叶、醒头草等类，俱可择用。推之上等芽茶，如阳羡龙井、银针松萝，其气清芬，皆可透膜逐邪。

战汗由于正虚，仲景"辨脉篇"：脉浮而紧，按之反芤，此为本虚，故当战而汗出也。其人本虚，是以发战，以脉浮故当汗出也云云。浮紧表脉也，芤空虚也，是虽表症而得表脉，里气不能协应，何以能汗？必待正气来复，与邪相争，争则战，正气胜而后逐邪外出。仲景虽未出治法，一则曰：此为本虚，再则曰：其人本虚，而治法已寓其中矣。无论浮紧，凡一切大、浮、数、动、滑之阳脉，按之一芤，便当预从里气绸缪，以助其战胜之机。若再加消导清凉，戕伐生气，不但不能战汗，且恐战而内脱。玩仲景脉浮而紧，专指表言，疫从口鼻而入，断无浮紧之脉，疫为气郁于内，亦断无按之反芤之脉。即或战汗，亦是郁极得通，与正气相持而战，虽与伤寒战汗不同，而其人本虚，则一也。凡系行疫之时，审系疫症，脉见微弱无力，便当滋培本气。吴又可《瘟疫论》，以战而不汗者危，中气亏危也。次日复战，厥不回，汗不出者死，正气脱，不胜其邪也云云。彼亦明知中气亏危，正不胜邪，药则仍主达原饮、三消饮、承气等汤，不且自相矛盾耶？

乾隆二十二年，岁在丁丑，江苏大疫，沿门阖户，热症固多，寒症亦有，大抵寒热两途，总由其人之秉赋。素秉阳虚，纵染疫邪，亦多从寒化；素秉阳旺，再经邪郁，其热愈胜。仲景阳明篇首一条云：阳明之为病，胃家实也。胃家实，不是病症，指其人素秉阳旺。胃气素实，一经表邪，郁遏而火流就燥，成其为三承气之实症。古人治病，必先问其平日饮食起居，不然从何知其胃家实也。是先有实之因，一经得病，而后方成实之证，非一切表邪，皆能成三承气之实症也。

发斑一症，疫在气分者，得宣通而解疫。干营分者，必发斑而解。发斑有斑、疹两宗，成块平塌者为斑，颗粒成点者为疹，斑色红为热，紫为热甚，紫而带青则不治。如见红紫成块之斑，清气饮去陈皮、半夏，加当归、赤芍、大黄以下之。疹则寒热虚实均有之，大抵疫邪发疹，为邪向外，顺其性而疏散之，自然得愈。余临症数十年，斑症仅见数人，疹症最多。凡将发疹，或发热腹痛，或壮热指尖冷，或昏闷心烦。盖心主营邪，干于营，故有如上诸症。疹症以灯照之，隐隐有迹，疏解而不外达，虚者补托之，寒者温散之。内实者少加大黄以利之。补托如补中益气汤之类，温散如葱姜之类。语云：大荒之后，必有大疫。验之信然。乾隆二十一年荒，二十二年疫，五十年荒，五十一年疫，水荒为偏灾，虽荒不得为大，惟三时三伏无雨，亢燥之气，郁遏土中。至秋冬虽雨，所遏之气，已经凝结，水土不相和，地之阴阳二气俱偏，阴闭于外，阳郁于内。交春雨水节后，地气上升，阴郁先起，多为寒症，阳郁后起，多为热症，其疫初起人受之多。三阴症用四逆、理中等汤，二三剂即愈，一月后渐有热症，继后热症多而寒症少，显属地气。《瘟疫论》云：天地之戾气，天气清纯，决不为疫，亦不入于口鼻也。

吴又可《瘟疫论》，发明疫从口鼻而入，诚千古不易之理，但其立论著方，不无可议，如达原饮，槟榔、厚朴、草果皆破气峻烈之品，《原病》云：本气适逢亏欠呼吸之间，外邪因而乘之云云。可见邪乘虚入，虽云留而不去，其病则实。治当一意逐邪，然于逐邪之中，何妨稍存正气地步，又邪气郁闭，必化为热，亦必俟三四日后，其热方实。今甫受邪，未必化热，如此之速，方中便用黄芩、知母。无热可清，必致伤其阳气，阳气一伤，不但变症蜂起，且恐内陷，根于是矣。或曰：达原饮不可用耶？曰：非也。必审其人形色充盛，声音雄壮，症见烦渴、脉息实大有力，未尝不可用也。要亦十中之一人耳，若一概用之，鲜有不误者。仲景小柴胡汤，用黄芩是何等慎重。少阳篇首一条云：少阳之为病，口苦，咽干，目眩也。口苦者，胆热而气蒸于上也。咽干者，胆脉络于咽，而火气上炎也。目眩者，风火之气摇动也。此三症，专指黄芩而言，有此三症，方可用黄芩。盖黄芩为清胆热之品，胆为甲木，为东方生气，十一脏皆秉此生气。故《经》云：十一脏皆取决于胆，而可妄行戕伐乎？生气一伤，未有不轻病变重，重病变危者。近日达原饮之杀人，比比皆是，由其意中，只知《瘟疫论》一书，除《瘟疫论》而外，皆未尝深究，甚至未尝寓目。此倡彼和不至败坏不止；及至败坏，借口内陷。使早知顾惜正气，何至内陷？方案中预写"紧防内陷"四字，而药仍攻击，不为预防于先，而欲令病家自防于后，不思彼若能防，请医何事？

疫从口鼻而入，上焦之气被壅，舌上白苔者气为邪结也。舌根渐黄至中央者，邪壅于胃也。加大黄以通其大腑，胃气得以下行，阳气自得上升，自然汗解，何须三消饮之羌活、葛根、柴胡？不思邪从口鼻而入，断无从皮毛而出之理。表药无表可散，必致散及正气，正气一伤，变可立待，不可不慎也。

仲景三承气汤，为阳明胃实而设。胃气素秉亢燥，承其气而治之。即《经》云："亢则害，承乃制"之义也。今疫症气结于上，肠结于下，加大黄以通其肠胃，气得下行为顺，而后正气得升，疫邪自解，无承制之义，不过取通而已。枳、朴、芒硝，切宜斟酌。

《瘟疫论》引用仲景五苓散、桃仁承气汤、抵当汤，此仲景为太阳经犯本而设。何为犯本？足太阳胱膀经，为多气多血之经，营卫均主之。风伤卫分，郁久不散，邪干本经气分，小便不利，五苓散利其水，而卫阳得升，寒伤营分，郁久不散，邪干本经血分，少腹急结，桃仁承气汤攻其血，而营阴自和。二方中俱用桂枝，以其从太阳经来也。甚则瘀血凝结，少腹硬痛不可近，抵当汤主之。此太阳经之所有，余经则无也。疫从口鼻而入，与膀胱毫无干涉。若云由胃失下而瘀及血分，何以仲景"阳明篇"绝不一言，其不能干于血分也明矣。疫症小便不利颇有之，由气闭于上，失其清肃下行之道，开其肺气，小便立通，若利水则大谬。

《瘟疫论》辨明伤寒时疫曰：夫伤寒必有感冒之因，或卑衣风露，或强力入水，或临风脱衣，或当檐出浴，当觉肌肉栗起，既而四肢拘急，恶风恶寒，然后身疼、头痛，发热、恶寒，脉浮而数，脉紧无汗为伤寒，脉缓有汗为伤风云云。不知仲景《伤寒论》包六气而言。天之六气，伤及太阳膀胱寒水之经，故曰伤寒，今云伤寒，必有感冒之因，常见感冒，并未有因，即卑衣风露，强力入水等因，六经俱可受病，不止太阳一经，亦不止风寒两途。又云伤寒投剂一汗而解，治伤寒宁如是之易乎？由其意中只知瘟疫，尚未知"伤寒"二字作何解说也。

疫为地气，自口鼻而入。《瘟疫论》只言口入，忘其鼻入，故用方绝无一味开肺之品，不知鼻入较口入尤多，人有时不言，未有一刻不呼吸者。

《瘟疫论》云：伤寒、时疫皆能传胃，至是同归于一，故用承气辈导邪而出。要之伤寒时疫，始异而终同也云云。伤寒与时疫，一是天气，一是地气，其原不同，治法亦异。伤寒之传胃，由其人胃气素实，实者胃阳强，胃阴弱也。一经表郁，胃气已热，火流就燥，胃气益实，仲景之用硝黄，虽曰泻阳，实是救阴也。未必人人皆胃实症，症皆传胃。矧今人虚者多，实者少，寒者多，热者少，温补养正而愈者，十中五六，何尝尽用承气也。疫从口入，必先于胃，又何用传胃？气以下行为顺，用大黄者，通其下行之道路也。与伤寒用承气之义迥别，何同归于一之有？

《瘟疫论》云：时疫之邪，匿于膜原，根深蒂固云云。膜原是穴名，不是经名。疫从口入，胃经是其所舍，疫是邪之气，气在胃，膈膜受其熏蒸，是以取乎芳香，非芳香不能透膜也。何尝是匿？又何尝根深蒂固？良由不知芳香透膜之理，遂觉根深蒂固矣。

《瘟疫论》云：阴症世间罕有云云。从前诸说尚属小误，此一句印定后人眼目，杀人无止矣。予临症数十年，三阴之病无日无之，设学者奉又可之言，读书时不向三阴篇讨论，临症时不向三阴症着想，而世之死于三阴者，伊谁之过耶？呜乎！立言不可不慎也。

《瘟疫论》以温病之"温"字，即"瘟"字省文，温即瘟也云云。瘟指邪气言为实邪，温指正气言为虚邪。《经》言冬伤于寒，春必病温。又云冬不藏精，至春发为温病。藏于精者，春不病温。精者，精明之阳气也，冬令阳气潜藏于肾水之中，是其常也。伤其肾水，阳不能藏，阳无水气涵养，是谓亢阳。至春亢阳发动，是谓温病。仲景云：太阳病发热而渴，不恶寒者为温病。亢阳内发，故发热而渴，邪非外来，故不恶寒，与瘟从口鼻而入者大相悬绝。此等温病，治惟滋阴壮水为主，若概作瘟疫治之，吾知其不死于温病而必死于瘟药矣。

世之宗《瘟疫论》者，十人而九。但见发热恶寒，不论何经，不论虚实寒热，春则曰春瘟，夏则曰时疫，秋则曰秋疫，冬则曰冬瘟。方则寒凉峻厉，加减出入，立案不叙脉症之理，但曰瘟疫几朝，症重防变，医者既先立不败之地，及至败坏，则案中原已载明，与医无涉，予实耻之。因取又可之书细加论定，予非敢轻议前人，实有不忍不言者。阅者幸鉴其苦心，恕其狂妄可也。

岁庚申，西垣先生以此稿质之家君，家君命琥抄录一本，藏于家塾。乙丑夏，琥病几危，服先生药顿愈。先生曰：水灾三年，病从寒化，吾治邵伯人病，每以桂、附、鹿茸，投之辄愈，非吴又可所能知也。尝因《伤寒例》"寒疫"二字，及苏长公用庞氏圣散子治疫之法，推究以尽其变，又得两千言。今先生没，求其两千言不可得，略言梗概，以俟知者。焦廷琥识。

李翁医记上

江都焦循撰

乾隆己亥，先人病臂痛，不能举，时学师夏君善医术，往乞其诊，以为将成偏枯。时余与史寿庄同笔砚，寿庄祖莲溪徵君，指求翁视之。翁笑曰：天下无此偏枯证脉。署方黑豆半升，蚕砂二两为末，服之尽即已。服未尽而痛失。近问之，翁已不记矣。

是年为识翁之始，庚戌冬十月薰，余病呕血，夜呕数升，呕已而咳。或曰阴虚，所为服琼玉膏，咳益甚。余极骇，血已而咳者，多不治也。访翁，翁曰：病在湿，舒其阳则愈。咳果已。当是时，犹未信翁之神也。岁丁巳，妇妊娠，忽呕逆不已，每呕必厥，日十数度，七昼夜不进饮食，进饮食则呕，呕时时有蛔。族人有自谓能医者，日投以药，皆不应，厥益剧。急迎翁，翁诊良久曰：咳否？妇颔曰：有之，每呕则有微咳倡其先。翁曰：是宜从脉。立秋匝月，肺金乘权，而右寸独沉，病得之失治表，表郁于里，肺失强而肝火扰，寒热相击，所以呕且厥也。用桂枝十六分，干姜五分，黄连七分，半夏、甘草各等分。手摘药趋之服，曰：服已必熟睡。或疑其语之决也。已而服药果然，盖七夜不能瞑，至是呼吸闻于外，举家相庆。二更许，睡醒，突大呼，目上视，手振搐摇，首面赤而厥。族人以医不效自惭，复妒翁之能，见是状大言归咎于桂枝、干姜，迫令灌以梨汁。齿龄不受。家母曰：仍宜问翁。翁时犹未睡，闻是即入诊。病者仰卧不知人，喉中喘息。翁曰：非厥也。两寸脉浮，药已有效。左右或咻之。翁耳语谓余曰：无畏。适席间猪蹄汤甚浓，吹去浮脂，灌之以醒为度。如其言，且灌且醒，复酣睡，遂霍然。翁曰：呕七日，胃中液涸，寒气升而枯竭露也。呜乎！向令翁不诊，必杀于他药，且以姜、桂罟矣，则世之谤翁者，果翁之咎耶。自是至明年戊午四月，妇产女，次日称胸背急痛，少选呕厥如旧年匜，一日命在呼吸，家母即命迎翁。翁至，值妇痛展转于床，惨切不忍言，少时呕逆手掣搐而厥。翁曰：此时脉不可据。然去年之厥，责在呕，今日之厥，责在痛，吾观其由痛而呕，由呕而厥，痛已则呕与厥皆已矣，不可迟，速治药。乃书炙甘草二十分，芍药[1]十分，阿胶十分。曰：此血虚而肝气乘之，急食甘，肝急自缓，药入口，痛必平。药熟，值痛起，趋饮之。如翁言。

是秋，余在省病肠澼，阻风燕矶，日数十利，痛苦实甚。俟至扬迎翁诊之。余意用姜、附，或曰宜大黄也。翁曰：此表证，何澼为？暑淫血分耳，一药可愈。用藿香、半夏之辈，加当归以入血，五谷虫以通大肠，一服而日夜之利尽除。惟鸡鸣后腹酸痛，连利数次，以告翁，翁以金银花治之，二服全已。

癸丑夏，吾母病衄，衄已，出黄涕，医令服蔗浆、阿胶、羚羊角，服之困甚。于是头痛，右臂、右足掣痛而倦。翁曰：病得之阴虚，天令炎热，肝阳上冲，故衄黄涕者，肝之余气也。头属胃，胃之络脉行于右，故见诸证，不必治衄，惟宜养肝滋胃土，用白芍、山药、扁豆、甘草四剂而愈。

甲子冬，余每日大便后，则由肛门达于尻骨，酸痛不可耐，得饭乃已。翁曰：此水气也。水气伤肾阳，肾阳虚而脾气下乘，故胀于便后。得食少缓者，阳气足而能摄也。此水气非附子不能祛，非多服不能效。乃以鹿角胶、熟地黄、枸杞、菟丝子[2]、山茱萸、山药、当归，合附子服之。始服小便夜多，而汗且泻。翁曰：此水气外泄也，何疑之！翁治病多用白术，至此独以术为戒，他医以白术合鹿角霜、鹿角胶、破故纸服之，则汗敛而痛复剧，仍服翁药三十剂而愈。而族人之自谓能医者，忌翁甚，每向余短之，余复惑于其言。

岁乙丑六月，余幼孙病，竟为此族人误药致死。越一月，余子廷琥病，每巳午未三时，则头面热如火蒸，两肺俞穴烦扰不可耐，气促神躁，不大便，恶水不饮，溲短而黄。翁始以暑治之不应，温以姜、术不应，面有红迹似疹，日益见。时闰六月二十五日，翁清晨至曰：君之孙已为医误，此子所关甚重，然病情隐曲，今终夜思

---

〔1〕芍药：原文作"勺药"，今统一改作通用名"芍药"。下同。
〔2〕菟丝子：原文作"兔丝子"，今统一改作通用名"菟丝子"。下同。

之，前此非所治也，当由心阴伤而心阳上越，姑试以甘温。署甘草、大枣等令服，未服而身亦有疹大如戎豆，色且紫，他医议用快斑发疹之剂。翁又至曰：脉弦微而不渴，何敢用凉药？且未有疹出而躁若此者。是时躁甚，坐卧行立皆不宁。翁曰：试以前药服之。服已而躁定。翁曰：未也。俟之良久，果又躁，且呼手足不仁，脐下亦不仁，渐及于胃脘间。翁曰：急矣，吾今日必愈此疾。乃去急治药，促煎之。跣足袒衣，自调其水火，诊脉凡七八次，药熟又诊脉，久之自持药令服。曰：是矣，服之必愈。时正躁急，持其母手而呼，药既入，遂能卧，而诸苦顿失，面上之疹悉没，惟热蒸尚存。翁曰：肾气虚，虚则寒。昨所服者，真武汤也，气分之寒消，而血分之寒未去，宜温血，服炮姜、当归、山萸、熟地黄、甘草。入口遂酣睡，蒸热悉除。越三日，便脓血，或曰：热药所致。翁闻之，急至曰：非澼也。少阴之寒，升于厥阴，用理中汤加吴茱萸服十剂，脓血自止。服之果然。余于此始恍然于忌之、谤之者真为庸医，而翁之医真能神也。方廷琥之服真武汤，而势始定。其妻忽大呼遍体麻木，不知人，腹中胎上逼喘促欲笑，或曰：宜投紫苏饮。时三鼓，翁方去，闻此复至，诊良久曰：非子悬也，病得之悲伤惊恐，气血虚且乱，治其虚则胎即安。署熟地黄、白术、炙甘草、当归，重其剂投之，而胎果定。是日也，非翁力则儿与妇皆危矣。

翁神于医，而其拯人之急不畏劳烦，不恤人言，尤当于道谊学问中求之。余尝南游吴越，北及燕齐，见医者多矣，持一药曰服之必熟睡，曰药入口痛必平，曰服之必愈，危急在旦夕，而争命于须臾转移之机，其应如响，翁之外有几人能乎哉？吾友汪叔震，述江漪堂侍读之言曰：此翁老后，不可复得，惜市人无知之者。余与唐竹虚孝廉论医于京师，竹虚亦称翁不已。昔元好问述李东垣之医，宋濂述戴原礼之医，皆仿史迁之述仓公也。翁之可述者多矣，谨录为余家治效者于上，其得诸传闻者异其辞。

李翁医记下

江都焦循　撰

黄解元承吉之叔父病伤寒，有叶生者，治以姜术而烦减，将服附子。翁诊曰：胃热敛于脾，故减耳，更温则脾烂矣，服大黄生，服附子死。叶不能争，投以大承气，两目珠戴入于脑。翁曰：热纵也。又下之，目珠出而颈软头不能直。翁曰：热遁于足太阳，加滑石、甘草下之愈。叶生乃服。

江鹤亭之弟心培，病伤寒烦甚，服清凉之品未已，医议下。翁诊曰：病为格阳，服附子生，服大黄死，服附子狂走，目眦溢血。他医悉谤翁，翁曰：寒竞也。力任其治，倍附子加人参，服之愈。

余门人吴澜之叔母，七月病寒热，服姜而昏，不知人。一医投大黄，一医投附子，昏益深，诸医皆曰：脉无根，中死法。翁诊之独曰：不中死法，脉弦而缓，非无根，病得之暑，伤手少阴心，用大黄、附子皆死，用散药生。令服鲜紫苏汁，即能言，索饮食。他医明日诊之，皆曰：脉有根，不中死法。

郡中一人病腹痛，似少阴证，医以姜附温之，益燥扰不能寐，延翁视之，翁曰：此非姜附证，若得数百年石灰投之，当立起。适坐客有从大同来者，箧中蓄此物。言得之长城土中，即煎一钱与之，果定。更一服，下虫数百头而愈。知者少阴脉必虚细，今乍大乍小而有力，唇且红色不定，非寒乃虫也，得温愈扰，故以灰杀之。

周小濂病牙龈溃烂，久不愈，医莫能治。延翁，翁适衣破衣，周睨之。翁既诊，不署方而行，周怪问故。翁曰：此病非吾药莫能治，然君睨吾，轻我也。虽立方，必不服，何方为？周谢之。翁曰：此病非吾药莫能治，然君轻我，必不服吾药，不服吾药，则必死。请屏诸医，吾独任其治，不愈甘受罚。乃用人参二钱、附子三钱，服五十剂而愈。

李艾堂痛疝，医温之不应。翁诊曰：阴壅也，用半夏汤通之，愈。明年病腹痛，翁适赴河帅召，客淮上，他医以为湿，治以茵陈，病益剧，将死矣。翁归急视之，令服防风粥，已而下白粪如银，病顿已。李遂名其屋为防风馆。

赵仰葵习于医，母病腹痛，不敢自治，卜之曰：三日死。翁诊之曰：三日愈。病得之阳气陷于阴，以吴茱萸、人参治之已。赵谢之，翁又诊曰：未也。脉有燥气，日午必烦，宜小承气汤。已而果烦，下之愈。

汪氏女或曰即汪剑潭司马之女弟，病咳羸瘠，两目畏日。医以地黄治之。翁曰：服地黄必厥。果厥。乃以甘草生炙各半治之，八十日愈。病得之阴虚极，极虚者不可以重补，以炙草益阳以生阴，以生草缓阳以强阴也。

商仆某，每晨起咯血，医治以地黄。翁诊曰：病得之内而遇惊，胆蓄热，夜腾于胃，至晨而出，于地黄药加猪胆汁，曰：服药病加则生。服药病果加，以温胆汤治之愈。引地黄入胆试之也，病加知所测之不误矣。

翁幼年从师学，师治一伤寒曰：身如负杖，阴证也，治以姜附不效，师辞不治。翁窃视之，治以大青龙汤，明日愈。师大骇异，治酒问翁曰：子何所见而若此？翁曰：吾思负杖之人，身必不能转动，故以状阴证之身痛，今见其人辗转于床，时起时卧，口呼痛而身不静，非所云骨节烦疼者耶？故姑汗之，不意竟效。师大悦，即令行医。

周生者，病头痛。翁诊之曰：是有鬼气乘之。或疑其言之奇，未几，目果见鬼物。翁曰：鬼附于肝，不能自去，驱鬼必以风。用羌活、独活、川芎、细辛、防风、荆芥、升麻、甘松，一切升阳发散之品为末，服之而愈。生名金声，遂师事翁。

有老人年八十，病泄泻，他医用止泻药。翁诊之曰：非泻也，止泻则死。令以鸡子入猪肪煮之，服一百日。服至三十日，泻益甚。他医治其泻，泻止而食不能下。歙县金殿撰辅之，为老人之戚，奇翁之方，仍令如翁言，复能食，又百日而泻自减。

江澹堂侍读之子妇，产后发寒热，手舞且笑，俗所谓惊风也。医曰：宜凉；翁曰：宜温，治以凉益剧。翁令以葱数斤，与布同煮，以布贴少腹，病果已。翁曰：古人灸百会穴，为委曲温之，吾所本也。

唐朴存孝廉，病暑不溲，利之、清之，皆不效，势危笃。翁治以蝉蜕，即溲。病由暑气塞于上焦，上焦如雾，非风不驱，蝉性轻清，暑愈酷而愈鸣，用之为清风之吹也。王东山病虚劳，柴立腰胁刺痛，呼吸将绝，医辞不治。翁诊之曰：血瘀也，宜金匮百劳丸法。用干漆、大黄、䗪虫、桃仁、当归尾治之，便黑血斗许而苏。越十数日，即能会文于转运署中，语余曰：子素称李翁，今诚然。已而试于省，积劳病发，至冬复殂，翁每惜之。明年邵伯镇一贫妇人，病咳嗽吐血，形枯神瘁，待命于床蓐，翁始署滋阴公用之药，忽顾所供神曰：我无以对此。复诊之曰：血瘀尚可治，亦用百劳丸而愈。

邵伯镇一人，壮年病吐血，延镇江蔡姓医治，以甘寒月余，血止而饮食倍于常。偶请翁诊之，翁曰：中除也，胃阳尽伐，消食者，肾阳也，法不治。辞不与药，半月果死。

鲍席芬尊人病咽，不能食，厚币迎吴中医顾雨田，费千金。以方示翁，翁曰：服之夜必烦。果如其言，吴医惭愧去。翁曰：此阳结也，宜重剂下之。署大黄一两。其家未敢尽剂。明日，翁诊曰：服药宜必效，不效者，未全服也。仍署大黄一两，趣[1]服之，一药而能食。

叶文光尊人，舌肿若菌。翁曰：木竭也，脉既散，甲乙之气先亡，木叶落，即不起，果如其言。

观察和公腾额，两足痿弱不能行，以礼延翁，翁感其知己，为留三月，治之而愈。翁始诊之曰：足未病之先，阳必痿，有之乎？公曰：有之。阳未痿，肌肉即羸瘠乎？曰：然。翁曰：病宜治脾以及肝，少用白术、茯苓、甘草，而加白蒺藜一两五钱。公奇之，以问王献廷，献廷京口名医也。曰：李之学，足为吾辈师，其用意岂吾之所能知也，宜从之，必有效。服数十剂，不易方果愈。

翁壮年，尝以岁暮避人于吴，有病咳者，吴医张亮葵治之不应。翁诊曰：此可为也。治以川椒，明日咳止。张使人问之，翁曰：寐则咳，醒则已，盖寐则肺气藏于肾，肾寒使之咳耳，通其阳故愈。张极叹服，约订交而翁辞归。

---

〔1〕趣：同"促"。

有市井小男，病喉，喘促将死。其父母卑诣翁，翁曰：病在少阴误服寒药，故至此，急温之，温之而愈。其父母贫人也，方翁为之诊问几子。曰：止此。翁恻然久之，曰：吾不尽力为尔治，子必死。于是反复求之而得也。时乾隆辛亥冬十二月。

欧阳制美，无故忽须眉萎落，医投细辛等药十剂，不效，且及于发将秃矣。遍求医，莫能治。翁曰：此风淫于皮肤间也。令炼松脂和粥食之。两月而须发皆长，至今犹服松脂也。

翁治徐直生员外家，一寒证，曰：宜附子理中汤。病家曰：已服二剂矣，服之烦躁。翁曰：姑服吾药，服之遂愈。问其故，翁曰：汤名理中者，重在甘草、白术、干姜，彼用附子倍于姜，故剧，吾用附子半于姜，故愈。

治疫全书

◎ 清·熊立品 编

提　要

《治疫全书》为温病著作。清·熊立品（圣臣）编撰，刊刻于乾隆四十一年（1776年）。全书共6卷。

前3卷取《醒医六书》版本的《温疫论》，以加"品按"的方式略加阐释。所谓"品按"即熊立品本人对瘟疫病病因辨治的见解。有时或有言之不尽之处，甚至又加"品再按"。如在"瘟疫初起"一段中，就用连续的两段按语来强调瘟疫及早外透的重要性。他说："故凡治瘟疫，务先着意于疫邪浮越各经之时，及早透从外出，切切不可错过此一个机会。"于第3卷末，熊氏撰写了"吴论总按"，对吴有性的瘟疫治法给出一个总体的评价，并附疙瘩瘟、瓜瓤瘟、软脚瘟、绞肠瘟、蛤蟆瘟、大头瘟等6个瘟疫病证的辨证论治。第4卷摘取喻嘉言《尚论》诸条，以喻氏论温之说，补吴又可学术所未及者。卷末，撰写了"喻论总按"，加以评述。附冬温、风温、湿温、温疫、寒疫、晚发、过经不解、坏症、温毒等病证的辨证论治。第5卷中广泛收集散见于各书的疫病证治经验。重要的是"治疫诸方（五十四方）"和"瘟疫各证治法（二十六法）"。最后，第6卷中作者一反前篇"述而不作"的文风，采用质疑问难，回答客问的新颖笔调，剖析诸多治疫新说。卷六后半篇为"辩孔琐言"。认为吴又可著作专论天行时疫，对于冬不藏精，春必病温之旨未及阐明，采喻氏精论以补吴说之不足，以期丰富温病学术的内涵。

今取乾隆四十二年（1777年），西昌熊松园先生编次《瘟疫传症汇编》家塾藏板中的第一种《治疫全书》为底本予以校点。此本通常称为"乾隆四十一年（1776年）熊氏自刻本"，这是因为熊立品老人的序，落款"乾隆四十一年（1776年）岁在丙申"。但查"传症全编序"中有"乾隆四十二年（1777年）""学桥愚弟为霖拜言"之落款，应当署为"乾隆四十二年（1777年）"较准确。

《传症汇编》总序

　　风寒暑湿燥火之为病，自黄帝岐伯暨仲景、东垣、河间、丹溪诸先哲讨论研究，固已义例昭明，精微详尽矣。惟六气之外，沴厉所钟，非风非寒，非暑非湿，非燥非火，而实为风寒暑湿燥火之极，致郁勃飞扬，发为延蔓传症。如瘟疫、痢疟、泄泻、麻痘之类，患者最多，杀人亦最为惨者，虽诸先正间垂绪言，而独无有辑为成书，排比疏栉。简核而详明，以垂示于后来者也。余自束发受书，即喜旁涉《灵枢》《素问》等集，思欲搜择纂次，汇辑斯编。顾以体大意精，虑防举业，虚愿未售，匪朝伊夕矣。冉冉乞期，功名念息，乃取治疫之《醒医六书》，详加考订，益以同邑喻徽君之疫病论，合为六卷，业付梓人。兹复取痢疟之症，附以泄泻，为《纂要》[1]八卷，麻痘之症为《绀珠》六卷，同授开雕。窃不自揆，颜曰《传症汇编》。非敢谓补先贤之阙遗，作医门之科律，而竭才穷虑，等之剥茧抽丝，自就诊给药之余，兢兢业业，念兹在兹，积有年岁，始得稍酬夙，藉手告成。以为于医家不无小补者，或以为老而好事者，悉听于人，老人不复自计也。

乾隆四十一年岁在丙申一阳月　西昌松园老人熊立品自述

---

　　[1]《纂要》：《治疫全书》仅是《传症汇编》之一，《纂要》与下文《绀珠》等著作亦收录于汇编之中。本次校点只从汇编中选出《治疫全书》一种。

《醒医六书》原序

"冬伤于寒，春必病温"，原载在《内经》，一见于《生气通天论》，再见于《阴阳应象论》。盖伤言内伤，寒指令气，谓太阳主令之时，精失闭藏，有违圣度，水脏不胜寒肃而受伤耳。冬不即病者，以我政当权，尚可御侮，且肾气畏冷缩伏胃中，至于春则时退气泄，热既耗其液，水复盗其精，故略感微邪，便为温病。推其得温之由，实由冬不藏精之所致。《金匮真言论》直指之曰：精者身之本也，藏于精者，春不病温，其理愈著。乃王叔和错会厥旨，竟以温病在春悉本冬月皮肤触寒而来，自晋至今，盲以传盲，谁愚惑俗。此以上即喻嘉言所论之春温，此以下即吴又可所指之瘟疫。时医囫囵读之，不辨字义，混"温"与"瘟"而一之。呜呼！春温致疾，举世模糊，无时无瘟，谁其知者，瘟疫之御冤枉命殆千有四百余岁矣。是编出自具区吴又可先生，唤醒聋聩，普作金绳，抉《灵》《素》之奥秘，补仲景之遗亡，诚医学中一大奇书也。本堂非业医者，春正月，偶于藏书堆中市得抄本，展卷读之，如获珙璧。嗣后偶遇斯症，一诊即知，药投立验。间或少有变化，究竟不越范围，虽脉危症笃，应手回生。转授医家，辄多奏效，未期年而活者甚众。有浙杭乐善诸君子，捐赀鸠工，愿公诸海内。今而后，以从前未有之良方，疗天下日有之险症，俾业医者得各挟一册，将见瘟疫之症治有传，而生民之灾厄可解，庶不负作者一番救世苦衷云耳。若夫瘟疫之原委，论中辨析綦详，无庸复赘。

时康熙五十四年岁在乙未孟冬月　补敬堂主人谨识

《治疫全书》序一[1]

自张长沙《杂病论》六卷劫火沦亡，而瘟疫之治杳无成法。后贤著书非无讲论，究其立方定治，浑照伤寒，而疫症中之感受传症治疗，并无一人特出手眼阐发精详，以示后人绳准。古今阙典莫此为大。吾宗兄圣臣先生，治经余暇喜习黄岐《灵》《素》诸书，曩予乞假里居相过从，每资扣击，谭辩娓娓，具见本原。今得读其所辑《治疫全书》，则以吴君又可《醒医六书》专治瘟疫者标其准，复以同邑嘉言喻徵君之《尚论》综其全，论释辑方，详明简当。付之剞劂，近布远传，是吾兄阐扬论讨之功，于是伟矣。抑予闻而迩来乡党间无远近，男女老幼诸疾祈方就诊，经吾兄之诊而治，治而愈者难更仆数。而吾兄以七十倦勤之年，切定倾扶危之念，并不受人财物，遇贫窘者且资以药饵，勤勤恳恳，乐此不疲，使各得霍然无恙以去，则吾兄汲汲济人之心不徒于是书见之矣，而是书之足以更生乎？疫病与津筏乎？治疫者又将曷穷也耶。

时乾隆屠维赤奋若壮月朔日

---

[1]《治疫全书》序一：原书无此标题，此系校点者所加。

《治疫全书》序二

治常症易，治危症难；治缓症易，治急症难。瘟疫之症，危而急者也，医无卓识，药稍差池，与死为邻，百难逃一。具区吴君又可，独于是症溯源穷委，及变候传染一切方药，详晰精明，几于隔垣可见者，所著《醒医六书》是矣。姻兄圣臣熊先生，力学多才，博精医理，尝得是书于制府年公处，珍逾珙璧，研精而详辨之，且云获效有年难忌。所自因加论释，兼采同邑喻嘉言徵君《尚论》春温之症，及散见于各书可资参考者，又附之以朋从往来问难之说，厘为六卷，锓版以传。独是吴君著是书于崇正[1]末季，今才百三十年之久，数百里而遥，如吾江右医生家不惟未见其书，亦且不识吴君姓氏。而姻兄顾能论释，授梓以大其传，则姻兄表彰先哲之功为甚巨，而惠医家以治疫之缏筏者更无涯矣。余虽门外人，固亦乐得鼓舞而请观厥成也。

时乾隆屠维赤奋若中秋上浣　年家姻教弟心齐夏朝绅拜序

---

[1]崇正：应为"崇祯"。

凡例_{八条}

是编因瘟疫一症自古无真传，历代明贤间有论及之者，俱不得其肯要，医家遇此但照伤寒方法，祸人甚众，是以亟为编镌，拭目望其远传。

是编温证、瘟疫，虽非两门，然受病各殊，见症不一，表里各异，传变不同，不得不彼此分疏，逐层剔出，以示后人绳准。

吴论专主胃家，长于用下。喻论温经为主，戒用下剂。然细较之，果其冬不藏精之正温，原当禁下，间亦有不得不下之时。若夫瘟疫为病，一团邪气结滞壅塞，非下不愈。每见天行时疫，多赖下夺始建回生起死之功。医者必先认清二家所论之病，察明二家所论之症，查明二家所用之法，详慎其治，始无错失。

"温""瘟"二字，字义各殊，音切则一。读者因"温"与"瘟"一其音，遂混"温"与"瘟"而同其治，毫厘千里，误人甚众。兹于吴氏卷中取用"瘟"字，喻氏卷中取用"温"字，庶览者触目憭然，免有适燕指南之虑。

是编辨症甚明，论治最晰，明通之士不费沉思，业医之人一查便晓。若果各挟一册，贮之案头，悬之肘后，或穷愁困苦，绝无请诊之资，虽边远遐荒，无有良医之地，偶有一病，对病检方，按方用药，依其所患之症，疗之起死回生。既足以表吾人利济之深仁，亦足以广天地好生之大德。

吴论著自崇祯壬午，经巡抚广东部院年于藏书中检获抄本，授梓刊布，及进京路由江省。予因就诊，始获此书。则先生此书尚未大行远行，无论僻壤穷乡，目所未见，即通都大邑，亦耳所未闻可知也。念予年逾七十，历览颇多，独此辨症审经处方用药实为奇创，且试经屡验，不忍秘而不传，渐至湮没。故特重加编辑，参之喻论，譬如日月合明，容光毕照。惟望存心救世者，或则再抒妙论，或则刊布远传，庶不负予此番苦心而民生庆幸矣。

是编分为五卷[1]。第一、二、三卷将吴氏《醒医六书》逐条标出者，因瘟疫一症为最危最险之病，从前诸家俱不过约略论及，并无一人挈出其病之真正根源，切要

---

[1]五卷：原书如此，保留原貌。第六卷系《治疫全书》辑成之后与亲友问答，成文稍晚。

治法，致后人一遇此症无从措手。兹照原本一一编出，稍为论释，以示后学章程。第四卷摘录喻氏各条。因吴氏卷中专论天行时疫，其于《内经》"冬伤于寒，冬不藏精，春必温病"之旨未及阐明。但迩来冬不藏精之人恒多，患疫辄兼中寒者有之。是以择其议论透辟，关照《内经》正旨者量为录出，以补吴氏未逮。第五卷纂集疫门脉症方治，俱系散见各种医书之大法。窃恐迫不及待之际，难以遍加搜查，绝无妙诀奇方势必坐视其死而莫之救，故特分类登注，以便后学取裁。第六卷备述亲友问答者，因伤寒瘟疫症各不同，认病处方最宜分别，并或触暴寒而又兼疫气，或既染疫气而复感暴寒，反复无常，淹缠不已。与夫风温、湿温等名目种种不同，杂气为病，各各不一，及疫症递相传染，缘由预防，谨避要法。凡二氏卷中所未及者，今悉于客难参按中一一指明，以广后人识见。

目　　录

卷 一

治疫全书一《醒医六书》[1]

新建邑庠熊立品圣臣甫　编辑

同里姻侄夏廷仪煦园　参较

孙承统绍庭　校字

原　病

吴又可曰：病疫之由，昔以为非其时有其气，春应温而反大寒，夏应热而反大凉，秋应凉而反大热，冬应寒而反大温，得非时之气，长幼之病相似以为疫。余论则不然。夫寒热温凉，乃四时之常，因风雨阴晴，稍为损益，假令秋热必多晴，春寒因多雨，较之亦天地之常事，未必多疫也。伤寒与中暑，感天地之常气；疫者，感天地之厉气。在岁有多寡，在方隅有厚薄，在四时有盛衰。此气之来，无论老少强弱，触之者即病。邪自口鼻而入，所客内不在脏腑，外不在经络，舍于伏脊之内，去表不远，附近于胃，乃表里之分界，是为半表半里，即《针经》所谓横连膜原是也。胃为十二经之海，十二经皆都会于胃，故胃气能敷布于十二经中，而荣养百骸，毫发之间，弥所不贯。凡邪在经为表、在胃为里，今邪在膜原者，正当经胃交关之所，故为半表半里。其热淫之气，浮越于某经，即能显某经之证。如浮越于太阳，则有头项痛、腰痛如折；如浮越于阳明，则有目痛、眉棱骨痛、鼻干；如浮越于少阳，则有胁痛、耳聋、寒热、呕而口苦。大概观之，邪越太阳居多，阳明次之，少阳又其次也。

---

〔1〕《醒医六书》：从字面上理解，应有六种著作汇编，但是，实际除了此版本的《温疫论》之外，其余五种未见。

邪之所著，有天授、有传染，所感虽殊，其病则一。凡人口鼻之气通乎天气，本气充满，邪不易入，本气适逢亏欠，呼吸之气亦自不及，外邪因而乘之。昔有三人冒雾早行，空腹者死，饮酒者病，饱食者不病，疫邪所著又何异耶？若其年气来厉，不论强弱触之即病，则又不拘于此矣。其感之深者，中而即发；感之浅者，邪不胜正，未能顿发。或遇饥饱劳碌，忧思气怒，正气被伤，邪气张溢，荣卫运行之机乃为之阻，吾身之阳气因而屈曲，故为病热。其始也，格阳于内不及于表，故先凛凛恶寒，甚则四肢厥逆。阳气渐积，郁极而通，故厥回而中外皆热，至是但热而不恶寒者，因其阳气之周也。此际或有汗，或反无汗者，在乎邪结之轻重也。即使有汗，乃肌表之汗。若外感在经之邪，一汗而解。今疫邪在半表半里，表虽有汗，徒损真气，邪气深伏何能得解，必俟其伏邪已溃，表气潜行于内，乃作大战，积气自内由膜原以达表，振战止而后热。此时表里相通，故大汗淋漓，衣被湿透，邪从汗解，此名战汗。当即脉静身凉，神清气爽，霍然而愈。然有自汗而解者，但出表为顺，即不药亦自愈也。伏邪未溃，所有之汗，止得卫气暂通，热虽暂减，逾时复热。午后潮热者，至是郁甚，阳气与时消息也。自后加热而不恶寒者，阳气之积也。其恶寒或微或甚，因其人之阳气盛衰也；其发热或短或长，或昼夜纯热，或黎明稍减，因其感邪之轻重也。疫邪与疟仿佛，但疟不传胃，惟疫乃传胃。始则皆先凛凛恶寒，既而发热，又非若伤寒发热而兼恶寒也。至于伏邪已溃，方有变证，其变或从外解，或从内陷，从外解者顺，从内陷者逆。更有表里先后不同，有先表而后里者，有先里而后表者，有但表而不里者，有但里而不表者，有表里偏胜者，有表里分传者，有表而再表者，有里而再里者。从外解者，或发斑，或战汗、狂汗、自汗、盗汗。从内陷者，胸膈痞闷，心下胀满，或腹中痛，或燥结便秘，或热结旁流，或协热下痢，或呕吐、恶心、谵语、舌黄、舌黑、苔刺等证。因证而知变，因变而知治。此言其大略，详见脉证治法诸条。

瘟疫初起

瘟疫初起，先憎寒而后发热，日后但热而无憎寒也。初得之二三日，其脉不浮不沉而数，昼夜发热，日晡益甚，头疼身痛。其时邪在伏脊之前，肠胃之后。虽有头疼身痛，此邪热浮越于经，不可认为伤寒表证，辄用麻黄、桂枝之类强发其汗。此邪不在经，汗之徒伤表气，热亦不减。又不可下，此邪不在里，下之徒伤胃气，其渴愈甚。宜达原饮：

槟榔二钱　厚朴一钱　草果仁五分　知母一钱　芍药一钱　黄芩一钱　甘草五分

上用水一钟，煎八分，午后温服。

按：槟榔能消能磨，除伏邪，为疏利之药，又除岭南瘴气；厚朴破戾气所结；草果辛烈气雄，除伏邪盘错。三味协力，直达其巢穴，使邪气溃败，速离膜原，是以为达原也。热伤津液加知母以滋阴；热伤荣气加白芍以和血；黄芩清燥热之余；甘草为和中之用。以后四味，不过调和之剂，如渴与饮，非拔病之药也。

凡疫邪游溢诸经，当随经引用以助升泄。如胁痛、耳聋、寒热、呕而口苦，此邪热溢于少阳经也，本方加柴胡一钱。如腰背项痛，此邪热溢于太阳经也，本方加羌活一钱。如目痛、眉棱骨痛、眼眶痛、鼻干不眠，此邪热溢于阳明经也，本方加干葛一钱。证有迟速轻重不等，药有多寡缓急之分，务在临时斟酌，所定分两大略而已，不可执滞。间有感之轻者，舌上白苔亦薄，热亦不甚，而无数脉，其不传里者，一二剂自解。稍重者，必从汗解。如不能汗，乃邪气盘错于膜原，内外隔绝，表气不能通于内，里气不能达于外，不可强汗。病家见加发散之药，便欲求汗，误用衣被壅冒，或将汤火熨蒸，甚非法也。然表里隔绝，此时无游溢之邪在经，三阳加法不必用，宜照本方可也。感之重者，舌上苔如积粉，满布无隙，服汤后不从汗解而从内陷者，舌根先黄，渐至中央，邪渐入胃，此三消饮证。若脉长洪而数，大汗多渴，此邪气适离膜原，欲表未表，此白虎汤证。如舌上纯黄色，兼见里证，为邪已入胃，此又承气汤证也。有两三日即溃而离膜原者；有半月十数日不传者；有初得之四五日，淹淹摄摄，五六日后陡然势张者。凡元气胜者，毒易传化；元气薄者，邪不易化，即不易传。设遇他病久亏，适又微疫，能感不能化，安望其传，不传则邪不去，邪不去而病不瘳，延缠日久，愈沉愈伏，多致不起。时师误认怯证，日进参芪，愈壅愈固，不死不休也。

品按：瘟疫初起，其症每似伤寒。盖伤寒恶寒发热、头疼身痛，瘟疫亦憎寒发热、头疼身痛。然伤寒邪从皮毛而入，由皮毛而渐入肌肉脏腑，脉或浮紧、浮缓，一二日间未曾入里，口中不渴，舌上无苔，尚知食味，通身翕翕发热，昼夜如常。若夫瘟疫，感天地厉气，此气之来，无论老少强弱触之者即病，邪自口鼻而入，并不由皮毛肌肉，初则舍于伏脊之前，膜原之间，乃表里交界，稍遇感触，自内由中达外。初觉凛凛憎寒、蒸蒸发热，日后但热而不恶寒，日晡益甚，其脉不浮不沉而数，甚或头疼如劈、身痛若鞭、面红眼赤、咽干口渴、舌苔芒刺、人事恍恍、胸胁苦满、烦躁不宁。更有一种，初起之时一阵憎寒，一阵作热，时而寒热并作，谵妄如狂，不阴不阳，似疟非疟，饮食不思，语言不爽，头疼身痛，气喷如火，心中郁闷，体倦神疲，但觉愦愦，无奈医家无从捉摸，总不识其症为何症。凡斯二者，皆是瘟疫之情状，即今世俗称为天行时疫，延门合境共相传染者也。

品再按：疫邪虽从内发，必由肌肉透达，故每浮越于太阳、阳明、少阳三经。凡遇此症，每于头疼、身热、腰背项痛、凛凛憎寒发热时，即用达原饮加入羌活，如兼阳明症即加干葛，兼少阳症即加柴胡，大剂与服，提引疫邪速从三阳出于肌表，轻者一二剂可愈。服药后，或欲转为疟疾，随与分清阴阳，按疟法治之。总不可稍事迁延，使其舌苔黄黑而听疫邪陷胃也。所以然者，疟不传胃，惟疫乃传胃，若舌苔一见黄色，邪已入胃，必俟下而后愈。但得转成疟疾，作止有时，或间日一发，或每日一发，前此所染之气，因大热蒸蒸而尽升泄于肌表，所触之邪因狂汗濈濈而渐透出于膜原，即或不药亦自愈矣。故凡治瘟疫，务先着意于疫邪浮越各经之时，及早透从外出，切切不可错过此一个机会。此法屡试屡验，兹特表而出之。

传变不常

疫邪为病，有从战汗而解者；有从自汗、盗汗、狂汗而解者；有无汗，竟传入胃者；有自汗淋漓，热渴反甚，终得战汗方解者；有胃气壅郁，必因下乃得战汗而解者；有表以汗解，里有余邪，不因他故，越三五日而前证复发者；有发黄，因下而愈者；有发黄，因下而斑出者，有竟从发斑而愈者；有里证急，虽有斑，非下不愈者。此则传变不常，亦为常变也。有局外之变者，男子适逢淫欲，或向来下元空虚，邪热乘虚陷于下焦，气道不施，以致小便闭塞，小腹胀满，每至夜即发热，与导赤散、五苓、五皮之类分毫不效，得大承气一服，小便如注而愈者。或里有他病，一隅之亏，邪乘宿昔所损而传者。如失血崩带，经水适来适断，心痛，疝气，痰火喘急，凡此皆非常变。大抵邪行如水，惟注者受之，传变不常，皆因人而使。盖因疫而发旧病，治法无论某病某病，但治其疫，而旧病自愈。

品按：疫邪着人，先虽伏匿，及其传变，种种不一，疗此症者务先辨症明确，并审定其人平日所有旧病，然后详慎用药，庶无大误。

急证急攻

瘟疫发热一二日，舌上白苔如积粉，早服达原饮一剂，午前舌变黄色，随现胸膈满痛、大渴烦躁，此伏邪即溃，邪毒传胃也。前方加大黄下之。烦渴少减，热去六七，午后复加烦躁发热，通舌变黑生刺，鼻如烟煤，此邪毒最重，复瘀到胃，急投大承气汤。傍晚大下，至夜半热退，次早鼻黑苔刺如失，此一日之间而有三变，数日之法一日行之，因其毒甚，传变亦速，用药不得不紧。设此证不服药，或投缓剂，羁迟二三日必死。设不死，服药亦无及矣。尝见瘟疫二三日即毙者，乃其类也。

品按：症来急速，譬若贼寇凶勇而来势莫敢当，若非斩关夺门之将乘势剿除，城池必难保守。今一日三变，数日之法可不一日行之乎？遇此等证，万万不可羁迟而并用缓剂。

表里分传

瘟疫舌上白苔者，邪在膜原也。舌根渐黄至中央，乃邪渐入胃。设有三阳现证，用达原饮三阳加法。因有里证，复加大黄，名三消饮。三消者，消内、消外、消不内不外也。此治疫之全剂，惟毒邪表里分传，膜原尚有余结者宜之。

三消饮

槟榔　草果　厚朴　白芍　甘草　知母　黄芩　大黄　葛根　羌活　柴胡

姜枣煎服。

品按：疫邪分传于表，则有头疼、身热、脊强、胁痛、耳聋、口苦、眉棱眼眶皆痛、鼻干不眠、舌上白苔之症，即宜于达原饮内加羌活、柴胡、干葛，使邪从表而出。若疫邪分传于里，即有咽干口燥、胸膈痞满、面红眼赤、渴欲饮冷、舌根黄黑、大便秘结、小水浓黄，即宜于达原饮内加入大黄，使邪从下解。凡用三消饮，务必辨明疫邪传表传里、孰少孰多，然后施治，不可造次。

热邪散漫

瘟疫，脉长洪而数，大渴复大汗，通身发热，宜白虎汤。

白虎汤

石膏一两　知母五钱　甘草一钱　炒米一撮

加姜煎服。

按：白虎汤辛凉发散之剂，清肃肌表气分药也。盖毒邪已溃，中结渐开，邪气方离膜原，尚未出表，然内外之气已通，故多汗，脉长洪而数。白虎辛凉解散，服之，或战汗或自汗而解。若瘟疫初起，脉虽数未至洪大，其时邪气盘错于膜原，宜达原饮，误用白虎，既无破结之能，但求溃热，是犹扬汤止沸耳。若邪已入胃，非承气不愈，误用白虎，既无逐邪之能，徒以刚悍而伐胃气，反抑邪毒，致脉不行因而细小，又认阳症得阴脉，妄言不治，医见脉微欲绝，益不敢议下，日惟杂进寒凉，以为稳当，愈投愈危，至死无悔。当此，急投承气缓缓下之，六脉自复。

品按：伤寒定例，白虎汤系治阳明经。汗后，脉洪大，而渴欲饮冷，身热有汗不解，或发红斑，方宜服之。若身热无汗，脉浮，表尚未解，或阴气盛，虽渴，不可用白虎汤。必里有实热，大渴大汗者，方可用。今疫邪入胃，里有实热，阴气不盛，可知若果口渴多汗，脉长洪而数，得此辛凉，必从战汗、自汗而解矣。然有一等，已汗、已下后而自汗，虚热不除者，必须审明，当加入人参，方才取效如神。

内壅不汗

疫邪发于半表半里，一定之局也。至于传变，或出表，或入里，或表里分传。医见有表复有里，乃引经论，先解其表乃攻其里，此大谬也。尝见大剂麻黄连进，一毫无汗，转见烦躁者，何耶？盖发汗之理，自内由中以达表，今里气结滞，阳气不能敷布于外，即四肢未免厥逆，又安能气液蒸蒸以达表？譬如缚足之鸟，反欲飞升，其可得乎？盖鸟之将飞，其身必伏，先纵足而后扬翅，方得升举，此与战汗之义同。又如水注，闭其后窍则前窍不能涓滴，与发汗之义同。凡见表里分传之证，务宜承气先通其里，里气一通，不待发散多有自能汗解。

品按：上条云邪发于半表半里者，此以邪气平分而言。盖疫邪从口鼻而入，舍于伏脊之前，膜原之间，附近于胃，去表不远，乃经与胃交界，及遇感触，邪即从此交界之处发泄，或是浮溢于太阳、阳明、少阳三经，半出于表矣而现表症，乃谓之半表，如邪气传入胃腑，半入于里矣而现里症，乃谓之半里。所以然者，蓄积之邪，滞结壅塞，虽麻黄不能取汗，而惟承气先通其里，里气一通，则阳气敷布，不待发散而自然气液蒸蒸矣。

下后脉浮

里证下后，脉浮而微数，身微热，神气或不爽，此邪热浮于肌表里，无壅滞也，虽无汗，宜白虎汤，邪从汗解。

若大下后，或数下后，脉空浮而数，按之豁然如无，宜白虎汤加人参，覆杯则汗解。

下后，脉浮而数，原当汗解，迁延五六日，脉证不改，仍不得汗者，以其人或自利经久，或素有他病先亏，或本病日久下迟，或反复数下，以致周身血液枯涸，或不得汗。白虎辛凉，除肌表散漫之热邪，加人参以助周身之血液，于是经络润泽，元气鼓舞，腠理开发，故得汗解。

下后脉复沉

里证，脉沉而数，下后脉浮者，当得汗解。今不得汗，后二三日脉复沉者，膜原余邪复瘀到胃也，宜更下之。更下后脉更浮者，仍当汗解，宜白虎汤。

邪气复聚

里证，下后脉不浮，烦渴减，身热退，越四五日复发热者，此非关饮食劳复，乃膜原尚有余邪隐匿，因而复发。宜再下之即愈，但当少与，慎勿过剂，以邪气微也。

下后身反热

应下之证，下后当脉静身凉。今反发热者，此内结开，正气通，郁阳暴伸也，即如炉中伏火，拨开虽焰，不久自息，此与下后脉反数义同。

若瘟疫将发，原当日渐加热。胃本无邪，误用承气，更加发热，实非承气使然，乃邪气方张分内之热也。但嫌下早之误，徒伤胃气耳。日后传胃，再当下之。又有药烦者，与此悬绝，详载本条。

下后脉反数

应下失下，口燥舌干而渴，身反热减，四肢时厥，欲得近火壅被，此阳气伏也。

既下厥回，去炉减被，脉大而加数，舌上生津，不思水饮，此里邪去，郁阳暴伸也，宜柴胡清燥汤，去花粉、知母，加葛根，随其性而升泄之。此证类近白虎，但热渴既除，又非白虎所宜也。

因证数攻

瘟疫下后二三日，或一二日，舌上复生苔刺，邪未尽也，再下之。苔刺虽未去，已无锋芒而软，然热渴未除，更下之。热渴减，苔刺脱，日夜更复热，又生苔刺，更宜下之。曾有患疫月余，苔刺凡三换，计服大黄二十两，始得热不复作，其余脉证方退。所以凡下不以数计，有是证则投是药。医家见理不透，经历未到，中道生疑，往往遇此证反致担搁。但其中有间日一下者，有应连下三四日者，有应连下二日间一日者。其间宽缓之施，有应用柴胡清燥汤者，有应用犀角地黄汤者，至投承气，某日应多与，某日应少与，如其不能得法，亦足以误事。此非可以言传，贵乎临时斟酌。

病愈结存

瘟疫下后，脉证俱平，腹中有块，按之则痛，自觉有所阻而微闷。其或有升降之气往来不利，常作蛙声，此邪气已尽，其宿结尚未除也。此不可攻，攻之徒损元气，气虚益不能传送，终无补于治结。须饮食渐进，胃气稍复，津液流通，自能润下也。尝遇病愈后食粥累月，结块方下，坚黑如石。

下　膈 [1]

瘟疫愈后，脉证俱平，大便二三旬不行，时时作呕，饮食不进，虽少与汤水呕

---

〔1〕下膈：原书作"下隔"，今据目录改之。

吐愈加，此为下膈。盖下既不通，必返于上。设与牛黄、狗宝及藿香、丁香、二陈之类，误也。宜调胃承气热服，顷得宿结，及溏粪黏胶恶物，臭不可当者，呕吐立止。所谓欲求南风，须开北牖是也。呕止慎勿骤补，少与参芪，下焦复闭，呕吐仍作也。

注意逐邪勿拘结粪

瘟疫可下者，约三十余证，不必悉具，但见舌黄、心腹痞满，便于达原饮加大黄下之。设邪在膜原者，已有行动之机，欲离未离之际，得大黄促之而下，实为开门祛贼之法。即使未愈，邪亦不能久羁，二三日后，余邪入胃，仍用小承气彻其余毒。大凡客邪，贵乎早治，乘人气血未乱，肌肉未消，津液未耗，病人不至危殆，投剂不至掣肘，愈后亦易平复。欲为万全之策者，不过知邪之所在，早拔去病根为要耳。但要谅人虚实，度邪之轻重，察病之缓急，揣邪气离膜原之多寡，然后药不空投，投药无太过不及之弊。是以仲景自大柴胡以下，立三承气，多与少与，自有轻重之殊。勿拘于下不厌迟之说。

假令滞下，本无结粪，初起质实频数窘急者，宜芍药汤加大黄下之。盖邪气客于下焦，气血壅滞，泣而为积。若去积以为治，已成之积方去，未成之积复生，故用大黄逐去其邪，是乃断其生积之源，荣卫流通，其积不治而自愈矣。更有虚痢，又非此论。

或问：脉证相同，其粪有结有不结，何也？曰：原其人病至，大便当即不行，续得蕴热，益难得出，蒸而为结也。一者，其人平素大便不实，虽胃家热甚，但蒸作极臭，状如黏胶，至死不结。应下之证，设引经论"初硬后必溏，不可攻"之句，诚为千古之弊。

大承气汤

大黄五钱　厚朴一钱　枳实一钱　芒硝三钱

水姜煎服。弱人减半，邪微者各服减半。

小承气汤

大黄五钱　厚朴一钱　枳实一钱

水姜煎服。

调胃承气汤

大黄五钱　芒硝二钱三分　甘草一钱

水姜煎服。

按：三承气汤功用仿佛。热邪传里，但上焦痞满者，宜小承气汤。中有坚结者，加芒硝，软坚而润燥。病久失下，虽无结粪，然多黏腻极臭恶物，得芒硝助大黄，有荡涤之能。设无痞满，惟有宿结而有瘀热者，调胃承气宜之。三承气功效俱在大黄，余皆治标之品也。不耐药汤者，或呕或畏，当为细末蜜丸，汤下。

品按：伤寒阳邪入里，上中下三焦皆病。痞满燥实坚俱全者，主以大承气汤。用厚朴苦温以去痞，枳实苦寒以泄满，芒硝咸寒以润燥软坚，大黄苦寒以泄实去热。若胸无痞满，除去枳朴，名调胃承气汤，因其不作痞满，用之恐伤上焦氤氲之元气也。若肠胃实而未坚，不用芒硝，名小承气汤。以肠胃虽实而脐下未至结块，坚硬如石，用之恐伤下焦血分之真阴，谓不伐其根也。今疫邪蓄积胃腑，火气内攻，耗气搏血，肠胃如焚，或是胸胁痞满，或是面红眼赤，或是舌刺唇焦，或是狂言谵语，或是上屋逾垣，或是撮空理线，倘非承气下夺以存津液、以救肾水，则阳亢而阴不独存，有死无生而已矣。

品再按：三承气汤系除一切里症之要药，但亦有里证甚急，而外证尚有头疼身热、表证未除、不得不下者，须用大柴胡汤，通表里而缓治之。又小柴胡汤加芒硝一味，亦是转药。凡有表证略未解，及老弱并血气两虚之人，均应于此二方，酌量用之。

大小柴胡汤 见五卷治疫诸方条下。

蓄　血

大小便蓄血、便血，不论伤寒、时疫，盖因失下，邪热久羁无由以泄，血为热搏，留于经络，败为紫血，溢于肠胃，瘀为黑血，便色如漆。大便反易者，因结粪得血而润下，结粪虽行，真元已败，多至危殆。其有喜妄如狂者，此胃热波及于血分。

血乃心之属，血中留火，延蔓心家。宜其有是证矣，仍从胃治。

蓄血兼发黄一证，胃实失下，表里壅闭，郁而为黄，热更不泄，搏血为瘀。凡热，经气不郁，不致发黄；热不干血分，不致蓄血。同受其邪，故发黄而兼蓄血，非蓄血而致发黄也。但蓄血一行，热随血泄，黄因随减。尝见发黄者原无瘀血，有瘀血者原不发黄，所以发黄，当咎在经郁热。若专治瘀血，误也。

胃移热于下焦气分，小便不利，热结膀胱也；移热于下焦血分，膀胱蓄血也。小腹硬满，疑其小便不利，今小便自利者，责之蓄血也。但小便不利亦有蓄血者，非必小便自利方为蓄血。

胃实失下，至夜发热者，热留血分。更加失下，必致瘀血。初则昼夜发热，日晡益甚，既投承气；昼日热减，至夜独热者，瘀血未行也，宜桃仁承气汤。服汤后，热除为愈，或热时前后缩短，再服再短，蓄血尽而热亦尽。大势已去，亡血过多，余焰尚存者，宜犀角地黄汤调之。至夜发热，亦有瘅疟，有热入血室，皆非蓄血，并未可下，宜审。

桃仁承气汤

大黄　芒硝　桃仁　当归　芍药　丹皮

照常煎服。

犀角地黄汤方

地黄一两　白芍二钱　丹皮二钱　犀角二钱，镑碎

上先将地黄温水润透，铜刀切作片，石臼内捣烂，再加水调糊，绞汁听用。其滓入药同煎，药成去滓，入前汁合服。

按：伤寒血结不行者，宜抵当汤。今瘟疫，初无表证而惟胃实，故肠胃蓄血多，膀胱蓄血少。然抵当汤，行瘀逐蓄之最者，无分前后，二便并可取用。若蓄血结甚者，在桃仁[1]力所不及，宜抵当汤。盖非大毒猛厉之剂，不足以抵当，故名之。然抵当证，所遇亦少，存此以备万一之用。

抵当汤方

大黄五钱　虻虫二十枚，炙干，研碎　桃仁五钱，研如泥　水蛭炙干为末，五分

---

[1] 桃仁：按前后文意，应指桃仁承气汤而言。

照常煎服。

发　黄

疫邪传里，遗热下焦，小便不利，邪无输泄，经气郁滞，其传为疸，身目如金者，宜茵陈汤：

茵陈二钱　山栀一钱　大黄五钱

水姜煎服。

按：茵陈为治疸退黄之专药。今以病症较之，黄因小便不利，故用山栀除小肠屈曲之火，瘀热既除，小便自利。然此症胃实为本，必以大黄为专功。设去大黄而服山栀、茵陈，是忘本治标，鲜有效矣。或用茵陈五苓，不惟不能退黄，小便间亦难利。

旧论发黄，有从湿热，有从阴寒者，此在杂病有然，若夫时疫，既已传里，乃热病也，煨万物者，莫过于火，大热之际，燥必随之。古方有三承气证，便于三承气加茵陈、山栀，随证施治。

邪在胸膈

瘟疫胸膈满闷，心烦喜呕，欲吐不吐，虽吐而不得大吐，腹中满，欲饮不能饮，欲食不能食，此疫邪留于胸膈，宜瓜蒂散吐之。

品按：吐法多用栀豉汤。此用瓜蒂散者，取其吐顽痰而快膈，涌风涎而逐水也。

瓜蒂散

甜瓜蒂一钱　赤小豆二钱，研碎　生山栀仁二钱

上用水二钟，煎一钟，后入赤小豆，煎至八九分，先服四分，一时后不吐再服，尽吐之。未尽，烦满尚存者，再煎服。如无瓜蒂，以淡豆豉二钱代用。

卷 二

治疫全书二《醒医六书》

新建邑庠熊立品圣臣甫　编辑

同里姻侄夏廷仪煦园　参较

孙承统绍庭　校字

辨明伤寒时疫

或曰：子言伤寒与时疫有霄壤之隔，今用三承气及桃仁承气、抵当、茵陈诸汤，皆伤寒方也，既用其方，必同其症，子何言之异也？曰：夫伤寒，必有感冒之因，或单衣风露，或强力入水，或临风脱衣，或当檐出浴，当觉肌肉栗起，既而四肢拘急，恶风恶寒，然后头疼身痛，发热恶寒，脉浮而数。脉紧无汗为伤寒，脉缓有汗为伤风。若时疫初起，原无感冒之因，忽觉凛凛以后，但热而不恶寒。然亦有所触因而发者，或饥饱劳碌，或焦思气郁，皆能触动其邪，是促其发也。不因所触无故自发者居多，促而发者十中之一二耳。且伤寒投剂，一汗而解，时疫发散，虽汗不解。伤寒不传染于人，时疫能传染于人。伤寒之邪自毫窍而入，时疫之邪自口鼻入。伤寒感而即发，时疫感而后发。伤寒汗解在前，时疫汗解在后。伤寒投剂可使立汗，时疫汗解，俟其内溃汗出，自然不可以期。伤寒解以发汗，时疫解以战汗。伤寒不能发斑，时疫则能发斑。伤寒感邪在经，以经传经；时疫感邪在内，内溢于经，经不自传。伤寒感发甚暴，时疫多有淹缠二三日，或渐加重，或淹缠五六日忽然加重。伤寒初起以发表为先，时疫初起以疏利为主。种种不同。其所同者，伤寒、时疫皆能传胃，至是同归于一，故用承气汤辈导邪而出。要之，伤寒、时疫始异而终同也。

夫伤寒之邪，自肌表一径传里，如浮云之过太虚，原无根蒂，惟其传法始终有进而无退，故下后皆能脱然而愈。若时疫之邪，始则匿于膜原，根深蒂固，发时与荣卫交并，客邪经由之处，荣卫未有不被其所伤者，因其伤故名曰溃，然不溃则不能传，不传邪不能出，邪不出而疾不瘳。

时疫下后，多有未能顿解者，何耶？盖疫邪每有表里分传者，因有一半向外传，邪留于肌肉，一半向内传，邪留于胃家。邪留于胃，故里气结滞。里气结，表气因而不通，于是肌肉之邪不能即达于肌表，下后里气一通，表气亦顺向者，郁于肌肉之邪方能尽发于肌表，或斑或汗，然后脱然而愈。伤寒下后无有此法。虽曰终同，及细较之，而终又有不同者。

或曰：伤寒感天地之正气，时疫感天地之戾气，气既不同，俱用承气，又何药之相同也？曰：风寒疫邪，与吾身之真气，势不两立，一有所着，气壅火积，气也、火也、邪也三者混一，与之俱化，失其本然之面目。至是，均谓之邪矣，但以驱逐为功，何论邪之同异也。

假如初得，伤寒为阴邪，主闭藏而无汗；伤风为阳邪，主开发而多汗。始有桂枝、麻黄之分，原其感而未化也。传至少阳，并用柴胡；传至胃家，并用承气。至是，亦无复有风寒之分矣。推而广之，是知疫邪传胃，治法无异也。

发斑战汗合论

凡疫邪留于气分，解以战汗；留于血分，解以发斑。气属阳而轻清，血属阴而重浊，是以邪在气分则易疏透，邪在血分恒多胶滞。故阳主速而阴主迟。所以从战汗者，可使顿解；从发斑者，当图渐愈。

战　汗

疫邪先传表后传里，忽得战汗，经气输泄，当即脉静身凉，烦渴顿除。三五日后，阳气渐积，不待饮食劳碌，必然反复者，盖表邪已解，里邪未去，才觉发热。下之即解。

疫邪表里分传，里气壅闭，非下不汗。下之未尽，日后复热，当复下、复汗。

瘟疫下后，烦渴减，腹满去，或思食而知味，里气和也。身热未除，脉近浮，此邪气怫郁于经，表未解也。当得汗解。如未得汗，以柴胡清燥汤和之，复不得汗者，从渐解也，不可苛求其汗。

应下失下，气消血耗。既下，欲作战汗，但战而不复者危。以中气亏微，但能降陷，不能升发也。次日，当期复战，厥回汗出者生，厥不回汗不出者死。以正气脱，不胜其邪也。

战而厥回，无汗者，真阳尚在表，气枯涸也，可使渐愈。凡战而不复，忽痉者，必死。痉者身如尸，牙关紧，目上视。凡战不可扰动，但可温覆，扰动则战而中止，次日当期复战。战汗后复下后，越二三日反腹痛不止者，欲作滞下也，无论已见积、未见积，宜芍药汤。

芍药汤方

白芍药一钱　当归一钱　槟榔二钱　厚朴一钱　甘草七分

水姜煎服。里急后重，加大黄三钱。红积倍芍药，白积倍槟榔，煎服。

自　汗

自汗者，不因发散自然汗出也。伏邪中溃，气通得汗，邪欲去也。若脉长洪而数，身热大渴，宜白虎汤，得战汗方解。

里证下后续得自汗，虽二三日不止，甚则四五日汗不止，身微热，热甚则汗甚，热微汗亦微。此属实，乃表有留邪也，邪尽汗止。汗不止者，宜柴胡汤以佐之，表解则汗止。设有三阳经证，当用三阳随经加减法，与协热下利投承气同义。表里虽殊，其理则一。若误认为表虚自汗，辄用黄芪实表及止汗之剂，则误矣。有里症，时当盛暑，多作自汗，宜下之。白虎证自汗，详见前。若面无神色，唇口刮白，表里无阳证，喜热饮，稍冷则畏，脉微欲绝，忽得自汗，淡而无味者，为虚脱。夜发则昼死，昼发则夜亡。急当峻补，补不及者死。大病愈后数日，每饮食及惊动即汗，此表里虚怯，宜人参养荣汤倍黄芪。

盗　汗

里证下后续得盗汗者，表有微邪也。若邪甚，竟作自汗，伏邪中溃，则作战汗矣。凡人张目则卫气行于阳，目瞑则卫气行于阴，行阳谓升发于表，行阴谓敛降于内。行于阴不能卫护其表，毫窍空疏，微邪乘间而出，邪尽而盗汗自止。设不止者，宜柴胡汤以佐之。

时疫愈后，脉静身凉，数日后反得盗汗及自汗者，此属表虚，宜黄芪汤。

柴胡汤

柴胡一钱　黄芩一钱　陈皮一钱　甘草一钱　生姜一钱　大枣一枚

上方用人参、半夏。今表实，故不用人参，无呕吐不加半夏。

黄芪汤

黄芪三钱　五味子三分　当归一钱　白术一钱　甘草五分

照常煎服。如汗未止，加麻黄净根一钱五分，无有不止者。然属实者常多，属虚者常少。邪气盛为实，正气夺为虚。虚实之分在乎有热、无热。有热为实，无热为虚。若颠倒误用，未免实实虚虚之弊，临证当慎。

狂　汗

狂汗者，伏邪中溃欲作汗解。因其人禀赋肥盛，阳气冲击，不能顿开，故忽然坐卧不安，且狂且躁，少顷大汗淋漓，狂躁顿止，脉静身凉，霍然而愈。

发　斑

邪留血分，里气壅闭，非下不斑。斑出为毒邪外解，下后斑渐出，更不可大下。设有下证，少与承气缓缓下之。若复大下，中气不振，斑毒内陷则危。宜托里举斑。

托里举斑汤

白芍药　当归各一钱　升麻五分　白芷七分　柴胡七分　川山甲二钱，炙黄，为粗末

水姜煎服。

下后斑渐出，复大下斑毒复隐，反加循衣摸床，撮空理线，脉渐微者危，本方加人参一钱，补不及者死。若未下而先发斑者，设有下证，少与承气，须从缓下。

数下亡阴

下证以邪未尽不得已而数下之，间有两目加涩、舌反枯干、津不到咽、唇口燥裂。缘其人所禀，阳脏素多火而阴亏者，今重亡津液，宜清燥养荣汤。设热渴未除，里证仍在，宜承气养荣汤。

解后宜养阴忌投参术

夫疫乃热病也。邪气内郁，阳气不得宣布，积阳为火，阴气每为热搏，暴解之后

余焰尚存，阴血未复，大忌参、芪、白术，得之反助其壅郁。余邪留伏，不惟目底淹缠，日后变生异证，或周身痛痹，或四肢挛急，或流火结痰，或遍身疮疡，或两腿钻痛，或劳嗽涌痰，或气毒流注，或痰核穿漏，皆骤补之为害也。万有阴枯血燥者，宜清燥养荣汤。若素多痰，及少年平时肥盛者，投之恐有泥膈之弊，亦宜斟酌。大抵时疫愈后，调理之剂投之不当，莫如静养、节饮食为第一。

清燥养荣汤

知母　天花粉　当归身　白芍　地黄汁　陈皮　甘草

柴胡养荣汤

柴胡　黄芩　陈皮　甘草　当归　白芍　生地　知母　天花粉

姜枣煎服。

里证未尽，宜承气养荣汤。

承气养荣汤

知母　当归　芍药　生地　大黄　枳实　厚朴

水姜煎服。

痰涎涌甚、胸膈不清者，宜瓜贝养荣汤。

瓜贝养荣汤

知母　花粉　贝母　瓜蒌实　橘红　白芍　当归　紫苏子

水姜煎服。

下后间服缓剂

下后或数下，膜原尚有余结未尽，传胃，邪与胃气并，故热不能顿除，当宽缓两日，俟余邪聚胃再下之。宜柴胡清燥汤，缓剂调理。

柴胡清燥汤

柴胡　黄芩　陈皮　甘草　花粉　知母

姜枣煎服。

下后反痞

疫邪留于心胸，令人痞满。下之痞应去，今反痞者，虚也。以其人或因他病先亏，或因新产后气血两亏，或禀赋娇怯，因而益虚，失其健运，邪气留止，故令痞满。今愈下而痞愈甚。若更用行气破气之剂，转成坏证。宜参附养荣汤。

参附养荣汤

当归一钱　白芍一钱　生地三钱　人参一钱　附子炮，七分　干姜炒，一钱

照常煎服。

果如前证，一服痞如失。倘有下证，下后脉实痞未除者，再下之。此有虚实之分，一则有下证，下后痞即减者为实，一则表虽微热，脉不甚数，口不渴，下后痞反甚者为虚。若潮热口渴，脉数而痞者，投之祸不旋踵。

下后反呕

疫邪留于心胸胃口，热甚皆令呕不止。下之呕当去，今反呕者，此属胃气虚寒，少进粥饮便欲吞酸者，宜半夏藿香汤，一服呕立止，谷食渐加。

半夏藿香汤

半夏一钱五分　真藿香一钱　干姜炒，一钱　白茯苓一钱　广陈皮一钱　白术炒，一钱

甘草五分

水姜煎服。

有前后一证，首尾内变者，其患疫时，心下胀满，口渴发热而呕。此应下之证也。下之，诸证减去六七，呕亦减半，再下之，胀除热退渴止，向则数日不眠，今则少寐，呕独转甚。此疫已去而诸证除，胃续寒而呕甚，与半夏藿香汤，一剂而呕即止。

补泄兼施

证本应下，耽搁失治，或为缓药羁迟，火毒壅闭，耗气搏血，精神殆尽，邪火独存，以致循衣摸床、撮空理线、筋惕肉眴、肢体振战、目中不了了，皆缘应下失下之咎。邪热一毫未除，元神将脱，补之则邪毒愈甚，攻之则几微之气不胜其攻。攻不可补不可，补泻不及，两无生理。不得已，勉用陶氏黄龙汤。此证下亦死，不下亦死，与其坐以待毙，莫如含药而亡，或有回生于万一。

黄龙汤方

大黄　厚朴　枳实　芒硝　人参　地黄　当归

照常煎服。

按：前证实为庸医耽搁，及今投剂补泻不及。然大虚不补，虚何由以回？大实不泻，邪何由以去？勉用参地以回虚，承气以逐实，此补泻兼施之法也。或遇此证，纯用承气下，证稍减，神思稍苏，续得肢体振战，怔忡惊悸，心内如人将捕之状[1]，四肢反厥，眩晕郁冒，项背强直，并前循衣摸床、撮空等证，此皆大虚之候、将危之证也。急用人参养荣汤，虚候少过，速可屏去。

人参养荣汤

人参　麦门冬　辽五味　地黄　当归　白芍药　知母　陈皮　甘草

照常煎服。

如人方肉食而病适来，以致停积在胃，用大小承气连下，惟是臭水稀粪而已。于承气汤中但加人参一味，服之虽三四十日，所停之完谷及完肉，于是方下。盖承气借人参之力，鼓舞胃气，宿物始动也。

药　烦

应下失下，真气亏微，反投承气，下咽少顷，额上汗出，发根燥痒，邪火上炎，

---

[1]心内如人将捕之状："捕"，底本原作"补"，今据文义改。

手足厥冷，甚则振战心烦，坐卧不安，如狂之状，此中气素亏，不能胜药，名为药烦。凡遇此证，急投姜汤即已，药中加生姜煎服，则无此状矣。更宜匀两次服，以防呕吐不纳，三次服亦不妨。

停　药

服承气腹中不行，或次日方行，或半日仍吐原药，此因病久失下，中气大亏，不能运药，名为停药。乃天元几绝，大凶之兆也。宜生姜以和药性，或加人参以助胃气，又有邪实病重剂轻，亦令不行，当审。

虚烦似狂

时疫坐卧不安，手足不定，卧未稳则起坐，才着坐即乱走，才抽身又欲卧，无有宁刻。或循衣摸床，撮空捻指，师至才诊脉，将手缩去，六脉不甚显，尺脉不至，此平时斲丧[1]，根源亏损，因不胜其邪，元气不能主持，故烦躁不宁，固非狂证，其危有甚于狂也。法当大补，然有急下者，或下后厥回，尺脉至，烦躁少定，此因邪气少退，正气暂复，微阳少伸也。不二时邪气复聚，前证复起，勿以前下得效，今再下之，下之速死。急宜峻补，补不及者死。此证表里无大热，下证不备者，庶几可生。譬如城郭空虚，虽残寇而能直入，战不可守不可，其危可知。

神昏谵语

应下稽迟，血竭气耗，内热烦渴谵语。诸下证具而数下之，渴热并减，下证悉

---

〔1〕斲丧：音 zhuó sàng。伤害，特指因沉溺酒色以致伤害身体。

去，五六日后谵语不止者，不可以为实，此邪气去，元神未复，宜清燥养荣汤加神砂[1]一钱。郑声、谵语，态度无二，但有虚实之分，不应另立名色。

夺气不语

时疫下后，气血俱虚，神思不清，惟向里床睡，似寐非寐，似寤非寤，呼之不应。此正气夺，与其服药不当，莫如静守，虚回而神思自清，语言渐朗。若攻之，脉必反数，四肢渐厥，此虚虚之祸，危在旦夕。凡见此证，表里无大热者，宜人参养荣汤补之。能食者，自然虚回而前证自除；设不食者，正气愈夺，虚证转加，法当峻补。

老少异治

三春旱草，得雨即荣，残腊枯枝，虽灌弗泽。凡年高之人，最忌剥削。设投承气，以一当十；设用参术，十不抵一。盖老年荣卫枯涩，几微之元气，易耗而难复也。不比少年气血生机甚捷，其势浡然，但得邪气一除，正气随复。所以老年慎泻，少年慎补，何况误用耶？万有年高禀厚，年少赋薄者，又当从权，勿以常论。

妄投破气药论

瘟疫心下胀满，邪在里也。若纯用青皮、枳实、槟榔诸香燥破气之品，冀其宽胀，此大谬也。不知内壅气闭，原有主客之分。假令根于七情郁怒，肝气上升，饮食过度，胃气填实，本无外来邪毒客气相干，止不过自身之气壅滞，投木香、砂仁、豆蔻、枳壳之类，上升者即降，气闭者即通，无不立效。今疫毒之气传于胸胃，以致升

---

〔1〕神砂：指辰砂。

降之不利，因而胀满，实为客邪累及本气，但得客气一除，本气自然升降，胀满立消，若专用破气之剂，但能破正气，毒邪何自而泄，胀满何由而消？治法非用小承气弗愈，既而肠胃燥结，下既不通，中气郁滞，上焦之气不能下降，因而充积，即膜原或有未尽之邪，亦无前进之路，于是表里上中下三焦皆阻，故无痞满燥实之证，得大承气一行，所谓一窍通诸窍皆通，大关通而百关尽通也。向则郁于肠胃之邪，由此而下肠胃，既舒在膜原。设有所传不尽之余邪，方能到胃，乘势而下也。譬若河道阻塞，前舟既行，余舟连尾而下矣。

妄投补剂论

有邪不除，淹缠日久，必至尪羸，庸医望之，辄用补剂，殊不知无邪不病，邪去而正气得通，何患乎虚之不复也。今投补剂，邪气益固，正气日郁，转郁转热，转热转瘦，转瘦转补，转补转郁，循环不已，乃至骨立而毙，犹言服参几许，补之不及，天数也。病家止误一人，医者终身不悟，不知杀人无算。

妄投寒凉药论

疫邪结于膜原，与卫气并，因而昼夜发热，五更稍减，日晡益甚，此与瘅疟相类。瘅疟热短，过时如失，明日至期复热。今瘟疫热长，十二时中首尾相接，寅卯之间，乃其热之首尾也，即二时余焰不清，似乎日夜发热耳。其始也，邪结膜原，气并为热，胃本无病，误用寒凉，妄伐生气，此一误矣。及邪传胃，烦渴口燥，舌干苔刺，气喷如火，心腹痞满，午后潮热，此应下之证。若用大剂芩连栀柏，专务清热，竟不知热不自成，其热皆由邪在胃家，阻碍正气，郁而不通，火亦留止，积火成热，但知火与热，不知因邪而为火热。智者，必投承气，逐去其邪，气行火泄而热自已。若概用寒凉，何异扬汤止沸？每见今医，好用黄连解毒汤、黄连泻心汤，盖不知黄连苦而性滞，寒而气燥，与大黄均为寒药，大黄走而不守，黄连守而不走，一燥一润，一通一塞，相去甚远。且疫邪首尾以通行为治，若用黄连，反招闭塞之害，邪毒何由以泄，病根何由以拔？既不知病原，乌能以愈疾耶？

大　便

结热旁流，协热下利，大便秘结，大肠胶闭，总之邪在里，其证不同者，在乎通塞之间耳。

其或热结旁流者，以胃家实，内热壅闭，先大便秘结，续得下利纯臭水，全然无粪，日三四度或十数度，宜大承气汤，得结粪而利立止。服汤不得结粪，仍下利纯臭水并所进汤药，因大肠邪胜，失其传送之职，知邪犹在也，病必不减，宜更下之。

此症必其人恶热不恶寒，舌苔干燥，胃上以手按之则痛，方可议下，不然当作别论。

其或协热下利者，其人大便素不调，邪气忽乘于胃，便作烦渴，一如平时泄泻稀粪而色不败，甚则色但焦黄而已。此火邪传里，不能稽留于胃，至午后潮热，便作泄泻，子后热退，泄泻亦减，次日不作潮热，利亦止，为病愈。潮热未除，利不止者，宜小承气汤以撤其余邪而利自止。

利止二三日后，午后忽加烦渴潮热，下泄仍如前证，此伏邪未尽，复传到胃也，治法同前。

其或大便秘结者，疫邪传里，内热壅郁，宿粪不行，蒸而为结，渐至黑硬。下之，结粪一行，瘀热自除，诸证悉去。

其或大肠胶闭者，其人平素大便不实，设遇疫邪传里，但蒸作极臭状如黏胶，至死不结，但愈蒸愈闭，以致胃气不能下行，疫毒无路而出，不下即死。但得黏胶一去，下证自除，霍然而愈。

此症虽苔干口臭，喷热如火，其腹必软而不满，按之不实，故知非燥结而为胶滞也。

其或瘟疫愈后三五日或数日，反腹痛里急者，非前病原也。此下焦别有伏邪所发，欲作滞下也。发于气分则为白积，发于血分则为红积，气血俱病红白相兼，邪尽利止。未止者，宜芍药汤_{方见前}。

其或愈后大便数日不行，别无他证。此是三阴不足，以致大肠虚燥，此不可攻。饮食渐加，津液流通，自能润下也。觉谷道夯闷，宜作蜜箭导[1]。甚则宜六成汤。

病愈后，脉迟细而弱，每至黎明或夜半后便作泄泻。此命门真阳不足，宜七成汤。亦有杂证属实者，宜大黄丸，下之立愈。

六成汤方

当归_{一钱五分}　白芍药_{一钱}　地黄_{五钱}　天门冬_{一钱}　肉苁蓉_{三钱}　麦门冬_{一钱}

照常煎服。日后更燥者宜六味丸，少减泽泻。

七成汤方

破故纸_{炒香，捶碎，三钱}　熟附子_{一钱}　辽五味_{八分}　白茯苓_{一钱}　人参_{一钱}　甘草_{炙，五分}

照常煎服。愈后更发者，宜八味丸倍加附子。

小　便

热到膀胱，小便赤色。邪到膀胱，干于气分，小便胶潲；干于血分，溺血蓄血；留邪欲出，小便急数。膀胱不约，小便自遗；膀胱热结，小便闭塞。

假如热到膀胱者，其邪在胃，胃热灼于下焦，在膀胱但有热而无邪，惟令小便赤色而已，其治在胃。

假如邪到膀胱者，乃疫邪分布下焦，膀胱实有之邪，不止于热也，从胃来者，治在胃，兼治膀胱。若纯治膀胱，胃气乘热拥入膀胱，非其治也。若肠胃无邪，独小便急数，或白膏如马遗，其治在膀胱，宜猪苓汤。

---

〔1〕蜜箭导：实为蜜煎导。

猪苓汤方 邪干气分者宜之。

猪苓一钱　泽泻一钱　滑石五分　甘草八分　木通一钱　车前二钱

灯心煎服。

桃仁汤方 邪干血分者宜之。

桃仁三钱，研如泥　丹皮一钱　当归一钱　赤芍一钱　阿胶二钱　滑石五钱

照常煎服。小腹痛按之硬痛，小便自调，有蓄血也。加大黄三钱，甚则抵当汤。药分三等，随其病之轻重而施治。

前后虚实

病有先虚后实者，宜先补而后泻；有先实后虚者，宜先泻而后补。

假令先虚后实者，或因他病先亏，或因年高血弱，或因先有劳倦之极，或因新产亡血过多，或旧有吐血崩漏之证。时疫将发，即触动旧疾，或吐血，或崩漏，以致亡血过多，然后疫气渐渐加重，以上并宜先补而后泻。

假令先实而后虚者，疫邪应下失下，血液为热搏尽，原邪尚在，宜急下之，邪过六七，急宜补之，虚回五六，慎勿再补，多服则前邪复起。

脉　厥

瘟疫得里证，神色不败，言动自如，别无怪证，忽然六脉如丝，微细而软，甚至于无，或两手俱无，或一手先伏。察其人不应有此脉，今有此脉者，皆缘应下失下，内结壅闭，荣气逆于内，不能达于四末，此脉厥也。亦多有过用黄连、石膏诸寒之剂，强遏其热，致邪愈结，脉愈不行，医见脉微欲绝，以为阳证得阴脉为不治，委而去之，以此误人甚众，若用人参、生脉散等剂，祸不旋踵，宜承气缓缓下之，六脉自复。

脉证不应

表症脉不浮者，可汗而解，以邪气微，不能牵引正气，故脉不应。

里证脉不沉者，可下而解，以邪气微，不能抑郁正气，故脉不应。

阳证见阴脉有可生者，神色不败，言动自如，乃禀赋脉也。再问平日无此脉，乃脉厥也。下后脉实，亦有病愈者，但得证减，后有实脉，乃天年脉也。夫脉不可一途而取，须以神气、形色、病证相参，以决安危为善。

体　厥

阳证脉闭，身冷如冰，盖因内热已极，气道不通，乃至脉微欲绝。若素禀肥盛者，尤易壅闭，自必通身冰冷，此体厥也。六脉如无者，群龙无首之象证，甚危矣。宜大承气汤缓缓下之，脉至厥回，或可得生。

卷　三

治疫全书三《醒医六书》

新建邑庠熊立品圣臣甫　编辑

同里姻侄夏廷仪煦园　参较

孙承统绍庭　校字

杂气论

日月星辰，天之有象可睹；水火土石，地之有形可求；昆虫草木，动植之物可见；寒热温凉，四时之气往来可觉。至于山岚瘴气，岭南毒雾，咸得地之浊气，犹或可察，而惟天地之杂气种种不一，亦犹天之有日月星辰，地之有水火土石，气交之中有昆虫草木之不一也。草木有野葛巴豆，星辰有罗计荧惑，昆虫有毒蛇猛兽，土石有雄硫砒信，万物各有善恶不等，是知杂气之毒亦有优劣也。然气无形可求，无象可见，况无声复无臭，何能得睹得闻？人恶得而知其气，又恶得而知其气之不一也？是气也，其来无时，其着无方，众人有触之者，各随其气而为诸病焉。其为病也，或时众人发颐；或时众人头面浮肿，俗名为"大头瘟"是也；或时众人咽痛，或时声哑，俗名为"蛤蟆瘟"是也；或时众人疟痢；或为痹气，或为痘疮，或为斑疹，或为疮疥疔肿，或时众人目赤肿痛；或时众人呕血暴亡，俗名为"瓜瓤瘟"、"探头瘟"是也；或时众人瘰疬，俗名为"疙瘩瘟"是也。为病种种，难以枚举。大约病偏于一方，延门合户众人相同者，皆时行之气，即杂气为病也。为病种种，是知气之不一也。盖当时适有其气，专入某脏腑某经络，专发为某病，故众人之病相同，是知气之不一，非关脏腑经络或为之证也。夫病不可以年岁四时为拘，盖非五运六气所印定者，是知气之所至无时也。或发于城市，或发于村落，他处截然无有，是知气之所着无方也。疫气者，亦杂气中之一，但有甚于他气，故为病颇重，因名之厉气。虽有多寡不同，然无岁不有。至于瓜瓢瘟、疙瘩瘟，缓者朝发夕死，急者顷刻而亡，此在诸疫之最重者，幸而几百年来，罕有之证，不可以常疫并论也。至于发颐、咽痛、目赤、斑疹之类，其时村落中偶有一二人所患者，虽不与众人等，然考其症，甚合某年某处众人所患之病，纤悉相同，治法无异，此即当年之杂气，但目今所钟不厚，所患者稀少耳，此又不可以众人无有断为非杂气也。况杂气为病最多，而举世皆误认为六气。假如误认为风者，如大麻风、鹤膝风、痛风、历节风、老人中风、肠风、厉风、痫风之类，概用风药，未尝一效，实非风也，皆杂气为病耳。至又误认为火者，如疔疮发背、痈疽瘰毒、气毒流注、流火丹毒，与夫发斑痘疹之类，以为诸痛疮疡，皆属心火，按芩、连、栀、柏未尝一效，实非火也，亦杂气之所为耳。至于误认为暑者，如霍乱、吐泻、疟、痢、暴注、腹痛、绞肠痧之类，皆误认为暑，因作暑证治之未尝一效，与暑何与焉？至于一切杂证，无因而生者，并皆杂气所成。从古未闻者，何耶？盖因诸气来而不知，感而不觉，惟向风寒暑湿所见之气求之，是令无声无臭，不睹不闻之气推察，既错认病原，未免误投他药。《大易》所谓或系之牛，行人之得，邑人之灾也。刘河间作《原病式》，盖视五运六气百病，皆原于风寒暑湿燥火，谓无出此六气为病，而不知杂气为病更多于六气为病者百倍。良以六气有限，现在可测，杂气无穷，茫然不可测也。专务六气，不言杂气，焉能包括天下之病欤！

论气盛衰

其年，疫气盛行，所患皆重，最能传染，即童辈皆知为疫。至于微疫，反觉无有。盖以毒气钟厚而所患皆重传染为多。

其年，疫气衰少，闾里所患者不过几人，且不能传染，时师皆以伤寒为名，不知者固不言疫，知者亦不便言疫。然则何以知其为疫？盖脉证与盛行之年所患之证纤悉相同，至于用药取效毫无差别。是以知瘟疫四时皆有，常年不断，但有多寡轻重耳。

疫气不行之年，微疫转有，众人皆以感冒为名，实不知为疫也。设用发散之剂，虽不合病原，然亦无大害，疫自已，实非药也，即不药亦自愈。至有稍重者，误投发散，其害尚浅，若误用补剂及寒凉，反成痼疾，不可不辨。

论气所伤不同

所谓杂气者，虽曰天地之气，实由方土之气也。盖其气从地而起，有是气则有是病，譬如所言天地生万物，然亦由方土之产也。彼植物借雨露而滋生，动物借饮食而颐养，必先有是气，然后有是物。推而广之，有无限之气，因有无限之物也。但二五之精，未免生克制化，是以万物各有宜忌，宜者益而忌者损。损者制也，故万物各有所制，如猫制鼠、如鼠制象之类，既知以物制物，即知以气制物矣。以气制物者，蟹得雾则死、枣得雾则枯之类。此有形之气，动植之物皆为所制也。至于无形之气偏中于动物者，如牛瘟、羊瘟、鸡瘟、鸭瘟，岂但人疫而已哉？然牛病而羊不病，鸡病而鸭不病，人病而禽兽不病，究其所伤不同，因其气各异也，知其气各异，故谓之杂气。夫物者，气之化也；气者，物之变也。气即是物，物即是气。知气可以制物，则知物之可以制气矣。夫物之可以制气者，药物也。如蜒蚰解蜈蚣之毒，猫肉治鼠瘘之溃。此受物气之为病，是以物之气制物之气，犹或可测，至于受无形杂气为病，莫知何物之能制矣。惟其不知何物之能制，故勉用汗吐下三法以决之。嗟乎！即三法且不能尽善，况乃知物乎？能知以物制气，一病只有一药，药到病已，不烦君臣佐使、品味加减之劳矣。

蛔 厥

疫邪传里，胃热如沸，蛔动不安，下既不通，必反于上，蛔因呕出，此常事也。

但治其胃，蛔厥自愈，不可妄引经论，以为脏寒蛔上入膈，便用乌梅丸或理中安蛔汤，细辛、附子、干姜、桂枝、川椒辛热之品，投之如火上添油。殊不知疫证表里上下皆热，始终略无寒证者，不思现前事理，徒记纸上文辞，以为依经旁注，坦然用之无疑，因此误人甚众。

呃　逆

胃气逆则为呃逆，吴中称为冷呃。以冷为名，遂指为胃寒。不知寒热皆令呃逆，且不以本证相参，专执俗语为寒，遂投丁茱姜桂，误人不少。吾愿执辞害义者临症猛省。

治法各从其本证而消息之，如见白虎证则投白虎，见承气证则投承气，膈间痰闭则宜导痰。如果胃寒，丁香柿蒂散宜之，然不若四逆汤功效殊捷。要之，但治本证呃自止，其他可以类推矣。

似表非表

时疫初起，邪气盘踞于中，表里阻隔，里气滞而为闷[1]，表气滞为头疼身痛。因见头疼身痛，往往误认为伤寒表证，因用麻黄、桂枝、香苏、葛根、败毒、九味羌活之类，此皆发散之剂，强求其汗，妄耗津液，经气先虚，邪气不损，依然发热也。更有邪气传里，表气不能通于内必壅于外，每至午后潮热，热甚则头胀痛，热退则已，此岂表实者耶？以上似表，误为表证妄投升散之剂，原邪愈实，火气上升，头疼转甚。须下之，里气一通，经气降而头疼止。若果感冒头疼，无时不痛为可辨也。且有别证相参，不可一途而取。若汗若下后，脉静身凉，浑身肢节反加痛甚，一如被杖，一如坠伤，少动则痛苦号呼，此经气虚荣卫行涩也。三四日内，经气渐回，其痛

---

〔1〕闷：音 bì，闭。

渐止，虽不药必自愈。设妄引经论，以为风湿相搏，一身尽痛，不可转侧，遂投疏风胜湿之剂，身痛反剧。以此误人甚众。

似里非里

伤寒传胃，即便潮热谵语，下之无辞。今时疫初起，便作潮热，热甚亦能谵语，误认为里证，妄用承气，是为诛伐无辜。不知伏邪附近于胃，邪未入腑，亦能潮热，午后热甚亦能谵语，不待胃实而后能也。假令常疟，热甚亦作谵语，瘅疟不恶寒但作潮热，此岂胃实者耶？以上似里，误投承气，里气先虚，及邪陷胃，转见胸腹胀满，烦渴益甚，病家见势危笃，以致更医，医见下药病甚，乃指大黄为砒毒，或投泻心，或投柴胡、枳、桔，留邪在胃，变证日增，神脱气尽而死。向则不应下而反下之，今则应下而反失下，盖因表里不明，用药前后失序之误。

论 食

时疫有首尾皆能食者，此邪不传胃，切不可绝其饮食，但不宜过食耳。有愈后数日，微渴微热，不思食者，此微邪在胃，正气衰弱，强与之即为食复。有下后一日便思食，食之有味当与之，先与米饮一小杯，加至茶瓯，渐进稀粥，不可尽意，饥则再与。如忽加吞酸，反觉无味，乃胃气伤也，当停谷一日，胃气复，复思食也，仍如渐进法。有愈后十数日，脉静身凉，表里俱和，但不思食者，此中气不苏，当与粥饮迎之，得谷后即思食觉饥。久而不思食者，一法以人参一钱，煎汤与之，以唤胃气，忽觉思食，余勿服。

论 饮

烦渴思饮，酌量与之。若引饮过多，自觉水停心下，名停饮，宜四苓散最效。如大渴，思饮冰水及冷饮，无论四时，皆可量与。盖内热之极，得冷饮相救甚宜，能饮一升，止饮半升，宁使少顷再饮。至于梨汁、藕汁、蔗浆、西瓜，皆可备不时之需。如不欲饮冷，当易白滚汤与之，乃至不思饮，则知胃和矣。

茯苓汤

白茯苓一钱　泽泻一钱五分　猪苓一钱五分　陈皮一钱

取长流水煎服。古方有五苓散，用桂枝者，以太阳中风表证未罢，并入膀胱，用四苓以利小便，加桂枝以解表邪，为双解散，即如少阳并于胃，以大柴胡通表里而治之。今人但见小便不利，便用桂枝，何异聋者之听宫商。胃本无病，故加白术以健中，今不用白术者，疫邪传胃而渴，白术性壅，恐以实填实也。加陈皮者，和中利气也。

标 本

诸窍乃人身之户牖也。邪自窍而入，未有不由窍而出。《经》曰：未入于腑者，可汗而已；已入于腑者，可下而已。麻徵君[1]复增汗吐下三法，总是导引其邪打从门户而出，可为治法之大纲，舍此皆治标云尔。今时疫首尾一于为热，独不言清热者，是知因邪而发热，但能治其邪，不治其热而热自已。夫邪之与热，犹形影相依，形亡而影未有独存者。若以黄连解毒汤、黄连泻心汤，纯乎类聚寒凉，专务清热，既无汗吐下之能，焉能使邪从窍而出？是忘其本从治其标，何异于小儿捕影？

---

〔1〕麻徵君：指张子和的弟子麻九畴（字知几）。

行邪伏邪之别

凡邪所客，有行邪，有伏邪，故治法有难有易，取效有迟有速。假令行邪者，如正伤寒，始自太阳，或传阳明，或传少阳，或自三阳入胃，如行人经由某地，本无根蒂。因其浮游之势，病形虽重，若果在经，一汗而解，若果在胃，一下而愈，药到便能获效。先伏而后行者，所谓瘟疫之邪伏于膜原，如鸟栖巢，如兽藏穴，营卫所不关，药石所不及。至其发也，邪毒渐张，内侵于腑，外淫于经，营卫受伤，诸证渐显，然后可得而治之。方其浸淫之际，邪毒尚在膜原，此时但可疏利，使伏邪易出。邪毒既离膜原，乃观其变，或出表，或入里，然后可导邪而出，邪尽方愈。初发之时，毒势渐张，莫之能御，其时不惟不能即瘳其疾，而病证日惟加重，病家见证反增即欲更医，医家不解，亦自惊叱，竟不知先时感受邪甚则病甚，邪微则病微，病之轻重非关于医，人之生死全赖药石，故谚有云："伤寒莫治头，痨怯莫治尾"。若果正伤寒，初受于肌表，不过在经之浮邪，一汗即解，何莫治之有？此言盖指瘟疫而设也。所以疫邪方张之际，势不可遏，但使邪毒速离膜原便是，治法全在后段工夫，识得表里虚实，更详轻重缓急，投剂不致差谬，如是可以万举万全。即使感受之最重者，按法治之，必无殒命之理。若夫久病枯极，酒色耗竭，此等已是天真几绝，更加瘟疫，自是难支，又不可同年而语。

应下诸证

舌白苔渐变黄苔

邪在膜原舌上白苔，邪在胃家舌上黄苔，苔老变为沉香色也。白苔未可下，黄苔宜下。

舌 黑 苔

邪毒在胃，熏腾于上而生黑苔。有黄苔老而变焦色者，有津液润泽者作软黑苔，舌上干燥者作硬黑苔。下后二三日，黑皮自脱。又有一种舌俱黑而无苔。此经气，非下证也，妊娠多见此，阴证亦有此，并非下证。下后里证去，舌尚黑者，苔皮未脱也，不可再下，务在有下证方可下。舌上无苔，况无下证，误下，舌反见离离黑色者危急，当补之。

舌 芒 刺

热伤津液，此疫毒之最重者，急当下。老人微疫，无下证，舌上干燥，易生苔刺，用生脉散生津润燥，芒刺自失。

舌 裂

日久失下，血液枯极，多有此证。又热结旁流，日久不治，在下则津液消亡，在上则邪火毒炽，亦有此证。急下之，裂自满。

舌短、舌硬、舌卷

皆邪气胜，真气亏，急下之，邪毒去，真气回，舌自舒。

白 砂 苔

舌上白苔干硬如砂皮，一名水晶苔。乃自白苔之时，津液干燥，邪虽入胃不能变黄，宜急下之。若白苔润泽者，邪在膜原也。邪微苔亦微，邪气盛苔如积粉满布其舌，未可下，久而苔色不变，别有下证，服三消饮，次早舌即变黄。

唇燥裂、唇焦色、唇口皮起、口臭、鼻孔如烟煤

胃家热多有此证，固当下。唇口皮起仍用别证互较。鼻孔煤黑，疫毒在胃，下之无辞。

口 燥 渴

更有下证者，宜下之，下后邪去胃和渴自减。若服花粉、门冬、知母，冀其生津

止渴，殊谬。若大汗脉长洪而渴，未可下，宜白虎汤，汗更出，身凉渴止。

目赤、喉干、气喷如火、小便赤黑涓滴作痛、小便极臭、扬手踯足、脉沉而数

皆为内热之极，下之无辞。

潮热、谵语

邪在胃，有此证宜下。然又有不可下者，详载"似里非里"条下，又"热入血室"条下，又"神虚谵语"条下。

善 太 息

胃家实，呼吸不利，胸膈痞闷，每欲引气下行，故然。

心下满、心下高起如块、心下痛、腹胀满、腹痛按之愈痛、心下胀痛

以上皆胃家邪实，内结气闭，宜下之，气通则已。

头 胀 痛

胃家实，气不下降，下之头痛立止。若初起头痛，别无下证，未可下。

小 便 闭

大便不通气结不舒，大便行小便立解，误服行气利水药无益。

大便闭、转屎气极臭

更有下证，下之无辞。有血液枯竭者，无表里证，为虚燥，宜蜜煎导及胆导。

协热下利、热结旁流、大肠胶闭

并宜下。详见"大便"条下。

四逆、脉厥、体厥

并属气闭，阳气郁内不能四布于外，胃家实也，宜下之。下后反见此证者，为虚脱补。

发　狂

胃家实，膈气盛也，宜下之。有虚烦似狂，有因欲汗作狂，并详见本条，忌下。

品按：以上诸症，应下者即宜下矣。尝有已下之后，余邪未尽，寒热如疟之状，热一时，汗出一时，稍冷一时，一日之内或有二三次不等，虽大汗淋漓，热全不清，人或以疟治之，殊不知此似疟而非真疟也。若是真疟，则头痛如钻，热则冰水不能解，寒则汤火不能御，发止则有定期。惟其病由瘟疫，症虽如疟，其头疼痛亦不甚，寒热时往时来。凡遇此等，法当以苦发之，以酸收之，桔梗汤加乌梅、黄连，日二服。其或十余日不愈，《经》所谓脏气虚也，宜补其心。补心用生地、黄连、川芎能调心血之药，心血一调，其热自退。间有积热久不愈，用六味地黄汤熟地、山药、枣皮、茯苓、泽泻、丹皮，或用四顺饮当归、白芍、甘草、大黄。

应补诸证

向谓伤寒无补法者，盖伤寒、时疫均是客邪，然伤于寒者不过风寒，乃天地之正气，尚嫌其填实而不可补，今感疫气者乃天地之毒气，补之则壅裹其毒，邪火愈炽，是以误补之为害尤甚于伤寒。此言其常也。及言其变则又有应补者，或日久失下，形神几脱，或久病先亏，或先受大劳，或老人枯竭，或当补泻兼施。设既行而增虚证者，宜急峻补。虚证散在诸篇，此不再赘。补之虚证稍退，切忌再补。详见"前虚后实"。补后虚证不退，反加变证者危。下后虚证不见，乃臆度其虚，辄用补剂，法所大忌。凡用补剂，本日不见佳处，即非应补。盖人参为益元之极品，开胃气之神丹，下咽之后其效立见。若用参之后，元气不回，胃气不转者，勿谓人参之功不捷，盖因投之不当耳，急宜另作主张。若恣意投之，必加变证，变证加而更投之者，死。

论阳证似阴

凡阳厥，手足厥冷，或冷过肘膝，甚至手足指甲皆青黑，剧则遍身冰冷如石，血凝青紫成片，或六脉无力，或脉微欲绝，以上脉证，悉见纯阴，犹以为阳证，何也？盖审内证气喷如火，眼赤目红，龈烂口臭，烦渴谵语，口燥舌干，舌苔黄黑，或生芒刺，心腹痞满，少腹疼痛，小便涩涓滴作痛，与水即咽，欲卧冰地，非大便燥结即大肠胶闭，非协热下利即热结旁流，以上内外三焦悉见阳证，所以为阳厥也。粗工不察内多下证，但见表证脉体纯阴，误投温剂，祸不旋踵。

瘟疫阳证似阴者，始必由膜原以渐传里，先几日发热，以后四逆。

捷要辨法，凡阳证似阴，外寒而内必热，故小便血赤；凡阴证似阳者，格阳之证也，上热下寒，故小便清白。但以小便赤白为据，以此推之，万不失一。

舍病治药

尝遇微疫，医者误进白虎汤数剂，续得四肢厥逆，病势转剧，更医谬指为阴证，投附子汤，病愈。此非治病，实治药也。虽误认病原，药则偶中，医者之庸，病者之福也。盖病本不药自愈之证，因连进白虎，寒凉慓悍，抑遏胃气，以致四肢厥逆，疫邪强伏，故病增剧。今投温剂，胃气通行，微邪流散，故愈。若果直中无阳阴证，误投白虎，一剂立毙，岂容数耶？

舍病治弊

一人感疫，发热烦渴，思饮冰水。医者以为凡病须忌生冷，禁止甚严，病者苦索勿与，遂至两目火迸，咽喉焦燥，不时烟焰上腾，昼夜不寐，目中见鬼无数。病剧苦甚，自谓但得冷饮一滴下咽，虽死无恨。于是乘隙匍匐，窃取井水一盆，置之枕旁，饮一杯目顿清亮，二杯鬼物潜消，三杯咽喉声出，四杯筋骨舒畅，饮至六杯，不知盏落枕旁，竟尔熟睡，俄而大汗如雨，衣被湿透，脱然而愈。盖因其人瘦而多火，素禀阳盛，始则加之以热，经络枯燥，既而邪气传表，不能作正汗而解，误投升散则病转剧。今得冷饮，表里和润，所谓除弊便是兴利，自然汗解，宜矣。更有因食、因痰、因寒剂、因虚陷致疾不愈者，皆当舍病求弊，以此类推，可以应变于无穷矣。

肢体浮肿

时疫潮热而渴、舌黄、身痛、心下满闷、腹时痛、脉数，此应下之证也。外有通身及面目浮肿，喘急不已，小便不利，此疫兼水肿，因三焦壅闭，水道不行也。但治在疫，水肿自已，宜小承气汤。向有单腹胀而后疫者，及先年曾患水肿因疫而发者，但治在疫，腹胀水肿自愈。

痢人通身浮肿，下体益甚，脐凸，阴囊及阴茎肿大，色白，小便不利，此水肿也。继又身大热，午后益甚，烦渴，心下满闷，喘急，大便不调，此又加疫也。因下之。下后胀不除，反加腹满，宜承气加甘遂二分，弱人量减。盖先肿胀续得时疫，此水肿兼疫，大水在表，微疫在里也，故并治之。

时疫愈后数日，先自足浮肿，小便不利，肿渐至心腹而喘。此水气也，宜治在水。

时疫愈后数日，先自足浮肿，小便如常，虽至通身浮肿而不喘，别无所苦，此气复也。盖血乃气之依归。夫气先血而生，无所归依，故暂浮肿，但静养、节饮食，不药自愈。

时疫身赋羸弱，言不足以听，气不足以息。得下证，少与承气，下证稍减，更与之，眩晕欲死，盖不胜其攻也。绝谷期日[1]，稍补则心腹满闷，攻不可补不可，守之则元气不鼓，余邪沉匿膜原，日惟水饮而已，以后心腹忽加肿满烦冤者，向来沉匿之邪，方悉分传于表里也。宜承气养荣汤，一服病已。设里肿未除，宜微汗之自愈。

时疫，得里证失下，以致面目浮肿，及肢体微肿，小便自利，此表里气滞，非兼水肿也。宜承气下之，里气一疏，表气亦顺，浮肿顿除。或见绝谷期月，指为脾虚发肿，误补必剧。妊娠更多此证。治法同前，皆得子母俱安，但当少与，慎毋过剂。共七法。

服寒剂反热

阳气通行，温养百骸；阳气壅闭，郁而为热。且夫人身之火，无处不有，无时不在，但喜通达耳。不论脏腑经络，表里上下，血分气分，一有所阻，即便发热。是知首病发热，皆由于壅郁。然火郁而又根于气，气尝灵而火不灵，火不能自运，赖气为之运，所以气升火亦升，气降火亦降，气行火亦行，气若阻滞则火屈曲，惟是屈曲，热斯发矣。是气为火之舟楫也。今疫邪透出于膜原，气为之阻，时欲到胃，是求伸而未能遽进也。今投寒剂，抑遏胃气，气益不伸，火更屈曲，所以反热也。往往服芩连知柏之类，病人自觉反热，其间偶有灵变者，但言我非黄连证，亦不知其何故也。窃谓医家每以寒凉清热，热不能清尚信弗疑，服之反热，全然不悟，虽至白首，终不究心，悲夫！

知　一

邪之著人，如饮酒然。凡人醉酒，脉必洪而数，气高身热，面目俱赤，此其常

---

〔1〕绝谷期日：下文有"绝谷期月"，据此疑此处"日"字系"月"字刊误。

也。及言其变各有不同：有醉后妄言妄动，醒后全然不知者；有虽沉醉而神思终不乱者；醉后应面赤而反刮白者；应痿弱而反刚强者；应壮热而反恶寒战栗者；有易醉而易醒者；有难醉而难醒者；有发呵欠及嚏喷者；有头眩眼花及头痛者。因其气血虚实之不同，脏腑禀赋之各异，更兼过饮小饮之别，考其情状各自不同，至论醉酒，一也。及醒，一切诸态如失。

凡人受邪，始则昼夜发热，日晡益甚，头疼身痛，舌上白苔，渐加烦渴，乃众人之常也。及言其变各自不同者：或呕或吐；或咽喉干燥；或痰涎涌甚；或纯乎发热；或发热而兼凛凛；或先凛凛而后发热；或先恶寒而后发热；或先一日恶寒而后发热，以后即纯乎发热；或先恶寒而后发热，以后渐渐寒少而热多，以至纯热者；或昼夜发热者；或午后潮热，余时热稍缓者。有从外解者，或战汗，或狂汗、自汗、盗汗，或发斑。有潜消者，有从内传者，或胸膈痞闷，或心腹胀满，或心痛腹痛，或胸胁痛，或小便不通，或前后癃闭，或协热下利，或热结旁流。有黄苔、黑苔者，有口燥舌裂者，有舌生芒刺、舌色紫者，有鼻孔如烟煤之黑者，有发黄及蓄血、吐血、衄血、大小便血、汗血、嗽血、齿衄者，有发颐疙瘩疮者，有首尾能食者，有绝谷一两月者，有无故最善反复者，有愈后渐加饮食如旧者，有愈后饮食胜常二三倍者，有愈后退爪脱发者。至论恶证，口禁不能张，昏迷不识人，足屈不能伸，唇口不能牵动，手足不住振战，直视上视，圆睁目瞑，口张声哑舌强，遗尿遗粪，项强发痉，手足俱痉，筋惕肉瞤，循衣摸床，撮空理线等证。种种不同，因其气血虚实之不同，脏腑禀赋之有异，更兼感重感轻之别，考其证候各自不同，至论受邪，一也。及邪尽，一切诸证如失。所谓知其一万事毕，知其要者一言而终，不知其要者流散无穷，此之谓也。

以上止举一气因人而变。至有岁气稍有不同者，有其年众人皆从自汗而解者，此又因气而变，余证大同小异，皆疫气也。至又杂气为病，一气自成一病，每病各又因人而变，统而言之，其变不可胜言矣。医者能通其变，方为尽善。

四损不可正治

凡人大劳大欲，及大病久病后，血气两虚，阴阳并竭，名为四损。当此之际，忽又加疫，邪气虽轻，并为难治。以正气先亏，邪气自陷故也。

假若正气不胜者，气不足以息，言不足以听，或欲言而不能，感邪虽重反无胀满痞塞之证，误用承气，一剧即死。以正气愈损，邪气愈伏也。

假若真血不足者，面色萎黄，唇口刮白，或因吐血崩漏，或产后亡血过多，或因肠风脏毒所致，感邪虽重面目反无阳色，误用承气速死。以荣气愈消，邪气益加沉匿也。

假若真阳不足者，或四肢厥逆，或下利完谷，肌体恶寒，恒多泄泻，至夜益甚，或口鼻冷气，感邪虽重反无发热、燥渴、苔刺等证，误用承气，阳气愈消，阴凝不化，邪气留而不行，轻则渐加萎顿，重则下咽立毙。

假若真阴不足者，自然五液干枯，肌肤甲错，感邪虽重，应汗不汗，应厥不厥，误用承气病益加重。以津液枯涸，邪气涩滞，无能输泄也。凡遇此等，不可以常法正治，当从其损而调之。调之不愈者，稍以常法治之。治之不及者，损之至也。是故一损二损，轻者或可挽回，重者治之无益，乃至三损四损，虽卢扁亦无所施矣。更以老少参之，少年遇损，或可调治，老年遇损，多见治之不及，良以枯魄独存，化源已绝，不复滋生矣。

劳复、食复、自复

疫邪已退，脉证俱平，但元气未复，或因梳洗沐浴，或因多言妄动，遂至发热，前证复起，惟脉不沉实为辨，此名劳复。盖气为火之舟楫，今则真气方长，劳而复折，真气既亏，火亦不前，如人欲济，舟楫已坏，其可渡乎？是火也，某经气陷，则火随陷于某经，陷于经络则为表热，陷于脏腑则为里热，虚甚热甚，虚微热微。治法：轻则静养可复，重则大补气血，候真气一回，血脉融和，表里通畅，火随气泄，自然热退而前证自除矣。若误用承气及寒凉剥削之剂，变证蜂起，卒至殒命。若因饮食所伤者，或吞酸作嗳，或心胸满闷而加热者，此名食复。轻则损谷自愈，重则消导方瘥。

若无故自复者，以伏邪未尽，此名自复。当问前得某证，所发亦某证，少与前药，以撤其余邪，自然获愈。

安神养血汤

茯神　枣仁　当归　远志　桔梗　芍药　地黄　陈皮　甘草

加圆眼肉，水煎服。

感冒兼疫

疫邪伏而未发，因感冒风寒触动，疫邪相继而发也。既有感冒之因由，复有风寒之脉证，先投发散，一汗而解，一二日续得头疼身痛，潮热烦渴，不恶寒，此风寒去，疫邪发也，以疫法治之。

疟疫兼证

疟疾二三发或七八发后，忽然昼夜发热而渴，不恶寒，舌生苔刺，心腹痞满，饮食不进，下证渐具，此瘟疫著疟疾隐也，以疫法治之。

瘟疫昼夜纯热，心腹痞满，饮食不进，下后脉静身凉。或间日，或每日时恶寒而后发热如期者，此瘟疫解疟邪未尽也，以疟法治之。

瘟疟

凡疟者寒热如期而发，余时脉静身凉，此常疟也，以疟法治之。设传胃者必现里证，名为瘟疫，以疫法治者生，以疟法治者死。里证者为下证也，下后里证除，寒热独存者，是瘟疫减疟证在也。疟邪未去者宜疏邪，去而疟势在者宜截，势在而挟虚者宜补。疏以清脾饮，截以不二饮，补以四君子。方见疟门，仍恐杂乱，此不附载。

疫痢兼证

下痢脓血，更加发热而渴，心腹痞满，呕而不食，此疫痢兼证，最为危急。夫疫者，胃家事也，疫邪传胃，下常八九，既传入胃必从下解。盖疫邪不能自出，必借大肠之气传送而下，疫方得愈。至痢者，大肠内事也。大肠既病，失其传送之职，故正粪不行，纯乎下痢脓血而已。所以，向来谷食停积在胃，直须大肠邪气将退，胃气通行，正粪自此而下。今大肠失职，正粪尚自不行，又何能为胃载毒而出？毒既不前，羁留在胃，最能败坏真气。在胃一日有一日之害，一时有一时之害，耗气搏血，神脱气尽而死。凡遇疫痢兼证者，在痢尤为吃紧，疫痢俱急者，宜槟芍顺气汤，诚为一举两得。

槟芍顺气汤　专治下痢频数，里急后重，兼舌苔黄，得疫之里证者。

槟榔　芍药　枳实　厚朴　大黄

生姜煎服。

妇人时疫

妇人伤寒时疫，与男子无二，惟经水适断适来，及崩漏产后，与男子稍有不同。夫经水之来，乃诸经血满，归注于血室，下泄为月水。血室者，一名血海，即冲任脉也，为诸经之总任。经水适来，疫邪不入于胃，乘势入于血室，故夜发热谵语，盖卫气昼行于阳，不与阴争，故昼则明了，夜行于阴与邪相搏，故夜则发热谵语。至夜，止发热而不谵语者，亦为热入血室，因有轻重之分，不必拘于谵语也。《经》曰：无犯胃气及上二焦，必自愈。胸膈并胃无邪，勿以谵语为胃实而妄攻之，但热随血下，故自愈。若有如结胸状者，血因邪结也，当刺期门，以通其结。《活人》以柴胡汤治之，不若刺者功捷。

经水适断，血室空虚，其邪乘虚传入，邪胜正亏，经气不振，不能鼓散，其邪为难治。且不从血泄，邪气何由即解？与适来之义有血虚血实之分，宜柴胡养荣汤。新产后亡血过多，冲任空虚，与夫素善崩漏，经气久虚，皆能受邪，与经水适断同法。

小儿时疫

凡小儿感冒风寒、疟痢等证，人所易知，一时染疫，人所难窥，所以耽误者良多。何也？盖因幼科专于痘疹、吐泻、惊疳[1]并诸杂证，在伤寒时疫甚略之，一也。古人称幼科为哑科，盖不能尽罄所苦以告师，师又安能悉乎问切之义？所以但知其身热，不知其头疼身痛也；但知不思乳食，心胸膨胀，疑其内伤乳食，安知其疫邪传胃也；但见呕吐、恶心、口渴、下利，以小儿吐泻为常事，又安知其协热下利也。凡此，何暇致思为时疫，二也。小儿神气娇怯，筋骨柔脆，一染时疫，延捱失治，即便两目上吊，不时惊搐，肢体发痉，十指钩曲，甚至角弓反张，必延幼科，正合其平日学习见闻之证，是多误认为慢惊风，遂投抱龙丸、安神丸竭尽惊风之剂，转治转剧。因儿不啼不语，又将神门、眉心乱灸，艾火虽微，内攻甚急，两阳相搏，如火加油，如炉添炭，死者不可胜记，深为痛悯！今凡遇疫毒流行，大人可染，小儿岂独不可染耶？即所受之邪则一，因其气血筋骨柔脆，故所现之证为异耳。务宜求邪以治，故用药与大人仿佛。凡五六岁以上者，药当减半，二三岁往来者，四分之一可也。又肠胃柔脆，少有差误，为祸更速，临证尤宜加慎。

小儿太极丸

天竺黄五钱　胆星五钱　大黄二钱　麝香三分　冰片三分　僵蚕三分

共为细末，端午日午时修合。糯米饭杵为丸，如芡实大，朱砂为衣。凡遇疫证，

---

〔1〕惊疳：原作"经疳"，按文义改。

姜汤化下一丸，神效。

妊娠时疫

孕妇时疫，设应用三承气汤，须随证施治，切不可过虑，慎毋惑于参术安胎之说。病家见用承气，先自惊疑，或更左右嘈杂，必致医家掣肘，为子母大不祥。若应下之证反用补剂，邪火郁壅，热毒愈炽，胎愈不安，耗气搏血，胞胎何赖？是以古人有悬钟之喻，梁腐而钟未有不落者。唯用承气遂去其邪，火毒消散，炎熇顿为清凉，气回而胎自固。当此证候，反见大黄为安胎圣药，历治历当，子母俱安。若腹痛如锥，腰痛如折，此将堕欲堕之候，服药亦无及矣。虽投承气，但可愈疾而全母，昧者以为胎堕，必反咎于医也。

或诘余曰：孕妇而投承气，设邪未逐，先损其胎，当如之何？余曰：结粪瘀热，肠胃间事也。胎附于脊，肠胃之外、子宫内事也。药先到胃，瘀热才通，胎气便得舒养，是以兴利除害于顷刻之间，何虑之有！但毒药治病，衰去七八，余邪自愈，慎勿过剂耳。

凡妊娠时疫，万有四损者，不可正治，当从其损而调之。产后同法。非其损而误补，必死。四损详见前"应补诸证"条后。

主客交

凡人向有他病尪羸，或久疟，或内伤瘀血，或吐血、便血、咳血，男子遗精、白浊，精气枯涸，女人崩漏、带下，血枯经闭之类，以致肌肉消烁，邪火独存，故脉近于数也。此际稍感疫气，医家病家见其谷食暴绝，更加胸膈痞闷，身疼发热，彻夜不寐，指为原病加重，误以绝谷为脾虚，以身痛为血虚，以不寐为神虚，遂投参、术、归、地、茯神、枣仁之类，愈进愈危。知者稍以疫法治之，发热减半，不时得睡，谷食稍进，但数脉不去，肢体时疼，胸胁锥痛，过期不愈。医以杂药频试，补之，则邪火愈炽；泻之，则损脾坏胃；滋之，则胶邪愈固；散之，则徒汗益虚；疏之，则精气愈耗；守之，则日削近死。盖但知其伏邪已溃，表里分传，里证虽除，不知正气衰微，不能托出表，邪留而不去，因与血脉合而为一，结为痼疾也。肢体时疼者，邪与荣气抟也；脉数身热不去者，邪火并郁也；胁下锥痛者，火邪结于膜膈也；过期不愈者，凡郁邪交卸，近在一七，远在二七，甚至三七，过此不愈者，因非其治，不为坏证，即为痼疾也。夫痼疾者，所谓客邪胶固于血脉，主客交浑，最难得解，且愈久益固，治法当乘其大肉未消，真元未败，急用三甲散多有得生者。更附加减法，随其素而调之。

三甲散

鳖甲　龟甲并用，酥炙黄，为末，各一钱　川山甲土炒黄，为末，五分　蝉退洗净，炙干，五分
僵蚕白硬者，切断生用，五分　牡蛎煅为末，五分，咽燥者酌用　䗪虫三个，干者掰碎，鲜者捣烂，和酒少许，取汁入汤药同服，其渣入诸药同煎　白芍药酒炒，七分　当归五分　甘草三分

水二钟，煎八分，滤清温服。

若素有老疟或瘅疟者，加牛膝一钱，何首乌一钱。胃弱欲作泻者，宜用九蒸九晒。

若素有郁痰者，加贝母一钱，老痰者加瓜蒌霜五分。善呕者勿用。

若咽干作痒者，加花粉、知母各五分。

若素有燥嗽者，加杏仁捣烂一钱五分。

若素有内伤瘀血者，倍䗪虫，如无䗪虫以干漆，炒，烟尽为末，五分，及桃仁捣烂一钱代之。

服后病减六七，余勿服，当尽调理法。

调 理 法

凡人胃气强盛，可饥可饱，若久病之后，胃气薄弱，最难调理。盖胃体如灶，

胃气如火，谷食如薪，合水谷之精微，升散为血脉者如焰，其糟粕下转为粪者如烬。是以灶大则薪多火盛，薪断则余焰犹存，虽薪后续而火亦燃。若些小铛锅，止宜薪数茎，稍多则壅灭，稍断则火绝，死灰而求复燃，不亦难乎。若夫人病之后，客邪新去，胃口方开，几微之气，所以多与、迟与、早与，皆不可也。宜先与粥饮，次糊饮，次糜粥，次软饭，尤当循序渐进，毋先其时，毋后其时，当设炉火昼夜勿令断绝，以备不时之用，思谷即与，稍缓则胃饥如刺，再缓则胃气伤，反不思食矣。既不思食，若照前与之，虽食而弗化，弗化则伤之又伤。不为食复者，当如初进法，若更多与及黏硬之物，胃气壅甚，必胀满难支。若气绝谷存，乃致反覆颠倒，形神俱脱而死矣。

统论疫有九传治法

夫疫之传有九，然亦不出乎表里之间而已矣。所谓九传者，病人各得其一，非谓一病而有九传也。盖瘟疫之来，邪自口鼻而入，感于膜原，伏而未发者不知不觉。已发之后，渐加发热，脉洪而数，此众人相同，宜达原饮疏之。继而邪气一离膜原，察其传变众人不同者，以其表里各异耳。但表而不里者、但里而不表者、表而再表者、里而再里者、表里分传者、表里分传而再分传者、表胜于里者、里胜于表者、先表而后里者、先里而后表者，识此九传，其病一也。医者不知九传之法，不知邪气之所在，如盲者之不任杖，聋者之听宫商，无音可求，无路可适，未免当汗不汗，当下不下，或颠倒误用，或寻枝摘叶，但治其证不治其邪，同归于误一也。

所言但表而不里者，其证头疼身痛，发热而复凛凛，内无胸满腹胀等证，谷食不绝，不烦不渴，此邪气外传，由肌表而出，或自斑消，或从汗解。斑者，有斑疹、桃花斑、紫云斑；汗者，有自汗、盗汗、狂汗、战汗之异；此病气之使然，不必较论，但求得斑得汗为愈疾耳。凡自外传者为顺，勿药亦能自愈。间有汗出不彻而热不退者，宜白虎汤。斑出不透而热不退者，宜举斑汤。有斑汗并行而愈者。若斑出不透，汗出不彻而热不除者，宜白虎合举斑汤。

间有表而再表者，所发未尽，膜原尚有隐伏之邪，或二三日后、四五日后依前发热，脉洪而数。及其解也，斑者仍斑，汗者仍汗而愈。未愈者，仍如前法治之，然亦稀有。至于三表者，更稀有也。

若但里而不表者，外无头疼身痛，向后亦无三斑四汗，惟胸膈痞闷，欲吐不吐，虽得少吐而不快，此邪传里之上者，宜瓜蒂散吐之，邪从吐减，邪尽病已。邪传里之中下者，心腹胀满，不呕不吐，或燥结便闭，或热结旁流，或协热下利，或大肠胶闭，并宜承气辈导去其邪，邪减病减，邪尽病已。上中下皆病者不可吐，吐之为逆，但宜承气导之，则在上之邪顺流而下，呕吐立止，腹胀渐除。

有里而再里者，愈后二三日或四五日，依前之证复发，在上者仍吐之，在下者仍下之。再里者常事，甚至三里者，亦有也。虽有上中下之分，皆为里证。

若表里分传者，始则邪气伏于膜原。膜原者，即半表半里也。此传法以邪气平分，半入于里则现里证，半出于表则现表证，此疫家之常事。然表里俱病，内外壅闭，既不得汗而复不得下。此不可汗，强求其汗，必不可得，宜承气先通其表里，邪先去，邪去则里气通，中气方能达表，向者郁于肌肉之邪，乘势尽发于肌表矣。或斑或汗，盖随其性而升泄之也。诸证悉去，既无表里证而热不退者，膜原尚有已发之邪未尽也，宜三消饮调之。

若表里分传而再分传者，照前表里得病，宜三消饮，复下复汗，如前而愈，此亦常事。至于三发者，亦偶有之。

若表胜于里者，膜原伏邪发时，传表之邪多，传里之邪少。何以知[1]之？表证多而里证少，当治其表，里证兼之。若里证多而表证少者，但治其里，表证自愈。

若先表而后里者，始则但有表证而无里证，宜达原饮。有经证者，当用三阳加法。经证不显，但发热者，不用加法。继而脉洪大而数，自汗而渴，邪离膜原未能出表耳，宜白虎汤辛凉解散，邪从汗解，脉静身凉而愈。愈后，二三日后，或四五日后，依前发热，宜达原饮。至后，反加胸满腹胀，不思谷食，烦渴，舌生苔刺等证，加大黄微利之。久而不去，在上者宜瓜蒂散吐之，在中下者宜承气汤导之。

品按：先表而后里者，此不是表邪入里，乃膜原伏邪溃有先后也。先溃者先传，

---

〔1〕知：据文义应为"治"之误。

后溃者后传。若先传表者，宜先行表解。表已而里证复见者，乃后溃之邪至是方传里也。其先里而后表者，亦不是里邪出表，仍是后溃之伏邪至是方传表也。至于表里分传，亦伏邪分溃也。

若先里而后表者，始则发热，渐加里证。下之，里证除，二三日内复发热，反加头疼身痛，脉浮者，宜白虎汤。若下后热减不甚，三四日后，精神不慧，脉浮者，宜白虎汤汗之。服汤复不得汗者，因津液枯竭也，加人参，覆杯则汗解。此近表里分传之证，不在此例。

若或大下后、大汗后，表里之证悉去，继而一身尽痛，身如被杖，甚则不可转侧，脉迟细者，此汗出大过，阳气不周，骨寒而痛，非表证也。此不必治，二三日内阳气自回，身痛自愈。

凡疫邪再表再里，或再表里分传者，医家不解，反责病家不善调理，以致反复，病家不解，每责医家用药有误，致病复起，彼此归咎，胥失之矣。殊不知病势之所当然，盖气性如此，一者不可为二，二者不可为一，绝非医家病家之过也。但得病者，向赖精神完固，虽再三反复，随复随治，随治随愈。

间有延挨失治，或治之不得其法，日久不除，精神耗竭，嗣后更医投药，但将现在之邪拔去，因而得效，殊不知膜原尚有伏邪，在一二日内前证复起，反加循衣摸床，神思昏愦，目中不了了等证，且脉气渐萎，大凶之兆也。譬如行人日间趱行，未晚投宿，何等从容，今则日间绕道，日暮途长，急无及矣。病家不咎于前医耽误时日，反咎于后医既生之而复杀之，良可叹也！当此之际，攻之，则元气几微，是求速死；补之，则邪火愈炽，精气愈烁；守之，则正不胜邪，必无生理。三路俱亡，虽有卢扁之技，亦无所施矣。

吴论总按

品按：吴又可先生论治瘟疫，立法选方洵属超前。轶后，其论瘟疫初起，感触天地厉气，邪从口鼻而入，匿于伏脊膜原，经胃交界之所。但觉身热头疼，胸胁苦满，饮食不思，语言不爽，心中郁闷，体蜷神疲，愦愦无奈，即用达原饮捣其巢穴。如疫邪外传，浮越于三阳经，乃为半表，本方加羌活、柴胡、干葛表之；如疫邪内陷，入于胃腑，此为半里，本方加大黄下之；若膜原邪溃之际，内外分传，表里见症，即于本方加羌活、柴胡、干葛、大黄，名三消饮，消内、消外、消不内不外而双解之。假如疫邪散漫，大汗大渴，用白虎汤；邪留胸膈，心烦喜呕，用瓜蒂散。此治疫于始之大法也。或其人邪既陷胃，但恶热，舌苔黄，面赤眼红，燥渴谵妄，或热结旁流，或协热下利，或大肠胶闭，或大便闭结，里证具者，用三承气汤，专主下夺，或一下未愈，尤宜再下，甚而下至三次、四次，总以邪尽方止。其或有应下而未敢遽下者，如脉长洪而渴，如苔如积粉，如似里非里，如久病先亏，如虚烦似狂，如劳复虚热，如数下亡阴，如四损不可正治，均以不可妄下杀人，谆谆示戒。此治疫于中之大法也。至于下后，总在相其津液，其溃邪传表，身发热而脉续浮者，用柴胡清燥汤；若舌上依然干燥，气喷如火，不用柴胡而用白虎倍生地，以救津液；若津干饮结，瓜贝养营汤；阴枯血燥，清燥养营汤；里邪未尽，承气养营汤；本气虚寒，下后微恶寒者，参附养营汤。他如血汗、斑黄，随机用药，燥渴厥呃照病抢方。与夫调理必适其宜，饮食必得其当，此治疫于终之大法也。具此三法，其于瘟疫一症，或起初感受之不同，或继而传变之不一，或次而淹缠之莫定，或终而调养之失宜，任病态纷更，总不出其范围之内，变症百出，要皆在其指掌之中，是先生此书独能高出手眼，大开生面而发前人所未发者也。精医术者请试。即其辨症诸条，勤加体察，就其疗治各法，仔细推详，以先生手定之良方，疗四时多有之险症，一七之施，回生起死，功匪小矣，德莫大焉！然则继自今，有患是症而得以更生者，皆先生之赐也。品是以亟付剞劂，以广其传，惟愿天下后世，有司人性命之责者究心焉。

附大头瘟等症

品按：瘟疫病中内有大头瘟等症，尤为险恶，甚而朝发夕死者有之。今将方法采集附载，以便临症稽查。

大 头 瘟

大头瘟者，因素伤湿热，毒气郁结，上攻巅顶。其症增寒壮热，顶强体重，头面浮肿，目不能开，咽喉闭塞，舌干口燥，气促息喘，二便艰涩。

豆甘汤

黑豆二合，炒令香熟　甘草二寸，炙黄

水二盏煎汁，时时呷之。治疫发肿，无不应效。

清凉救苦散　方见五卷。

普济消毒饮

牛蒡芩连汤　方俱见五卷。

二黄丸

川连酒炒　黄芩酒炒　生甘草各等分

每服五钱，水盏半，煎八分，稍温徐徐服之。

蛤蟆瘟

蛤蟆瘟者，喉痹咽肿，颈筋粗大，上气喘促，肚膨腹胀，胸膈饱逼，声哑失音。宜人参败毒散加荆芥、防风。若属风热者，防风通圣散。方俱见五卷。

一方，以金丝蛙即青蛤蟆，背上两条黄色者为佳，水调空腹服。或焙干为末，新汲水化下。

绞 肠 瘟

绞肠瘟者，心胸板逼，肚腹绞疼，脐筑湫痛，肠鸣干呕，二便秘结，水泄不通。速探吐之。宜用双解散。

双解散即防风通圣散合益元散。　方见五卷。

软 脚 瘟

软脚瘟者，膝胫冰冷，便清泄白，双足肿大，寸步难移。宜苍术白虎汤。

苍术白虎汤即白虎汤加苍术。　方见五卷。

瓜 瓢 瘟

瓜瓢瘟者，脑闷头晕，胸高胁起，腹中饱胀，肚脐上下湫筑绞痛，呕汁如血。宜生犀饮。

生犀饮

犀角二钱　苍术霜者　川连一钱　黄土五钱　金汁半盏　陈细茶一撮

水煎，去滓，入金汁搅和。若便脓血，去苍术倍加黄土。

疙 瘩 瘟

疙瘩瘟者，其症通身上下起凸结块，痛同锥刺，红肿如瘤。速以三棱针刺入委中穴三分，令出血，并服人中黄散、人中黄丸、消毒丸。

人中黄散

辰砂一钱五分　雄黄一钱五分　人中黄一两

共为末，薄荷、桔梗煎汤，每服二钱。

人中黄丸　方见后五卷"温毒"条下。

消毒丸

大黄　牡蛎　僵蚕各炒一两

共为末，蜜丸，弹子大，新汲水化下。

以上各种，皆感触天扎暴疠之气，邪从口鼻而入，直行中道，流布三焦。其显于外者，如憎寒壮热，头痛身重，鼻干口燥等项，均与大头瘟不过大同小异耳。是在临病者活法参看，神而明之可也。

喻嘉言先生《疫病论》曰：按仲景先师《平脉篇》中大意，谓人之鼻气通于天，故阳中雾露之邪者为清邪，清邪中上，从鼻息而上入于阳，入则发热，头痛，项强颈挛，正与俗称"大头瘟"、"蛤蟆瘟"之说符也。人之口气通于地，故阴中水土之邪者，为饮食浊味，从口舌而下入于阴，入则其人必先内慄，足膝逆冷，便溺妄出，清便下重，脐筑湫痛，正与俗称"绞肠瘟"、"软脚瘟"之说符也。然从鼻从口所入之邪，必先注中焦，以次分布上下，故中焦受邪，因而不治，中焦不治则胃中为浊，营

治疫全书

卫不通，血凝不流，其酿变即现中焦，俗称"瓜瓢瘟""疙瘩瘟"等症，则又阳毒痈脓、阴毒遍身青紫之类也，此三焦定位之邪也。

治法：未病前预服芳香正气药，则邪不能入，此为上也。邪既入，则逐秽为第一义，上焦如雾，升而逐之，兼以解毒。即升麻葛根汤、荆防败毒散、九味羌活汤、十神汤之类。中焦如沤，疏而逐之，兼以解毒。即达原饮、桔梗汤之类。下焦如渎，决而逐之，兼以解毒。即三消饮、大小六一承气等汤之类。营卫既通，乘势追拔，勿使潜滋，斯为善治。

399

卷 四

治疫全书四_{喻氏春温}

新建邑庠熊立品圣臣甫　编辑

姻弟夏绍林文翰　参较

孙承统绍庭　校字

《尚论》春三月温证大意

喻嘉言曰：仲景书详于治伤寒，略于治温，以法度俱错出于治伤寒耳。后人未解义例，故春温一证，漫无成法可师，而况触冒寒邪之病少，感发温气之病多，寒病之伤人，什之三，温病之伤人，什之七，古今缺典，莫此为大。昌特会《内经》之旨，以畅发仲景不宣之奥，然僭窃无似矣，厥旨维何。《内经》云：冬伤于寒，春必病温。此一大例也。又云：冬不藏精，春必病温。此一大例也。既冬伤于寒，又冬不藏精，至春月同时病发。此一大例也。举此三例以论温证而详其治，然后与三阴三阳之例，先后同符。盖冬伤于寒，邪藏肌肤，即邪中三阳之谓也。冬不藏精，邪入阴脏，即邪中三阴之谓也。阳分之邪浅而易疗，阴分之邪深而难愈，所以病温之人，有发表三五次，而外证不除者，攻里三五次而内证不除者，源远流长，少减复剧，以为在表也，又似在里，以为在里也，又似在表，用温热则阴立亡，用寒凉则阳随绝。凡伤寒之种种危候，温症皆得有之，亦以正虚邪盛，不能胜其任耳。至于热症，尤为十中八九，缘真阴为热邪久耗，无以制亢阳而燎原不息也。以故，病温之人，邪退而阴气犹存一线者，方可得生，然多骨瘦皮干，津枯肉烁，经年善调始复未病之体。实缘医者于此一症，茫然不识病之所在，用药不当，邪无从解，流连展转，莫必其命。昌之目击心伤者久之。兹特出手眼，以印正先人之法，则祈以永登斯人于寿域，后有作者，谅必不以为狂诞也。

品按：《六书》补敬堂序云："冬伤于寒，春必病温"，原载在《内经》，一见于《生气通天论》，再见于《阴阳应象论》。盖伤言内伤，寒指令气，谓太阳主令之时，精失闭藏，有违圣度，水脏不胜寒肃而受伤。冬不即病者，以我政当权，尚可御侮，且肾气畏冷，缩伏胃中，至于春则时退气泄，热既耗其液，木复盗其精，故略感微邪，便为温病。推其得温之由，实冬不藏精之所致。《金匮真言》直指之曰，精者，身之本也，藏于精者，春不病温，其理愈著。乃王叔和错会厥旨，竟以温病在春，悉本冬月皮肤触寒而来，自晋至今，盲以传盲，诳愚惑俗，时医圈图读之，不辨字义，混"温"与"瘟"而一之，呜呼！春温致疾，举世模糊，无时无瘟，谁其知者，瘟疫之衔冤枉命，殆千有四百余年。品常取前论而参考之，而知冬气严寒，正是万物收藏之候，乃施泄无度，则肾脏空虚，寒邪乘虚深入，杳无出路，及大地阳回，生机萌动，略感微寒，隐隐吸引伏匿之邪，乘春窃发，是冬伤于寒者，原因冬不藏精，而寒邪才得直入肾脏以伤之，并非叔和所称，温病在春，悉本冬月皮肤触寒，邪在肌肤，而竟久藏于肌肤，遇春而发之谓矣。今查嘉言此论，亦有冬伤于寒，邪藏肌肤，即邪中三阳之语，似亦仍是叔和见解，未能抉取冬伤于寒之真正根源，以畅发《内经》奥旨。兹以病源不可不清，故特引前论，赘以数语，揭明于首，俟后之学者详参而会其意焉。

温证上篇

将冬伤于寒，春必温病，定为一例。

喻嘉言曰：冬伤于寒，感春月之温气，病由肌肤而始发。肌肤者，阳明胃经之所主也。久郁之热，一旦发出而外达于阳明太阳，有略恶寒而即发热者；有大热而全不恶寒者；有表未除而里已先实者；有邪久住太阳一经者；有从阳明而外达于太阳者；

有从太阳复传阳明不传他经者；有自三阴传入胃腑者；有从太阳循经遍传三阴，如冬月伤寒之例者。大率太阳、阳明二经，是邪所蟠据[1]之地，在太阳则寒伤荣之证，十不一见，在阳明则谵语、发斑、衄血、蓄血、发黄、脾约等证，每每兼见，而凡发表遏热之法，适以增溢病之困呃耳。况于治太阳经之证，其法度不与冬月相同，盖春月，风伤卫之症，或有之，而寒伤荣之证则无矣，且系阳明而达太阳者，多不尽系太阳而阳明少阳也。似此则温证之分经用法，比之伤寒，大有不同，而世方屈指云，某日某经，某日传经已尽，究于受病之经，不能摸索以求良治，所谓一盲而引众盲，相将入火坑也。

按：温热病，亦有先见表证而后传里者，盖温热自内达外，伏藏之邪才得外泄，遂复还里而成可攻之证，非比伤寒从表而始，故误攻而生变者多。温证未必从表始，故攻之亦不为大变，盖郁热必从内泄为易也。

按：温热病，表症间见，而里病为多，故少有不渴者，法当以治里为主，而解肌兼之，亦有治里而表自解者。

再按：温病或有新中风寒者，或有表气虚不禁风寒者，卫虚则恶风，营虚则恶寒，又不可因是遂指为非温病也。然即有之，亦必微而不甚，除太阳一经则必无之矣。

再按：春温之证，由肌肉而外达于皮肤，则太阳膀胱经之邪，传自阳明胃经，与冬月外受之风寒，始先便中太阳而伤其营卫者，迥乎不同。故仲景但言卫气不与营和，其无太过可知。夫既卫不与营和，当用麻黄，乃但用桂枝者，可见温证中发汗之法，皆用解肌，盖久郁之邪，一解肌则自散，若大汗而重伤津液，反变起矣。此先圣用法之大关也。

再按：仲景治温证，凡用表法皆用桂枝汤，以示微发于不发之意也，凡用下法皆用大承气汤，以示急下无所疑之意也，不知者鲜不以为表在所轻，而里在所重，殊大不然。盖表里无可轩轻，所以然者，只虑热邪久据阳明胃中，津液先伤，故当汗而惟恐过于汗，反重伤其津液，当下而惟恐不急于下，以亟存其津液也。

---

[1] 蟠据：照文义应为"盘据"。

温证中篇

将冬不藏精，春必温病，分为一例。

喻嘉言曰：人身至冬月，阳气潜藏于至阴之中。《内经》教人于此时若伏若匿，若已有得，重藏精也。若伏者，若抱雏养蛰，不遑食息也；若匿者，若逋逃隐，避不露踪迹也；若已有得者，韬光铲采，绝无觊望也，此何如郑重耶。故谓冬不藏精，春必病温。见病所由来，为一定之理，必然之事，其辞甚决，盖以精动则关开而气泄，冬月关开气泄，则寒风得入之矣。关屡开，气屡泄，则寒风屡入之矣，而肾主闭藏者，因是认贼作子，贼亦无门可出，弥甚相安，及至春月，地气上升，肝木用事，肝主疏泄，木主风，于是吸引肾邪，勃勃内动而劫其家宝矣。然邪入既深，不能遽出，但觉惯惯无奈，其发热也，全在骨髓之间，自觉极热，而扪之反不烙手，任行发散，汗出而邪不出，徒伤津液，以取危困。

按：仲景谓发汗已，身灼热者，名曰风温。此语将冬不藏精之温证，形容殆尽。盖凡外感之邪，发汗已则身热自退，乃风温之症，发汗已，身始灼热者，明明始先热在骨髓，发汗已，然后透出肌表也。

客有难昌者曰：《内经》论冬伤于寒，寒邪深入，感春月之温气始发，故名曰温病，未尝言寒毒藏于骨髓，今谓冬不藏精者，寒邪藏于骨髓，或未尽然耶。昌应之曰：此正《内经》之言，非余之臆说也。黄帝问：温疟舍于何脏？岐伯曰：温疟得之冬，中于风寒，气藏于骨髓之中，至春则阳气大发、邪气不能自出，因遇大暑，脑髓烁，肌肉消，腠理发泄，或有所用力，邪气与汗皆出，此病藏于肾，其气先从内出之于外也。如是者，阴虚而阳盛则热矣，衰则邪气复反入，入则阳虚，虚则寒矣，故先热而后寒，名曰温疟。由是观之，温疟且然，而况于温病乎？客始唯唯。

品按：此一问答，引《内经》温疟得之冬月中寒，以明春温系冬不藏精，寒邪藏于骨髓之义，论甚透辟。盖温疟之证，与瘟疫小异大同，常见诸凡疟疾，因邪气深藏不能透达，或每日一发，或间一日、间二三日一发，医家以温经散邪并取，用草果、槟榔、厚朴、知母，如吴氏所立达原饮之类，往往应手取效。兹谓温疟且然，况乎温病？洵属透宗之语，可见疟与春温，均系冬月风寒藏于骨髓，见证虽异，受病则同。品前于总论下驳正冬伤于寒，乃是邪藏肾脏，并非邪在肌肤，细玩此番问答，彰明较著矣。

仲景原文：少阴病，始得之反发热，脉沉者，麻黄附子细辛汤主之。

昌按：脉沉，病在里也，而表反发热，则邪虽在表而其根源实在里，在里之邪欲其尽透于表，则非颙经之药不可。故取附子细辛以匡麻黄，为温经散邪千古不易之正法。

麻黄附子细辛汤

麻黄　附子　细辛

麻黄附子甘草汤

即前方除去细辛，加甘草。

仲景原文：少阴病，得之二三日，麻黄附子甘草汤微发汗，以二三日无里证，故微发汗也。

昌按：麻黄主散邪，附子主温经，二者皆大力之药也。前证发热脉沉，则表里俱急，惟恐二物不胜其任，更加细辛之辛温，取其为少阴引经之药，而又有辛散之能，以协赞二物，共建奇功也。此云无里证，非是并脉沉嗜卧等证俱无也，但无吐利、躁烦、呕渴之证耳。似此则表里俱不见其急，而麻黄附子二物，尚恐其力之太过，故不用细辛以助之，而反用甘草以和之也。谨并制方之意，呕心相告，凡治冬不藏精之温证，始发二三日间，请决择于斯二方焉。

品按：冬不藏精，肾虚而寒邪深入，至春发为温病，已于总论下揭明，其取用麻黄、附子二汤，实为对的发矢之治。盖寒气深入肾阴之底，已几越月，邪正久已相安，非猛烈雄健，单刀直入之附子，趁其机缄初剖，极力搜除，犹恐有不能廓清之虑。附子乃纯阳药品，才入阴脏，则混合水底之寒邪，便无容身之地矣。再者，寒邪久已深入，出则必有四达通衢，庶不旁岭依山，另为巢窟，今有细辛以引其出走之路，麻黄以开其出走之门，然后一切贼邪尽数湧出，始得脱然而解，此嘉言取用此二方之微妙意旨也。世之操医柄者，凡遇冬不藏精，至春温病而兼染时行疫气者，或现患瘟疫之人，而系冬不藏精者，果其脉沉微，背恶寒，手足冷，骨节痛，呕渴，自利，目闭心烦，身热蜷卧，小便清白，气不足以息，言不足以听，亟宜细察病情，按照阴分用药，切勿稍事耽延草菅人命。

温证下篇

将冬伤于寒又冬不藏精，至春月同时病发，分为一例。

喻嘉言曰：冬伤于寒又冬不藏精之人，肾中阳气不鼓，精伏不得上升，故枯燥外见，才用附子助阳，则阴气上交于阳位，如釜底加火，则釜中之气水上腾而润泽有立至者。昌常治《金鉴》，一则先以麻黄附子细辛汤，温法及汗法一药同用，两解其在表阴阳之邪；次以附子泻心汤，温法及下法，一药同用两解其在里阴阳之邪，而收功反掌。盖舍二法别无他法也。设汗药中可不用温，下药中可不用温，是与治伤寒之法无差等矣。

附子泻心汤

大黄二两　黄连　黄芩各一两　附子一枚

昌按：冬伤于寒又不藏精，春月病发，全似半表半里之症，乃以半表半里药治之，病不除而反增，所以者何？此证乃太阳少阴互为标本，与少阳之半表半里，绝不相涉也。然随经用药，个中之妙，难以言传。盖两经俱病，从太阳汗之则动少阴之血，从少阴温之则助太阳之邪。仲景且谓其两感于寒者，必不免于死，况经粗工之手，尚有活命之理耶。所云治有先后，发表攻里，本自不同，此十二字秘诀，乃两感传心之要，即治温万全之规。

再按：温证用药，全在临时较量，果其阴盛阳微，即以温为主；果其阳盛阴微，即以下为主；果其阴阳错杂，温下两有所碍，则参伍以调其偏胜为主也。

再按：伤寒传经之邪，先表后里；伤寒直中阴经之邪，但先其里；温证之邪，里重于表；两感之邪，表里不可预拟惟先其偏重处。

假如其人阴水将竭，真阳发露，外现种种躁扰之证，加以再治太阳之邪，顷刻亡阳而死矣。是必先温其在经之阳，兼益其阴，以培阳之基，然后乃治其太阳之邪，犹为庶几也。此则与少阴宜温之例合也。

又如，其人平素消瘦，兼以内郁之邪灼其肾水，外现鼻煤舌黑种种枯槁之象，加以再治太阳，顷刻亡阴而死矣。是必急下以救将绝之水，水液既回，然后乃治太阳之邪，犹为庶几也。此则与少阴宜下之例合也。

又如，其人邪发于太阳经者，极其势迫太热，恶寒头疼如劈，腰脊颈项强痛莫移，胸高气喘，种种危急，温之则发斑、发狂，下之则结胸谵语。计惟有先从太阳经桂枝之法解之，解已，然后或温或下，以去其在阴之邪也。此则当用太阳经之表例，而与少阴可汗之例略同也，讵非先后攻发之可预拟者耶。但两感伤寒之攻里，单取攻下，原不兼温，而两感温证之里，亡阳之候颇多，不得不兼温，与下而并拟之也。此又变例而从病情者也。

按：仲景用桂枝，以和营卫而解肌，此定例也。不但为太阳经中风之本药，即少阴经之宜汗者，亦取用之。其最妙处在用芍药以益阴而和阳，太阳经之营卫得芍药之酸收，则不为甘温之发散所逼，而安其位也。至若少阴，则更为阴脏而少血，所以强逼少阴汗者，重则血从耳目口鼻出而厥绝可虞，轻亦小便不利而枯涸可待，用药自当比芍药之例，而倍加阴药以益阳。昌每用桂枝以佐芍药之不逮，三十年来功效历历可纪，盖得比例之法也。仲景于冬月太阳中风之证而用桂枝为例，不为春月之病温者设也。春月病温，用桂枝势必佐之以辛凉，而不藏精之温，属在少阴，不得不用桂枝之温解之，以少阴本阴标寒，邪入其界，非温不散也。岂惟桂枝甚，则麻黄附子在所必用，所贵倍加阴药以辅之，如芍药、地黄、猪胆汁之类是也。今人未达此理，但知恶药性之温，概以羌活、柴、葛为表，则治太阳而遗少阴，屡表而病不除，究竟莫可奈何，而病者无幸矣。

温疟主治

温疟病，脉尺寸俱盛，先热后寒者，宜小柴胡汤。

先寒后热者，宜小柴胡加桂汤。

但寒不热者，宜柴胡加桂姜汤。

但热不寒者，宜白虎加桂汤。

有汗多，烦渴，小便赤涩，素有瘴气及不服水土，呕吐甚者，宜五芩散。

温毒主治

温毒为病最重，温毒必发斑，宜人参白虎汤。

竹叶石膏汤三黄石膏汤加竹叶，见五卷。

玄参升麻汤

黑膏清气凉血，方见五卷。

温疫主治

温疫病，阳脉濡弱，正虚也，阴脉弦紧，邪实也。正虚邪实，则一团外邪内炽，莫能解散，病固缠身为累，而目前不藏精之人，触其气者，染之尤易。所以发表药中宜用人参，以领出其邪。《寓意草》中论之已悉，兹不复赘。

喻论总按

喻嘉言先生《尚论》，春温定为三大例：一遵《内经》冬伤于寒，春必病温；一遵《内经》冬不藏精，春必温病；一将冬伤于寒又冬不藏精，至春月同时病发，例于两感。此皆冬月触犯寒邪，深入肾脏，至春而发之温证也。冬月所感之邪，久藏肾脏，非比冬月新感暴寒，可以表散，故三例中，但取用桂枝解肌，麻黄附子细辛温经而带发表，深戒用下。其所以论证论治之处，似乎与吴氏不同矣。然而，上篇诸论，意在解肌，即吴氏邪气浮越三阳经，而用羌活、柴胡、干葛之义也；中篇诸论，意在温经散邪，即吴氏或云久病先亏，或云本气虚寒，或云先虚后实，或云元气衰微，真阳不足，而用补泄兼施七成汤、参附养营之义也；下篇诸论，意谓阴盛阳微以温为主，阳盛阴微以下为主，果其阴阳错杂，温下两有所碍，则参伍以先调其偏重处，即吴氏病有表里虚实不同，证有迟速轻重不等，治有先后缓急之义也。兹取二氏明论合而成书，病虽稍异，而温与瘟之症候愈明，症各不同而温与瘟之治法益显，后之学者，果其遇春温而参之以吴氏之论，遇瘟疫而更参之以喻氏之言，融会贯通，圆机活泼，自能按病检方，对症发药，百发百中，万举万全，夭札之患可以解矣。然则此一刻也，虽为品平日救人之宿愿少酬，亦未必非此后生民之大幸也。

附风温湿温等证

品按：各种温证，俱感冒四时不正之气者也，非比瘟疫触犯天地间别是一种疠气，邪从口鼻而入，匿于伏脊膜原，及其发作，较之诸温为尤甚。今瘟疫一症业已剖别详明，而各种温病，自应逐条阐发。兹于从前各书逐细搜求，将凡属温字名目者，一并采集，指示分明，俾后学者有所遵循，得以审症用药，察病抡方。

再按：从前医书，以温疫症谓之为伤寒，皆以治伤寒之法治之者，即系此等病证今并指明。

一曰冬温。冬月天气寒冷，乃有非时之燠躁暴郁，蒸拧而为病，名曰冬温，与春秋暴寒、暴温，总谓之时行气。一切外证，悉与伤寒相似，但脉虽浮而中按甚数，太阳证宜葳蕤汤、九味羌活汤加减，阳明证柴葛解肌等汤，少阳证小柴胡汤里加大黄，重者双解散、调胃承气等汤之类。

一曰春温。详见第四卷，喻嘉言《尚论》三例中。

一曰风温。太阳病，发汗则身凉，如发汗已身犹灼热者，名曰风温。其证喘渴多睡，四肢不收若瘫痪然。缘当春温气大行，又感不正风邪所致，惟风伤卫，故四肢不收，形同瘫痪，惟风伤气，故神昏而鼻息不利，语言謇涩，身热，自汗，多眠，治在心火、肝木二经，忌汗、下、针。误汗则身必灼热，甚则烦渴谵黄；下则遗溺；针则耳聋。但宜清解肌表，葳蕤汤、败毒散，或小柴胡加桂枝，微汗之。渴者瓜蒌汤，喘者金沸草散加杏仁，误汗防己黄芪汤救之，谵语、独语及直视、遗尿者，难治。

一曰湿温。春夏之间，或天时淫雨，或晦室阴浓，或澡浴卧地涉水，湿气相侵，又伤暑气，暑湿相抟，发为温病，名曰湿温。其症头痛身重，胸满妄言，壮热自汗，两胫逆冷，甚则遍体如冰，此病治在心脾，切禁发汗。若再发汗，令人呕聋，身变青色，不语，名曰重暍，不治。宜茯苓白术汤胜湿。溺涩便利者，五苓散除湿汤；脏滑者，术附汤；暑胜、壮热、二便涩者，香茹饮；便闭渴谵，白虎加苍术汤，或少加官桂。

一曰温疫。三四五月，天时晴暖，酷热炎蒸，人被暴热所伤，发为温病，名曰温疫。此皆时行不正，即各书指为热病、热疫者也。伤之者头痛脊强身发热而不恶寒，口大渴，日晡益甚，面红舌刺，胸膈饱闷，二便涩闭，谵语妄言，甚则掀弃衣被、扬手掷足如癫如狂，逾垣上屋，脉则实大洪数，与吴氏所指瘟疫相类。治法先宜栀子升麻汤、不换金正气散、达原饮、败毒散；半表里者，桔梗汤、三消饮、大柴胡汤、双解散、水解散；烦躁者，竹叶石膏汤、凉膈散、白虎加人参汤；入里躁甚者，黄连解毒汤、三黄石膏汤、调胃承气及大小承气等汤，俱可按证选用。

一曰寒疫。夏至至秋分，大热大燥之时，陡行寒肃之令，是天时不正，阴气反逆，阳气为寒所折，发为温病，名曰寒疫。其症头疼，身痛，洒淅恶寒，翕翕发热，胸满，无汗，手足或冷。三月四月，阳气尚弱，为寒所折，病热犹轻。五月六月，阳气已盛，为寒所折，病热则重。七月八月，阳气已衰，为寒所折，病热亦微。伤之者，其症与温暑相似，而治则殊者，温暑伏寒自内而发，寒疫之邪自外而入，宜调中汤为主，随时候寒热轻重，而以辛凉、辛温之药，加减调治。盖折者，折抑阳气，郁而为热也。若感之轻而阳气不为所折，未至发热者，但当于感冒药中求之。

一曰晚发，亦名温病。缘冬伤于寒，或冬不藏精，寒邪深入脏腑，至春，阳气盛行，毛窍疏松，伏邪自内而发。自立春至夏至，病之发于此时者，曰春温；自夏至至立秋，病因湿热而发者，曰晚发；自立秋至处暑，病因燥热而发者，亦曰晚发。其病头痛，壮热，自汗，胸满，眼赤面红，神昏谵妄，大小便闭，一切脉证俱与各温证相同。此须按时令，参运气用药，大概表宜十神汤、败毒散、栀子升麻汤；半表里，六神通解散、小柴胡加芒硝汤、大柴胡汤加生地，及防风通圣散；纯入里者，用三承气等汤，照各温证之法仍从下夺。

一曰过经不解。缘伤寒病，六日传遍六经，发汗解肌后，其病不愈，十二日又传遍六经，或和或下后，其病又不愈，是谓过经。过经者，亦曰温病。此证外邪已传两遍，内外交征，正气虚衰，不可复汗复下，要随表里轻重，以小柴胡汤随证加减调治。若得神气渐爽，潮汗渐微，二便稍调，水饮渐进，脉缓安睡者，邪未净正未复耳，参胡芍药汤调之。若十三日以来，外证全然不减，仍是头眩、目眵、潮汗、口渴、胸膈痞满、语言谵妄、二便涩秘、神识昏迷，已成坏症矣，脉乱发躁、尺寸陷者危，鳖甲散救之。

附坏症考

太阳病，已汗吐下及温针，不解，正气已虚，邪气留滞，精神衰惫，神识昏迷者，曰坏症。又过经不解，及瘥后虚羸，少气，呼吸不利，心神恍惚者，曰坏症。又伤寒病，邪未退，或重感寒，变为温疟；或重感风，变为风温；或再感湿热，变为温毒；或重感疫气，变为瘟疫；以上四般，俱曰坏症。病情感受不一，证候变易不常，必审其犯何，逆以治之。大概表证多者，知母麻黄汤；半表者，小柴胡汤加丹皮、赤芍，温胆汤加人参、麦冬、柴胡；余热不解者，参胡芍药汤加知母、泽泻；大渴者，天水散、乌梅煎汤调服；虚烦者，竹叶石膏汤；诸药不效者，鳖甲散，或如意丹、人中黄丸。

一曰温毒。凡伤寒、瘟疫，并各种温病，初感外邪未得解散，留滞经络、肌肉、脏腑，杳无出路，常于颈项、胸胁、腰膝胯胫中，忽然掀肿，或小如李实，或大而覆杯，坚硬红晕[1]，痛如锥刺，畏寒作热，脑闷头昏，当此之时，急宜玄参升麻汤，

---

〔1〕晕：原书误刻为"荤"，今照文义改正。

人参败毒散加荆、防、银花，升麻葛根汤加玄参、紫草、银花、赤芍，及四妙汤之类，使其从外消散。若毒在脏，口渴，鼻煤，舌焦，目赤，胸膈胀满，谵语妄言，二便壅闭，人事昏沉，即用黄连解毒汤及调胃承气加黄连、银花、赤芍、生地、丹皮，或玄明粉散及大小承气等汤下之，如已汗、已下，毒仍不解者，黑膏同活龙散主之。溃后拔毒呼脓，敛口生肌[1]，一概宜从外科法。

再按：医书所载，伤寒阳证发斑谓之阳毒，春温发斑谓之温毒，夏热发斑谓之热毒，时行与瘟疫发斑谓之时毒。名虽不同，同归于热，按此则但凡斑疹，悉以毒称其。各般掀肿并块核、斑纹，及肢体发生多枚起凸成串，俗称为伤寒流注发颐者，皆莫非外邪留滞经络、肌肉、脏腑，未曾解散之故耳。一切治法，具载本卷诸法、诸方之内。

以上各种，俱系温证，名目与吴氏瘟疫一症，最相混淆，极易令人错误。兹于春温证后，一一指明，有心斯道者，尚其知所从事焉。

风温湿温等症方

冬温

九味羌活汤 治感伤风寒，及四时不正之气，并温病热病，随证加减。

羌活　白芷　防风　甘草　黄芩　生地　苍术　川芎　细辛

姜葱为引。

柴葛解肌汤 治感伤风寒，及四时不正之气，病在阳明用此。清肌解表，疏邪退热。

柴胡　干葛　白芍　黄芩　羌活　桔梗　白芷　甘草

水煎，温服。

双解散 即防风通圣散合益元散，即天水散。见后生水法内。姜葱豆豉煎服。治

---

〔1〕肌：原书误刻作"饥"，今据文义改正。

伤风寒暑湿，并痫、痉、惊悸、渴、秘、狂、谵，一切温疫证候。

风温葳蕤汤 治风温喘急，头痛身热，语言謇涩，自汗，四肢不收，甚者如痫，内外烦躁等症。冬温春温亦宜。

葳蕤二钱五分 石膏三钱 葛根二钱 羌活 白薇 青木香 杏仁各一钱 川芎 甘草五分

水煎，温服。

瓜蒌根汤 治风温喘渴，多睡，痰气喘促等症。

瓜蒌根 葛根 石膏各二钱 人参 香附各一钱

水煎，温服。

金沸草散 治风温咳嗽，多痰，上气喘促等症。

旋覆花 前胡 细辛 荆芥 赤苓 甘草 杏霜

姜枣引。

防己黄芪汤 治风温误汗，恐致亡阳，以此救急。

防己 黄芪各二钱 白术一钱五分 甘草七分

姜枣引。

湿 温

茯苓白术汤 治湿温，寒热，头目疼痛，胸满，妄言，多汗，两胫厥冷等症。

茯苓 白术一钱五分 干姜一钱 桂枝八分 甘草五分

水煎，温服。

不换金正气散 治四时感冒风寒，时气，瘟疫，山岚瘴气。

厚朴 陈皮 藿香 半夏 苍术各一钱 甘草五分

姜枣煎服。

五苓散 治温侵脾土，小便赤涩，热结膀胱等证。

泽泻 茯苓 朱苓[1] 甘草 白术 官桂

姜、灯心引。

---

〔1〕朱苓：即猪苓。

除湿汤 治头痛身重，热渴，狂谵，便涩，足肿。此用风药以收湿气也。

羌活　防风　藁本　苍术　升麻

姜枣引。

术附汤 治中湿一身尽痛，发热，身黄，躁急多烦，脉浮而缓者。

白术二钱　附子二钱　甘草一钱

姜三片、枣二枚引。

香薷饮 解暑气，除湿热。清暑除湿之要药。

香薷　厚朴　扁豆

加四君子汤并藿香、陈皮、木瓜，名十味香薷饮，能止霍乱，吐泻转筋。

白虎加苍术汤 即白虎汤加苍术，或再加桂。乃治湿温之要药。

温　疫

栀子升麻汤 治温热病，虚烦潮热不止，并晚发，病在大阳不可大汗，宜此。清肌解热。

生地　山栀　升麻　柴胡各一钱　石膏二钱

水煎服。

凉膈散 解上焦之火，清中下焦之热，郁蒸顿除，烦躁自上。

连翘　大黄　芒硝　栀子　黄芩　薄荷

加竹叶。生蜜同煎。

寒　疫

调中汤 时令大热，触冒暴寒，邪气从外而入，当视其寒热轻重，先调其中，然后随症加减。

葛根　黄芩　芍药　藁本　白术　桔梗　茯苓　甘草

水煎服。

晚　发

十神汤 治时行不正，并感伤风寒。

麻黄　干葛　升麻　川芎　白芷　紫苏　甘草　陈皮　香附　赤芍

姜枣引。

六神通解散　治温疫因湿、因燥而发，内外通解之剂。

苍术　石膏　滑石　黄芩　麻黄　甘草

姜葱煎。

过经不解

参胡芍药汤　治伤寒十四日，外余热未除，脉息未缓，大便不快，小便黄赤，烦渴不睡，饮食不思，精神恍惚等证。

人参　柴胡　芍药　黄芩　知母　麦冬　生地　枳壳　甘草

姜二片引。

坏　症

知母麻黄汤　治时气，汗、吐、下，温针不解，及小柴胡汤罢而热不除，名为坏症，服此以取微汗即愈。

知母　麻黄　甘草　芍药　黄芩各一钱　桂枝五分

水煎，温服。

温胆汤　治瘥后一切虚烦不眠、气血不和，及食复、劳复等症。

半夏　枳实　陈皮　茯苓　甘草　竹茹

或加人参、麦冬、柴胡。姜枣引。

竹叶石膏汤　治温疫病躁急虚烦，微汗，口渴，神昏谵妄等症。

淡竹叶十余片　石膏三钱　人参一钱　甘草四分　半夏八分　麦冬一钱　粳米一撮

姜引。

温　毒

升麻葛根汤　治时行不正，用此解散温疫温毒。

升麻　葛根　芍药　甘草

水煎服。

玄参升麻汤 治温毒初起，焮发肿痛，无论色红、色白者并用。

玄参 升麻 甘草各三钱 加净银花二钱

水煎，温服。

黑膏 见后解斑毒法内。

四妙汤 治诸毒初起，肿痛异常。用此托里解热散毒。

黄芪三钱 甘草节一钱五分 净银花二钱 当归尾一钱五分

水煎，温服。

三物备急丸 治患温疫，伤于饮食油荤生冷，停积肠胃，腹胀，气急痛满，及中恶客忤，卒暴诸证。崔氏以干姜易桂枝，名备急散，治同。

锦纹大黄 江子仁 川姜

三味等分，为末，炼蜜和丸，如小豆大，每服一二丸，凉茶吞下。

鳖甲散 治坏症诸药不效者。

鳖甲二甲 乌犀角一钱二分 前胡 生地 黄芩各一钱 枳壳 乌梅三个

水调服。

玄明粉散 治温疫发狂，身如火烙，齿黑舌刺，面赤眼红，大便秘结等症。

玄明粉二钱 寒水石一钱五分 黄连二钱五分 辰砂一钱 珍珠八分

共为末，用鸡子清一枚，白蜜一匙，新汲水调服。

活龙散 治四气不和，温疫大发，火毒燔炽，烦躁扰乱，坐卧不宁等症。

活地龙四条即蚯蚓，洗净，研烂，入姜汁少许、蜂蜜一匙、薄荷汁少计，和新汲井水，调匀，徐徐灌尽，渐次凉快。若仍热炽者，加片脑少许，未效再服，自然汗出而解。

人中黄丸 治四气不和，发为温疫温毒，略经汗下不通，结胸硬痛，喘促，热躁，狂乱等症。

大黄 黄连 黄芩 人参 桔梗 苍术 防风 滑石 香附 人中黄

各等分，为末，神曲打糊为丸，梧桐子大，每六七十丸，煨姜灯心汤下。

如意丹 治各种温疫并阳毒脏毒，及大人小儿惊痫，顽麻瘫痪，淋疝，妇人瘀积蛊胀，崩漏，并诸般鬼邪客忤，卒暴癫风，一切杂症。

川乌八钱　槟榔　人参　柴胡　吴萸　川椒五钱　白姜　茯苓　黄连　紫菀　川朴　肉桂　当归　桔梗　皂角　菖蒲各五钱　巴豆二钱五分

拣吉日修合，各取净末，炼蜜为丸，梧子大，朱砂为衣，每服三丸或五丸，用薄荷、生姜、灯心等项，随病用引。

卷　五

治疫全书五[1] 采录从前各医书脉症方法

新建邑庠熊立品圣臣甫　编辑

表弟魏国义为质　参较

孙承统绍庭　校字

总　论

品按：春温、瘟疫，已取吴喻二氏明论，合而成编，凡审症论治，允足为后人程式矣。但念轩岐以来，明贤代出，著书垂训，现已充栋汗牛，其论疗时疫，虽浑同伤寒，立说并无确论可遵。然其间亦多有辨症审脉，立法制方切中病情，能拯民命之颠危而建奇功于今古者。品复遍加采集别类，分门汇成一卷，为后学认症诊脉按法选方之一助。

瘟疫辨症 九条

张仲景曰：太阳病，发热而渴，不恶寒者，为温病。

吴有性曰：瘟疫者感天地之疠气，邪自口鼻而入，藏于膜原，经胃交界，半表半里之所，稍遇感触而发。其发泄时，或游溢于三阳经，或入于胃，或表里分传，其所

---

〔1〕治疫全书五：原书无此五字，今为保证各卷标题统一性而加。

感天地疠气及病气、尸气，无论老少强弱，触之即病，甚至沿门合境共相传染。

张景岳曰：疫症无非外邪，但染时气，病无少长，率相似者，是即瘟疫之谓。

《明医杂著》曰：有一种时行寒疫，却在温暖之时，时值温暖而寒反为病。乃天时不正，阴气反逆，用药不可寒凉。

有一种天行温疫热病，多发于春夏之时，长幼相同，而气粗，口臭身轻恶热者。此感天地之疠气，当随时令参运气而施治，宜用辛凉寒苦之药，以清热解毒。

《活人书》曰：一岁之中，病无长幼率相似，此则时行之气，俗谓之天行。王肯堂解云：时气者，乃天疫暴疠之气流行。凡四时之令不正者，乃有此气行也。若人感之，则长幼相似而病，又能传染于人。

品按：时疫一症，总是气候相传，乃细察其传染之由，其故不一。或由山岚瘴气横冲直犯，或因黄沙毒雾漫野迷空，或沟渠积秽多般，或土壤藏污过甚。天气严肃则收敛闭藏，及其时令暄暖燥暴，郁蒸则飞腾发越。风者，天地嘘吸之气，随风散漫，遍及方隅，人在气交之中，七孔空虚，口鼻为最，其气凭空而来，乘虚而入。受其毒者，发为疫病。发作之后，叫苦烦冤，颠连无状，病者在床，侍者在侧，父母顾问，妻小扶持，饲水奉汤，浣衣涤垢，日复一日，秽气熏蒸，此难保其病气之不相传染者，一也。再如，其人既遭时疫，非治莫瘥，治之得法，固可安然，若投剂少差，或延挨失治，不免于死。斯时燔柴卷席，殓骨瘞棺，臭味溢于房帏，秽气绵于第宅，触冒之者，因而致病，此难保其尸气之不相传染者，一也。又如，一人患病，旁议纷纭，或说鬼称神，求符请咒延巫数辈，摆设铺张，通宵达旦，锣鼓喧闹，灯火辉煌，病家既忧戚，不遑神疲力倦，旁人惟荤酒是恋，伤食冒寒，每见连夜禳求劳神伤食后，而次日家人邻戚辄致病起，此难保其病人之病，必不致渐相传染者，又其一也。谚有之曰：伤寒无鬼，气候相传。又曰：祸福无门，惟人自召。其所以合境延门，无论老少强弱而病如一般者，皆因其不识向避，并不能出以小心之故也。兹特略为指出，凡遇此等，尚其慎重而谨防之。

品按：瘟疫之病症有多端，操医术者必须逐一审详，庶乎胸有成见。如大头、瓜瓤、探头、疙瘩四种，吴氏已曾论及，复查世俗所谓大头瘟者，巅如火热，头面腮颐肿似瓜瓠者是也。所谓蛤蟆瘟者，喉痹声哑，肚膨气促，颈筋胀大者是也。所谓瓜瓤瘟者，胸高胁起，心腹绞疼，呕汁如血者是也。所谓疙瘩瘟者，通身上下，结核成块，红肿如瘤者是也。所谓绞肠瘟者，脐筑湫痛，腹鸣干呕，水泄不通者是也。所谓软脚瘟者，膝胫冰冷，便清泄白，足重难移者是也。其症种种不同，究莫非疠气之所酿。

再查疠气以外，复有杂气。杂气为病，亦甚不一，或时众人疟痢、斑疹，或时众人咳嗽、痘疮，或时众人咽痛失音，或时众人目赤眼瘤，或时众人霍乱呕吐，或时众人水泻便红，或时众人筋挛脚软，或时众人疥癞、麻风，为病各各不一，皆为杂气之所致。

夫其所谓杂气者，乃风寒暑湿燥火六气外，别有一种时行不正之气也。前条有触冒而即成瘟疫之疠气，亦是杂气中之一。盖一气止自成一病，每病只因于一气，其病有种种不同，因其气有各各不一。即如上件疟痢、痘疮、咳嗽、吐泻、咽痛、火眼、疥癞、麻风，皆因此时行杂气凭空而起，或则随风散漫，或则附湿浸淫，或同寒暑燥火郁蒸，既无形像声臭，又无定时定方，来而不知，感而不觉，触冒之者，各随某气之厚薄盛衰，专入人之某经络脏腑者，而专发为某病。以故一人患此病症，则众人之病症相同，一方有此病症，则合境之病症相仿，推之猪鸡牛马畜类皆然。在不达病原者，每值此气流行，动辄惊讶，竟云这般病症不知是发坏了哪一旬风，不知是落坏了哪几天雨，抑或者推求其故而不知，都只于风寒暑湿燥火中猜疑摸索，而岂知天地间，六气之外，又另有此一种夭札暴疠之杂气，时常发越，濡染伤残，故其为病有若是之最多，其为症有若是之最惨者耶。此义从前阐发者少，人自不知，予故于瘟疫辨症条下略为指，出究心斯道者，请由是以一反三，殚精而充扩其义类焉可也。

品按：病瘟之由，昔以为非其时有其气，春应温而反大寒，夏应热而反大凉，秋应凉而反大热，冬应寒而反大温，得非时之气，长幼之病相似，以为疫。余论则不然。夫寒热温凉，乃四时之气，因风雨阴晴稍为变易，假令秋热必多晴，春寒因多雨，较之亦天地之常事，未必成疫也。伤寒与中暑，感天地之常，瘟疫乃感天地之疠气，在岁有多寡，在方隅有厚薄，在四时有盛衰。此气之来，无论老少强弱，触之即病，邪自口鼻而入则其所容寄也。邪之所寄记，内不在脏腑，外不在经络，舍于伏脊之内，去表不远，附于胃，乃表里之分界，是为半表半里，即《针经》所谓横连膜原是也。胃为十二经之海，十二经皆都会于胃，故胃气能敷布于十二经中，而荣养百骸毫发之间，弥所不贯。凡邪在经为表，在胃为里，今邪在膜原，正当胃交关之所，故为半表半里。其热淫之气，浮越于某经，即显某经之症。如浮越于太阳，则头项痛，身热脊强，腰痛如折，发热恶寒，身体痛，脉浮紧；如浮越于阳明，则身热，目痛，眉棱骨痛，鼻干，不眠，脉洪长；如浮越少阳，则胁痛，耳聋，寒热，呕而口苦咽干，目眩，脉洪数。大概邪越太阳居多，阳明次之，少阳又其次也。邪之所着，有天行，有传染，所感虽殊，其病则一，几人口鼻之气，通乎天地之气，本气充满，邪不易入，本气适逢亏欠，呼吸之间外邪因而乘之。昔有三人冒雾早行，空腹者死，饮酒者病，饱食者不病，疫邪所着又何异耶。若其年气来厉，不论强弱，正气稍衰者触之即病，则又不拘于此矣。其感之深者，中而即发，浅者，邪不胜正，未能顿发，或遇饥饱、劳碌、忧思、气怒，正气被伤，邪气始得张溢，营卫运行之机，乃为之阻，吾身之阳气，因而屈曲，故为病。热始也，格阳于内，不及于表，故先凛凛恶寒，甚则四脚厥逆，阳气积郁，极而通，则厥回而中外皆热，至是但热而不恶寒者，因阳气之周也。此际应有汗，或反无汗者，存乎邪结之轻重也。即便有汗，乃肌表之汗，若外感在经之邪，一汗而解，今邪在半表半里，表虽有汗徒损真气，邪气深伏何能得解，必俟其伏邪渐溃，表气潜行于内，乃作大战，邪气自内由膜中以达表，振战止而复热，此时表里相通，故大汗淋漓，邪从汗解。此名战汗，当即脉静身凉，神清气爽，汗而解者，即不药亦自愈也。若伏邪未清，所有之汗，不过卫气渐通，热亦暂减，逾时复热矣。其午后潮热者至是，郁甚，阳气与时消息也，自后加热而不恶寒者，阳气之积也，其恶寒或微或甚，因其人之阳气盛衰也，其发热或久或暂，或昼夜纯热，或黎明稍减，因邪之轻重也。瘟与疟仿佛，但疟不传胃，惟瘟乃传胃，始则皆先凛凛恶寒，既而发热，又非若伤寒发热而兼恶寒也。至于伏邪动作，方有变症，其变或从外解，或从内陷。从外解者顺，从内陷者逆。更有表里先后之不同，从外解者有发斑，或战汗、狂汗、自汗、盗汗等症；从内陷者有胸膈痞闷、心下胀满、腹痛、燥结便秘、热结旁流、协热下利、呕吐恶心、谵语、唇黄、舌黑苔刺等症，因症而知变，因变而知治，此言其大略也。日月星辰，天之有象可睹，水火土石，地之有形可求，昆虫草木，动植之物可见，寒热温凉，四时之气往来可觉，至于山岚瘴气，岭南毒雾，咸得地之浊气，犹或可察，而唯天地之杂气种种不一，亦犹天之有日月星辰，地之有水火土石，气交之中有昆虫草木之不一也。草木有野葛巴豆，星辰有罗计荧惑，昆虫有毒蛇猛兽，土石有雄硫硇信，万物各有善恶不等，是知杂气之毒，亦有优劣也。然气无所可求，无象可见，况无声复无臭，何能得睹、得闻入恶得而知气，又乌得而知其气之不一也。是气也，其来无时，其着无方，众人触之，各随其气而为诸病焉，或时众人发颐，或时众人头面浮肿，俗名大头瘟是也，或时众人目赤肿痛，或时众人呕血暴下，俗名为瓜瓤瘟、探头瘟是也，或时众人咽痛，或时音哑，俗名为蛤蟆瘟是也，或时众人瘰疬，俗名为疙瘩瘟是也，或时众人疟痢，或为痹气，或为痘疮，或为斑疹，或为痈疥、疔瘇，其病种种，难以枚举。大约偏于一方，沿门合户众人相同者，皆时行之气，即杂气为病也，为病种种，是知气之不一也。盖当时适有某气，专入某脏腑某经络，或为之症也，此病不可以年岁四时为拘，盖非五运六气所即定者，是知气之所至无时也。或发于城市，或发于村落，他处安然无有，是知气之所着无方也。瘟气者，于杂气中之一耳，但有甚于他气，故为病颇重，名之为疠气，虽有多寡不同，然无岁不有，至于瓜瓤瘟、疙瘩瘟，缓者朝发夕死，急者顷刻而亡，此在诸瘟之最重，几百年来罕有之症，不以常瘟并论也。至于发颐咽痛、目赤斑疹之类，其时偶有一二人所患者，虽不与众人等，然考其症与某年某处众人所患之病，纤悉相同，治法无异，此即当年之杂气，但目今所钟不厚，所患者少耳，此又不可以众人无有，断为非杂气也。况杂气为病最多，而举世皆误认为六气，即如误认为风者，如大麻风、鹤膝风、痛风、历节风、中风、肠风、疠风、痛风之类，概用风药未尝一效，实非风也，皆杂气为病耳。至又误认为火者，如疔疮、发背痈、疳毒、气毒、流注、流火、丹毒，与夫发斑、痘疹之类，以为痛痒疮疡，皆属心火，投芩连栀柏未尝一效，实非火也，亦杂气之所为耳。至于误认为暑者，如霍乱、吐泻、疟痢、暴注、腹痛、绞肠痧之类，因作暑症治之未尝一效，与暑何与焉。至于一切杂症无因而生者，并皆杂气所成也。从古未闻者，何也？盖第杂气，来而不知，感而不觉，仅向风寒暑湿之气求之，是舍无声无臭，不睹不闻之气推察，既错认病原，未免误投他药耳。刘河间作《原病式》，盖祖五运六气，谓百病皆源于风寒暑湿燥火，是无出此六气为病，实不知杂气为病，更多于六气为病者百倍。盖六气有限，现在可测，杂气无穷，茫然不可测也。专务六气，不言杂气，为能包括天下之病情欤？

品按：伤寒与瘟疫有霄壤之隔，今用三承气及桃仁承气、抵当茵陈诸汤，皆伤寒方也，即用其方，必同其症，子何言之异也。曰夫伤寒必有感冒之因，或单衣风露，或强力入水，或临风脱衣，或当筵出浴，随觉肌肉粟起，既而四肢拘急，恶风恶寒，脉浮而数，脉紧无汗为伤寒，脉缓有汗为伤风。至于瘟疫初起厚无感冒之因，忽觉凛凛，以后但热而不恶寒，然亦有有所触因而发者，或饥饱劳碌，或焦思气郁，皆能触动其邪，是促其发也，但不因所触无故自发者居多，促而发者十中之一二耳。且伤寒之邪自毛窍入，瘟疫之邪自口鼻入；伤寒感而即发，瘟疫多感久而后发；伤寒感邪在经，以经传经，瘟疫感邪在内，内溢于经，经不自传；伤寒感发甚暴，瘟疫多淹缠二三日，或渐加重，或淹缠五六日忽然加重；伤寒初起以发表为先，瘟疫初起以疏利为主；伤寒投剂得汗而解，瘟疫发散虽汗不解；伤寒投剂可使立汗，瘟疫汗解，俟其内溃，汗出自然不可以期；伤寒解以发汗，瘟疫解以战汗；伤寒汗解在前，瘟疫汗解在后；伤寒发斑则病笃，瘟疫发斑则病衰；伤寒不传染，瘟疫传染，二者各自不同。其所同者，伤寒、瘟疫皆能传胃，至是同归于一，故皆用承气辈导邪而出，要之伤寒、瘟疫始异而终同也。夫伤寒之邪，自肌表一径传里，如浮云之过太虚，原无根蒂，惟其传法始终有进而无退，故下后皆能脱然而愈。瘟疫之邪，始则匿于膜原，根深蒂固，发时与营卫交并，客邪经由之处，营卫未有不被其伤者，因其伤故名曰溃，然不溃则不能传，不传则邪不能出，邪不出则疾不疗，故瘟疫下后多有不能顿解者。盖瘟邪每有表里分传者，一半向外传则邪留于肌肉，一半向内传则邪留于胃家，邪留于胃，故里气结滞，里气结，表气因而不通，于是肌肉之邪不能即达于肌表，下后里气一通，表气亦顺，向者郁于肌肉之邪，方能尽发于肌表，或斑、或汗，然后脱然而愈。伤寒下后无有此法，虽曰终同，及细较之而终又有不同者矣。或曰伤寒感天地之正气，瘟疫感天地之戾气，气既不同，俱用承气又何菜之相同也。曰风寒、瘟邪二者，与吾身之真气势不两立，一有所着则气壅火积，气也、火也、邪也，三者混一，与之俱化，失其本然之面目，则均为之邪矣。但以驱逐为功，何论邪之同异也。譬如初得伤寒，为阴邪闭藏而无汗，伤风，为阳邪开发而多汗，始有桂枝、麻黄之分，原其感而未化也。传至少阳，并用柴胡，传至胃家，并用承气，至是亦无复有风寒之分矣。

瘟疫脉法五条

刘河间曰：何以知其为传染？脉不浮者是也。若脉浮，即兼新中风寒。

又曰：凡伤寒、疫疠之病，何以别之？盖脉不浮者是传染之疫症也。

《证治准绳》曰：瘟脉无名，随见诸经，未汗宜强，虚缓伤生。

《景岳全书》曰：凡瘟脉洪大滑数，而数中兼缓者易治，脉虽浮大，而按之无力者难治，或补兼表。

《六书》补敬堂注曰：万类冬月潜藏，畏冷故也。伤精之人，其阳必虚，肾气无阳以嘘亦畏冷而就暖于胃，待大地阳和满布，此人身之肾气始伸而复其位，从前只伤及经者为阴邪，发则为伏气，兼伤入脏者为阳邪，发则为温病伏气，脉弱者多，总不似温疫，脉不浮不沉中按独数之迥异也。

治疫诸方五十四方，按四条

人参败毒散　治四时瘟疫通用。

羌活　独活　前胡　柴胡　川芎　茯苓　枳壳　桔梗　甘草　人参

如加荆芥、防风名荆风败毒散。疮毒亦用。

注曰：嘉靖己未五六七月间，江南淮北在处患时行瘟热病，沿门阖境，传染相似，用本方倍人参，去前胡、独活，服者尽效，全无过失。万历戊子、己丑年，时疫盛行，凡服本方发表者，无不全活。又饥馑兵荒之余，饮食不节，起居不常，致患时气者，宜同此法。

喻嘉言释曰，昌按：彼时用方之意，倍加人参者，以瘟气易染之人，体必素虚也。其用柴胡即不用前胡，用羌活即不用独活者，以体虚之人，不敢用复药表汗也。饥馑兵荒之余，人已内虚久困，非得人参之力以驱邪，邪必不去，所以服此方者，无不全活。今崇祯辛巳、壬午，时疫盛行，道馑相藉，各处医者发汗和中药内，惟用人参者，多以活人。更有发斑一证最毒，惟用人参入消斑药内，全活者多，此人人所共见共闻者，而庸愚执着不用人参，致病不起，诚可哀也。

人参败毒加味散　即本方加黄芩、大黄、薄荷、生姜四味，治瘟疫初起一二日，身热头痛，舌白或黄，或渴。此药表里兼行，服药后热退一二日，究非全愈。因浮越三阳经之邪将罢，而陷入胃腑之邪未清，又或口渴、舌黄，津液枯槁，眼赤面红，二便秘涩，热仍如前，脉沉数有力者，用桔梗汤加大黄微利之，若或发狂、谵语、昏冒、躁扰不宁，再加芒硝，名凉膈散，或三黄汤丸攻之。

桔梗汤　治上焦热，脉洪数，无汗多渴者。此方取用桔梗载药上行，以治胸膈并浮越阳经之热，用大黄以通胃中结滞。

黄芩　连翘　生栀子　薄荷　竹叶　甘草　桔梗　加大黄

三黄丸　治三焦热症。

大黄　黄芩　黄连

各等分，为末，蜜丸，服三四钱，视热轻重加减。不如用汤者最速。

清瘟解毒汤　此方治初起瘟疫，四时伤寒，头痛，憎寒发热，呕吐恶心，咳嗽，痰疾气喘，面红目赤，咽喉肿痛，其效如神。凡遇四时不正之气与瘟疫流行之候，有病者固当服之，无病之人预服一二剂，百病不生。此方乾隆三年奉部颁发山东、满洲官兵，百试百验。

川芎一钱　黄芩一钱　赤芍一钱　连翘一钱,去心　花粉一钱　桔梗一钱　白芷一钱　羌活一钱　葛根一钱　元参一钱　淡竹叶一钱　柴胡一钱五分　生甘草三分

引加生姜三片，水三钟煎一钟，不拘时服。若审系时疫，至三四日胸满口渴、舌苔焦黄、狂言、便秘，可加枳实、酒大黄、川朴微利之，亦表里两解之法也。

大柴胡汤

柴胡　黄芩　半夏　枳实　大黄　芍药

大枣、干姜引。

小柴胡汤

柴胡　半夏　人参　黄芩　甘草　加芒硝

姜枣引。

水解散　治天行二三日，头痛壮热。

甘草二两　白芍二两　大黄三两　黄芩三两　桂心二两　麻黄四两

水姜煎服。

防风通圣散　治蛤蟆瘟，证属风热者。

防风　川芎　当归　白芍　连翘　薄荷　麻黄　石膏　桔梗　黄芩　白术　栀子
荆芥　滑石　大黄　芒硝　甘草

上剉一剂，生姜、葱白水煎，温服。

三黄石膏汤　治瘟毒表里俱盛，五心烦热，两目如火，鼻干面赤，口渴，舌刺，谵妄发狂。

石膏　黄芩　黄连　黄柏　山栀　麻黄　淡豆豉

每服一两，姜、枣、细茶一撮煎，热服。

二圣救苦丸　治瘟疫，不论传经过经，俱可服。

锦纹大黄四两，酒拌蒸，晒干　牙皂二两，如猪牙者

二味俱为末，打稀糊为丸，绿豆大，每服五七十丸。冷绿豆汤送下。

万历丙戌春，大梁地方瘟疫大作，士民多毙，闾巷相染，甚至灭门。其症头疼身痛，憎寒壮热，头面颈项赤肿，昏愦谵狂等证。发一秘方，名二圣救苦丸，用牙皂以开关窍而发其表，大黄以泄诸火而通其里，一服即汗，一汗即愈。但人禀之稍[1]者百发百中，其虚弱者，先以人参败毒散，轻者即愈，如未愈，用牛蒡芩连汤，可收全功。

牛蒡芩连汤　治积热在上，头顶肿起，或面肿多从耳根上起，俗曰"大头瘟"。并治烟瘴。

黄连酒炒，一钱五分　黄芩酒炒，二钱五分　桔梗一钱五分　连翘　牛蒡子　玄参各一钱
大黄酒炒　荆芥　防风各三钱　石膏一钱五分　甘草一钱

生姜一片，水煎，食后细细呷，温服。每药一剂做二十次服，常令药气在上，勿令饮食在后也。

---

〔1〕稍："稍"字后疑脱"壮"字。

内府仙方 治头顶肿起，大头瘟病，蛤蟆瘟病。

僵蚕二两 姜黄二钱五分 蝉退六钱五分 大黄四两

共为细末，姜汁打糊为丸，重一钱一枚。大人一丸，小儿半丸，蜜水调服，立愈。

又方：用福建靛花三钱，烧酒一钟，鸡子清一个，入内打匀吃下，不时而愈，肿即消，神方也。

又方：用僵蚕一两，大黄二两，共为末，生姜汁和丸，以井花水、蜂蜜调和吃下，自愈。

五瘟丹 治四时瘟疫流行，并热疟热病。

黄连属火，戊癸之年为君 黄柏属水，丙辛之年为君 黄芩属金，乙庚之年为君 甘草属土，甲己之年为君 紫苏 香附以上各用一两。以值年药为君者，倍一两

上六味皆生用，于冬至日制，研末，用锦纹大黄三两，浓煎汤去渣，熬成膏，和前药为丸，如弹子大，朱砂、雄黄末为衣，再贴金箔，每服一丸。

普济消毒饮 治大头瘟病。

黄芩 黄连 柴胡 桔梗 人参 陈皮 甘草 玄参 连翘 板蓝根 鼠粘子 马勃 白僵蚕 天麻

便结加大黄。

太和二年四月，民多疫疠。初觉憎寒壮热，体重，次传头面肿甚，目不能开，上气喘急，咽喉不利，舌干口燥，俗云"大头伤寒"，诸治不愈，渐至危笃。东垣曰：身半以上天之气也。热邪客于心肺之间，上攻头目而为肿耳。乃主是方，为细末，半用汤调，时时呷之，半用蜜丸噙化，活者甚众。时人皆曰天方，遂刻诸石以垂永久。

清凉救苦散 治大头瘟，头面耳目鼻颈肿痛。

芙蓉叶 桑叶 白及 白蔹 车前 黄连 黄柏 白芷 雄黄 赤小豆 芒硝

等分，为末，蜜水调，敷于肿毒处，频频扫之。

连翘败毒散 凡疫病后余邪未尽，热结耳后一寸二三分，或耳下俱肿鞭者，名曰"发颐"。此方趁其初肿之时，服此消之，缓则成脓，为害不小。

羌活 独活 连翘 荆芥 防风 柴胡 升麻 桔梗 甘草 牛蒡子炒，研 归尾酒洗 红花酒洗 苏木 天花粉

上用水一钟，好酒一钟，同煎，温服。如未消，加川山甲蛤粉炒一钱；肿至面者，加香白芷一钱，漏芦五分；大便燥实者，加酒浸大黄一钱五分，壮者倍用之。若内有热，或寒热交作者，倍用柴胡，加酒洗黄芩一钱，酒炒黄连一钱。

金豆解毒煎

金银花二三钱　绿豆皮二钱　陈皮一钱　蝉退去足、翅，八分　甘草一钱

井花水清晨首汲，或再加僵蚕浸，去涎，一钱。

银花能清热解毒，疗风止渴。绿豆甘寒，亦清热解毒之品，兼行十二经，祛逐疫毒，无微不入。甘草解一切毒，入凉剂则能清热，亦能通行十二经，以为银花、绿豆之佐。陈皮调中理气，使营卫无所凝滞。蝉退取其性之善退，轻浮易透肌肤，可散风热，开肌滑窍，使毒气潜消也。此方于瘟疫十传中皆可加减，消息用之。

塞鼻手握出汗方　谵语，循衣摸床，形如醉人，且如猴像，呃逆目赤，俗名"猴症"，实阳毒也。

麝香　黄连　朱砂各三分　斑蝥一分

共为细末，枣肉为丸，银朱三分为衣，作二丸，用绢包，一塞鼻内男左女右，一掘手中，出汗即愈。

元霜丹　治太阳头项痛，腰脊强，发热作渴。

浮萍三钱　麦冬二钱，去心　元参二钱　丹皮二钱，酒洗　芍药一钱　甘草一钱　生姜三片　大枣二枚

水煎热服，覆衣取少汗。一方去元参、麦冬。

浮萍黄芩汤　治身痛，脉紧，烦躁，无汗。

浮萍三钱　黄芩一钱　杏仁二钱，泡去皮、尖　甘草二钱，炙　生姜三片　大枣二枚

流水煎大半杯，温服，覆衣。

白虎加元参汤　治太阳经罢，烦热燥渴。

石膏三钱，煅　知母一钱　甘草一钱　粳米一撮　元参二钱　麦冬三钱，去心

流水煎至米熟，取大半杯，热服。

素雪丹　治阳明身热，目痛鼻干，不卧胸烦口渴。

浮萍三钱　石膏三钱，研　麦冬二钱，去心　元参二钱　葛根二钱　丹皮二钱，酒洗

白芍一钱　生姜三钱　甘草一钱

流水三杯，粳米一撮，煎大半杯，去渣，热服，覆衣取少汗。呕者加制半夏二钱。

浮萍葛根汤　治阳明经证，目痛鼻干，烦渴不卧。

浮萍三钱　葛根二钱　石膏二钱，煅　元参二钱　甘草一钱　生姜三钱

流水煎大半杯，热服。

浮萍葛根芍药汤　治阳明经泄泻。

浮萍三钱　葛根三钱　石膏一钱，煅　元参二钱　芍药二钱　甘草一钱

流水煎大半杯，热服。

浮萍葛根半夏汤　治阳明经呕吐。

浮萍三钱　葛根二钱　石膏二钱，煅　元参一钱　芍药一钱　法半夏二钱　生姜三钱
甘草五分

流水煎大半杯，热服。

红雨丹　治少阳胸胁疼，耳聋，口苦咽干。

柴胡二钱　黄芩一钱　芍药一钱　丹皮一钱　元参一钱半　甘草一钱　生姜二钱

流水煎大半杯，热服，覆衣取微汗。

小柴胡加花粉芍药汤　治少阳经目眩耳聋，口苦咽干，胸痛。

柴胡三钱　黄芩二钱　法夏一钱半　芍药二钱　天花粉二钱　甘草二钱　生姜二钱

流水煎大半杯，热服，覆衣取微汗。

大柴胡加元参地黄汤　治少阳经传阳明胃腑，呕吐泄泻。

柴胡三钱　黄芩一钱　法夏二钱　芍药二钱　枳实一钱，麸炒　大黄二钱　元参一钱
生地一钱　生姜二钱　大枣二枚

流水煎大半杯，温服。

白英丹　治阳明腑病，谵语，腹满潮热作渴。

大黄三钱　芒硝一钱　炙草一钱　枳实一钱，炒　厚朴钱半，姜汁炒　元参二钱　麦冬
四钱，去心　丹皮二钱　芍药二钱　生地二钱

流水煎大半杯，热服。

黄酥丹　治太阴腹满，嗌干发热作渴。

浮萍三钱　生地四钱　炙草一钱　丹皮二钱，酒洗　芍药二钱　生姜三钱

流水煎大半杯，热服。一方去芍药，加枣，名浮萍地黄汤，治同。

紫王丹　治少阴口燥舌干，发热作渴。

浮萍三钱　生地四钱　知母二钱，酒洗　元参三钱　炙草一钱　天冬二钱，去心　生姜三钱

流水煎大半杯，热服，覆衣。一方加丹皮、花粉，去知母、甘草，名浮萍天冬汤，治同。

苍霖丹　治厥阴烦满囊缩，发热作渴。

浮萍二钱　生地四钱　芍药二钱　当归二钱，酒洗　丹皮二钱　甘草一钱半　生姜二钱

流水煎大半杯，热服，覆衣取汗。

玉泉散　治阳明内热烦渴，头痛，二便闭结，发斑发黄，及热疢喘嗽等症。此益元散之变方也，其功倍之。

石膏六两，生用　粉草一两　朱砂三钱，水飞

共为细末，每酌服一、二、三钱，新汲水，对瀼水[1]服。

鲇鱼头骨灰散　治伤寒瘟疫，瘾疹不能发，服此即发。

鲇鱼头骨烧灰存性，研细，热黄酒调服二三分。

治出斑方　暑月昏沉，未明症候，恐是出丹。

以生黄豆数颗食之，如不觉腥，即以生黄豆水泡，研汁，一小盅和水服。

麦奴丸麦奴，麦穗乌霉也。　治阳毒温毒，热极发斑，为急救良药。

麦奴　梁上尘　釜底煤　灶突墨　麻黄　黄芩　大黄　朴硝

等分为末，蜜丸弹子大。每服一丸，开水下。

发斑赤黑

青木香一两

水三杯，煎一盅服。

---

〔1〕瀼水：瀼，音 ráng。露水。

斑疹出不快

钩藤钩　紫草茸

等分，研末，温黄酒服一钱。

吹鼻法　瘟疫三日外，心腹胀满坚硬，手心热，遍身发黄。

苦瓜蒂七个，研末，以少许吹两鼻，令黄水出，余末水调服。

靛青饮　治天行瘟疫，时气热毒，烦躁狂言，尚未至发狂之甚者，亦皆可服。

靛青一大匙，以新汲井水和服。

鹊石散　治发狂逾墙上屋。

黄连　寒水石

等分为末，每服二钱，浓煎甘草汤，候冷调服。

铁胆饮　阳毒在脏，谵妄狂走。

铁粉一两　胆草五钱

共末，磨刀水调服二钱，小儿五分。

苦参饮　满痛壮热。

苦参一两

研末，醋三盅，煎一盅，饮取吐。

牵白饮　心腹硬痛。

牵牛子末，一钱

白糖汤调服。

靖康异人方靖康二年，京师大疫，有异人书此方。　治瘟疫浮肿，亦治大头瘟。

黑豆二合，炒熟　炙草二寸

水二盅煎，时时呷之。

品按：此即甘草黑豆汤也。上称大豆解百药毒，甘草亦解毒之品，瘟疫乃毒气所钟，故用此方取效。方用炙草，愚意不如易以生草更妙，炙则带补矣。有一人吃菌垂死，用生草半斤，黑豆数把，浓煎大灌得生，足征其解毒之功大矣。一云冷饮方效。

生犀饮　治瓜瓤瘟，胸高胁起，呕血如汁者是也。

犀角二钱，镑　苍术泔浸，麻油炒　川连各一钱　黄土五钱　金汁半盏　芥菜叶一大撮水煎去滓，入金汁搅和，日三夜二服。

虚加盐水炒人参；大便结加大黄；渴加瓜蒌根；表热去苍术、黄土，加桂枝、川连；便脓血去苍术，倍黄土，加黄柏；便滑以人中黄代金汁。

人中黄丸　治杨梅瘟，遍身紫块，忽然发出霉疮者是也。清热解毒汤下人中黄丸，并刺块出血。

大黄三两，尿浸　人中黄如无，坑垢代之　苍术麻油，炒　桔梗　滑石各二两　人参　川连酒洗　防风五钱　香附姜汁拌，勿炒，一两五钱　神曲丸

气虚四君子汤送，血虚四物汤送，痰甚二陈汤送，热甚童便送。通用清热解毒汤送二三服。

清热解毒汤

川连酒洗　生地　黄芩酒洗　人参各三钱　石膏鸡子大，研碎　羌活　知母各一钱　生甘草一钱五分　升麻　葛根各一钱　生姜二钱

水一斗，煮取五升，每服一升，日三夜二服。

人中黄散　治疙瘩瘟发块如榴，遍身流走，旦发夕死者是也。

三棱针刺入委中三分出血，及服人中黄散。

辰砂　雄黄要透明者，各一钱五分　人中黄一两

上为末，薄荷、桔梗汤下二钱，日三服夜二服。

双解散　治绞肠瘟，肠鸣干呕，水泄不通者是也。探吐之宜双解散。

防风　麻黄　川芎　连翘　薄荷　当归　芍药　大黄　芒硝各五钱　石膏　黄芩　桔梗各一两　炙草　荆芥　白术姜汁拌生用　山栀　滑石各二两

为散，每三钱，加姜三片，水煎去渣服。

避瘟方

新布盛大豆，纳井中一宿，取出每服七粒。

瘟疫各证治法二十六法

取 吐 法

凡疫症四五日，病在胸膈，痰气紧满，于上不得息者，以此吐之。用苦瓜或甜瓜蒂炒黑，同赤小豆各等分为末，每服一钱，豆豉煎汤调服，以吐为度。

止 吐 法

凡服药即吐者，将生姜汁半盏热饮，吐自止。

搐 鼻 法

凡大头瘟病，皆湿热逆于巅顶，头为元首，穹然居上泥丸一宫，所谓上八景也。倘见头疼鼻塞，宜用轻清药彻其邪从上出，所谓表也。再用搐鼻药搐去脑中黄水，所谓里也。若热已平复，当虑热邪未尽，用下药时大黄必须酒浸，借酒力以上达，所谓鸟巢高巅，射而取之之法也。用苦瓜蒂不拘多少，为末，令病人噙水一口，将此末搐一字入鼻中，出黄水自愈。一法以牙皂、细辛入麝香少许共研细末，名通关散，吹入鼻中，取嚏最捷。

止鼻衄法

凡疫症内外热极，实火上冲，鼻血不止，用山栀炒黑为末，吹入鼻中，外用湿草纸搭于鼻冲，其血自止。

扑 汗 法

凡瘟疫服发汗药，汗出过多，衣被透湿者，恐有亡阳之患，用龙骨牡蛎涩以固脱，糯米取其黏腻。

龙骨煅　牡蛎煅　糯米粉

共为细末，周身扑之，汗自止。

一方用浮小麦同黄芪、白术、白芍、枣仁，煎水服。

一方用凤凰衣，即哺鸡蛋壳内白膜十几个，焙干，煎水服。

沃 积 法

凡瘟疫内外皆实，火气猛烈，喜饮水、入水者，取新汲井花水一大�，使病人坐在水中，复以大勺盛水，自背顶沃之，水热则病自减。如病人喜饮水，亦应如其意，但不可多与。诀曰：若还不与非其治，强与反教别病生。

制 发 狂 法

凡发狂难制，以铁秤锤或结炭，火烧通红，用木勺盛之，将淡米醋淬入，如打醋炭样，连连于鼻内冲之，醋气入鼻即定。

扑 胸 法

凡觉心胸热迫，烦躁至极，用新小鸡一只，破去肠杂，趁热覆其胸口，一时躁逼自宁。或用铜镜扑之亦妙。

姜 熨 法

凡胸膈不宽，一切寒结、热结、水结、食结、痞结、痰结、大小便结、胸痞气结者，俱治。

用生姜捣烂如泥，去汁取渣，炒热绢包，渐渐揉熨胸胁下，其满痛豁然自愈。若姜渣冷，更入姜汁再炒再熨，热结不用炒。

熨 脐 法

凡寒疫初起，六脉如丝，大腹小腹痛甚，手足厥冷，振战。以索长葱白如臂大，切去根及青，留白三寸许。先以火炙热，一面以着病人脐下，上用熨斗贮火熨之，令葱气热气入腹内，更作三四饼，坏则易之。若病人醒，手足温，有汗则瘥，然后按症用药。

刮 舌 苔 法

凡舌有苔，不拘何色，用井水浸新青布拭净后，用生姜浸水刮之，或以薄荷为末，入蜜少许，刷牙擦之。若发黄者，生姜渣周身擦之即退。

生 水 法

凡瘟疫头身手足热甚，口燥咽干，唇焦舌黑，宜取大雪梨浆时时与之，解渴退火最妙。或用天水散、滑石六钱，甘草一钱，共研细末，开水调，澄汁频服。

升 水 法

麦门冬去心，三钱　酸枣仁炒，一钱五分　北五味一钱　甘枸杞二钱　甘草一钱

同煎浓汁，频频温服，立时津液上升，其炎上之火自熄。

蜜煎导法

治疫病脉微弱，自汗，小便利，大便秘，津液内竭，大便虽鞕，不可下者。

将蜂蜜用铜器微火熬，频搅，勿令焦，候凝如饴，捻作挺子，头锐如指，掺皂角末少许于挺子尖上，乘热纳谷道中，用手抱住，欲大便时去之，加盐少许亦可，盐能润燥软坚。

猪胆导法

治症同前。

用猪胆一枚，取汁，入醋少许，用竹管长三四寸，以一半入谷道中，将胆汁灌入肛中，顷即大便。

皂针导法

治症同前。

用苎麻捻成一条，如指大，长四寸许，以新鲜猪牙皂挫碎，将铜勺盛水，放皂角在内，与麻条同煮十数沸，取出麻条，用麝香四五厘，为末，染于麻条尖上，小半插入谷道中，留大半在外，不一时大便即通。此是屡用捷法。

解斑毒法

用黑膏。治温毒时气，发斑如锦纹者。

生地黄四两　淡豆豉半升

上二味，以猪脂一斤合煎之，至浓汁，入雄黄五分，麝香一分，搅匀，丸如弹子大，白汤化下，未效再服。

又法：白虎汤加人参最效。

石膏　知母　粳米　加人参

又法：**猪胆鸡子汤**。治热毒发斑，或咽痛，或声音不清，或心烦不眠。

猪胆　米醋各三合　鸡子一枚

合煎三四沸。壮者尽服之。弱者须煎六七沸，分为三次服之，汗出乃愈。

护胎法

凡孕妇瘟疫，药力一时不及，内外如炙，恐防堕胎。即取井底泥，涂至满腹寸许厚，干又易之，必俟内外皆凉方止，胎自不动，子母两顾，然后随症治之。

下药护正气法

凡疫病有身躯瘠弱，并旧有虚怯病，而症则不得不下，恐伤元气者，服下药时，预先煮浓粥待温，利一次即吃粥一次，虽至十数行，不伤胃气。继用天地煎：大地黄一斤，天门冬半斤。捣烂，煎浓汁一小碗，俟利将止之时，频频服之，以滋肾水，不致竭阴。

附未载取汗法说

诸书备载取汗之法甚多，但瘟疫一症，触犯外邪，内多结滞壅塞，必俟下后，里气一通，自然得汗。况已法用解肌，且或又有自汗淋漓者，若妄用取汗药，恐致亡阳，为祸不小，故不敢载入卷内，智者谅之。

病后调理法

凡人大病之后，必须善为调理，方免反复，并竟成痨怯之病。盖客邪新去，胃口方开，胃中所存者，几微之气耳。饮食之类，所以多与、早与、迟与，皆不可也。宜先与粥饮，次糊饮，次软饭，尤当循序渐进，毋先其时，毋后其时。当设炉火昼夜勿令断绝，以备不时之用，思谷即少少与之，稍缓则胃饥如刺，再缓则胃气伤，反不思食矣。既不思食，若照前与之，虽食而弗化，弗化则伤之又伤，不为食复者，当如初进法。若更多与，及黏硬之物，胃气壅甚，必胀满难支。若气绝谷存，乃致反复颠倒，形神俱脱而死，不但肌肉不能复充，元神不能复旺，已也。再有梳洗言笑，极是劳神、动作房劳，切宜谨戒，保生者诸凡慎重，毋令噬脐莫追。

辟邪避疫诸法 共八法

辟邪丹

虎头骨一两　朱砂　雄黄　鬼白　芫荑　鬼箭　藜芦各一两

上为末，炼蜜为丸，如弹子大。囊盛一丸，男左女右系于背上，或当病者户内烧之，一切邪鬼不敢进。兼治妇人与鬼魅交通。

太仓公辟瘟丹　凡官舍久无人到，积湿容易侵人。预制此丹烧之，以却瘟疫，并散邪气。一法用管圈数枚，浸吃水缸内。

苍术一斤　台乌　黄连　白术　羌活各半斤　川乌　草乌　细辛　紫草　防风　独活藁本　白芷　香附　当归　荆芥　天麻　官桂　甘松　山柰　麻黄　皂角　芍药甘草各四两　麝香三分

共为末，枣肉为丸，如弹子大。每用一丸烧之。

凡遇病家知是天行时气，恐相传染，须日饮雄黄酒一厄，仍以雄黄少许，用绵裹之，塞鼻一窍，男左女右用之。或大蒜塞鼻，或阿魏塞鼻，皆良。

凡瘟疫，乃天地之疠气，人若正气内固，邪不可干，自不相染。避之之法，惟在节欲、节劳，或于房室劳倦之后尤不可近，仍勿忍饥以受。其传染之气至，却邪之法，则如《刺法论》所云：天牝从来，复得其往，气出于脑，即不干邪。盖天牝者，鼻也。鼻受天之气，故曰天牝。气自空虚而来，亦欲其自空虚而去，即天牝从来复得其往也，正以气通于鼻，鼻通于脑，毒入脑中则流布诸经，令人相染矣。气出于脑，谓嚏之，或张鼻以泄之，或受气于室则泄气于外，而大及精气以易之，使邪从鼻窍而出，毒气自散。此却邪于外之诀也。

一法用前通关散取嚏最捷，邪从嚏而出。

一法以福建香茶饼不时噙口中，大辟秽污之气，使疫不传。

一男子病，邪气出于口，女人病，邪气出于前阴，其相对坐立之间，必须识其向背。或以雄黄末涂鼻孔中，行动从容，察位而入。此亦医人之不可不知也。

余舅父魏益寿公，博极群书，尤精医理，尝诏品曰：凡入疫家诊病，须将雄黄涂鼻，或大蒜塞鼻，以拒病气。再宜舌抵上腭，撑住牙关以堵秽气。如是，则病气尸气无门可入，自不相染。至若病家男妇大小，但觉现是时气递相传染之病，即宜买十全大补汤药料，逐日煎好，每人常服，扶助正气，正气一实，疫邪自不能传染。如近身服事之人，早晚当用大蒜、烧酒频频呷之。此法屡试有验，兹并表而出之。

十全大补汤

白芍　川芎　黄芪　肉桂　人参　白术　茯苓　甘草　当归　熟地

卷　六

治疫全书六[1]

瘟疫客难

松园老人熊立品圣臣　手著

同里姻侄夏廷仪煦园　评校

孙承统绍庭　校字

　　予辑《治疫全书》成，雷都阃懋堂见之，问曰：医家多谓瘟疫即是伤寒，多治之以伤寒之法。今吴氏谓瘟疫与伤寒感受有霄壤之隔，而子亦谓瘟疫不可照伤寒施治者，亦更有说耶？曰：伤寒瘟疫受症不同，治法因而各异，诸书所论，或隐而未发，或浑而不分耳。夫伤寒者，感受天地之风寒，邪从皮毛而入者也。伤于寒者用仲景麻黄汤汗之，伤于风者用仲景桂枝汤解之，使风与寒从皮毛而入者仍自皮毛而出也。若夫瘟疫，非风、非寒，实乃天地间一种厉气，其气之来无论老少强弱，触之即病，邪自口鼻而入，内不在脏腑，外不在经络，舍于脊膂，伏于膜原。膜原者，胸膈间隔，别清浊之横膜，横连脊膂，为三焦部分，离太阳、阳明、少阳三经不远，附近于胃，为经胃交关之所，非若皮毛可比也。若用伤寒发汗药，不惟汗出而邪终不出，必使表气大伤，表气伤则中气不振，中气不振则内外俱虚，邪气反得根蟠蒂固，藏伏深入，久且变症风生，由此而成不可救药者，多矣。吴氏立法，即从疫邪初由口鼻而入膜原

---

　　〔1〕治疫全书六：原书标题作"治疫全书六　瘟疫客难"，但因"治疫全书六"包括"瘟疫客难"与"辩孔琐言"两部分，因而原标题欠合理，今将"瘟疫客难"标题降级处理。

之时，用达原饮，以疏利破结之剂拼力速追，使邪气溃败，离于膜原。伏邪既溃，或出半表而浮越阳经，即加羌活、柴、葛；或入半里而陷胃腑，即加大黄；或既浮越阳经，又复陷入胃腑，则本方既加羌活、柴、葛，仍加大黄，卷中所谓三消饮者是也。由此而邪伏膜原者，得此疏利破结之剂，表里分明，自必由中达外矣。其效之可外见者，或则从振战而大汗淋漓；或则从狂汗而衣被透湿；或则从自汗而溅溅蒸蒸，邪从汗出，热退神清，霍然而有喜矣。然亦有同于伤寒之治者，惟外邪结聚胃腑，斯仍用承气等方，邪若浮越阳经，误作表症，遽以桂麻辛杏大汗大表之药，攻其皮毛经络，不惟无益而又害之。此吴氏所谓瘟疫与伤寒感受有霄壤之隔，而吾所谓瘟疫不可照伤寒之法以为治者也。曰：瘟疫不可以伤寒治，既知之矣，然有初起时头痛、身热、节强、恶寒，全似伤寒见症者，又将何以治之耶？曰：此既感疫气，又伤风寒，或暴感风寒兼染疫气者，寒疫二邪一时混合，先贤有用九味羌活汤、五积散、参苏饮、败毒散、防风通圣之类而获效者，正此候也。然两邪夹杂，切脉审症之时，最贵辨别分明。脉若不浮不沉，中按独数，而症显头痛，身热，骨节酸疼，饮食无味，面红眼赤，口渴，舌苔烦满，便秘，人事惔惔者，此正时疫，固当专以吴氏达原、三消疏利之药为主。若夫脉见浮洪，或浮紧浮缓，中按不数，而症显头疼，身热，脊强，恶寒，口不渴，舌不苔，食知味，大小便不秘，是为新中风寒而兼疫气者，则以新中暴寒为先，务亟投发散以驱之，风寒去而疫乃可以徐治矣。

　　同学姻兄帅右臣问曰：尝见瘟疫服疏解药而愈，愈一二日而复作，随与前药而仍愈，愈又复作，或更加重，卒至殒命者，何耶？曰：此由厉气伏于膜原，一时祛除未尽所致也。服药而愈者，以其邪浮越在经，才得疏解而即能通散也。一二日而复作者，即浮越在经之邪，未尽透出也，故随与疏解而仍愈。然在经之邪虽解，而传入胃腑之邪深藏蔽锢，故愈仍复作，甚至殒命者，皆理势之所必致者也。譬之于火，灶内积薪则火性壅遏，火性壅遏必烟焰郁腾而弥漫充斥矣。故其复作也，亦必头重身疼，胸膈痞满，面红目赤，舌苔便秘者，无他，薪积火遏而烟必腾空，邪积毒兴而病皆进发也。吴氏于达原饮中加用大黄，速从下夺，实为釜底抽薪之妙法。盖疫病之毒火燎原，惟大黄之奏功最捷而为效最神也。曰：若是，则疫症之不可不用大黄也，明矣。曰：虽然亦有辨，如起初头疼，身热，脊强，恶寒，舌上白苔，或如积粉，此则邪气游溢阳经，未入胃腑者，当用达原饮而不可用大黄；如脉长洪而数，通身发热，大渴大汗，此则热邪散漫肌肤，未入胃腑，当用白虎汤而不可用大黄；又如胸中逼闷，心烦作吐，不能饮食，此则邪停胸膈，未入胃腑者，当用瓜蒂散而不可用大黄。惟头痛如劈，身热如焚，气喷如火，胸腹满硬，舌苔黄黑，目赤面红，燥渴谵妄，甚或狂走叫号，寻床摸被，又或热结旁流，协热下利，或大肠胶凝，二便秘结，此则疫邪积为毒，火蒸炙胃中，不但专用大黄，尚须佐以实朴芒硝之类，开其壅郁，使里气得通，里气通而后表气可透，表里通透之后，或发战汗，或狂汗、自汗，邪随汗出，无少留余而疫逐邪消，无虞反复矣。若不当下而下之，是又灶薪未燃，遽沃巨浸也，病安得愈哉？是故，有应一日一下者；有应间日一下者；有应一下不可再下者；有应三四日连下者。他如承气等汤，亦有某日应多与，某日应少与者；有某日既已与，还应再与或不必与者；有合表里而缓下者；有同和解而微下者。要在察其脉理，审其症候，参消息于微茫，辨毫厘之同异也。曰：疫之自复者固然矣，而有劳复、食复者，何以治之？曰：劳复者，疫退脉平，但元气未复耳，而或因梳洗沐浴，或因笑哭多言，或因作劳妄动，致真气受亏而复作者，故曰劳复。曰：食复者，病甫愈而纵饲，饮食油荤不正之味，停积脾胃，感触外邪，因而复作者，故曰食复也。治劳复之轻者，令其静养可痊，重者须补血气，血气和而真元乃足，真元足而余火自消也。治食复之轻者，节调饮食，清戒油荤，渐次可愈；重者先为消导，次则理气扶脾，气足运脾，脾能统胃而后病可除也。曰：有自复而兼劳与食者，又何如？曰：视所受之重轻为施治之先后也。夫大病之后，体如坏屋，四围培护尚免倾，欹若自撒藩扉，加之以旁风上雨，则摧颓立见矣。况瘟疫之受伤更甚者，而加之以劳与食焉，是不自爱其生也。至其劳食之甚，则如吴氏所谓三损四损，虽虑扁亦无所施其技者也，而尚可以治自复之治以治之乎？

　　魏君对廷，余内兄也，雅喜博涉群书，遇余松园精舍，因阅《六书》，竟而问曰：子之所辑，于瘟疫之症保无遗否？余曰：是书之辑，专为瘟疫也，凡症之正变，治之权宜，窃谓兹编已无剩义矣。曰：间尝见医书有所谓冬温、风温、湿温、温疫、寒疫、晚发、温毒，及过经不解之温者，而卷内概不之及，何也？余曰：此吾所以于瘟症之正变，治瘟之权宜不殚反复详赘者，正欲综而辨之，俾无遗漏，以破混淆者之感也。若君所举诸温，则非瘟疫之比，可以无庸置辨者也。曰：温疫既不相同，施治者自当各异。然或岁气妄行，温瘟杂出，庸浅者流鲜所分明，一遇诸温之症，治以瘟疫之方，得非此书贻之误乎？曰：是则不可以不辨也。夫所谓冬温者，以非时之燥热，与骤至之严寒两相搏，触发为是症，与伤寒相似，但脉不浮耳。第宜九味羌活里加大黄，重则双解散之类治之可也。风温者，症或喘渴多睡，四肢如瘫，汗出而热仍壮，其治专在心脾，不宜汗下法，惟清解肌表也。湿温者，或因天时淫雨，或因晦室阴浓，或酷热卧地，或过寒溪涉冷水，伤暑伤湿，或并两伤，证如胸满、妄言、两胫逆冷、身热自汗之类，其治亦在心脾，不可发汗也。温疫者，夏秋之间暴热所伤，内外兼中，症如郁蒸，治宜清热解毒，药以辛凉也。寒疫者，温暖之时而寒反为病，是阴气反逆，邪由外感，法宜暖胃调中，一切寒凉禁用也。晚发者，原为秋病，自立春至夏至，病之及时而发者曰春温，自夏至至立秋病因燥热而发者曰晚发，自立秋至处暑，病因燥热而发者亦曰晚发，证有因湿因燥之不同，宜审外证与时令而施其治也。若夫过经不解者，盖伤寒之病，六日传遍六经，发汗解肌后病或不痊，又六日而又传一遍，或和或下，后延至十八日或二十余日而病仍不痊者，世故亦以"温病"名之，治当随证调和，不可复汗复下也。他如温毒则缘初病感邪未解，结滞经络，酿为痈毒，即如伤寒证中阳毒、阴毒之类，治亦当仿伤寒治毒之法以治之也。至瘟疫一症，独为触犯疬气所成，所谓邪自口鼻而入，伏于膜原，郁结燠蒸，变幻百出，其症独异，其毒最酷者，非以上诸温之可同年语者也。吴氏于此，苦为分别，愚辑是编亦专为剖析，故不欲以繁称博引之谈，纷阅者之心目也。

时姻侄魏孔安亦在坐，乃相继而请，曰：敢问同一气耳，而独别之为不正之气，又别之为杂气与厉气者，何欤？曰：吾与子言天地可乎？天地之生物号万，而人在其中也。得气之清灵者为人，而其醇乎醇者，圣贤也。得气之浊者为物，凡禽兽鳞介昆虫，皆是也。然禽兽亦分灵蠢，禽之凤，兽之麟，鳞介之龙龟，又禽兽中之醇乎其醇者也。鹦鹉、鸳鸯、猩猩、猿狄，比目蜂蚁之类，醇杂相半。余则杂焉者，而鸱鸮、训狐、豺狼、害豹、粕蟒、鳖鳄、蜈蚣、蝎虿之类，则独得其气之最厉者也。是故春温夏热，秋凉冬寒者，四时之正气也。如春应温而反寒，夏应热而反凉，秋应凉而反热，冬应寒而反温，此非其时而有其气者，即谓之为不正之气也。既有不正之气，而或杂之以黄砂毒雾、岚瘴污秽等气，凝聚纷结，是之谓杂气也。杂之极至，而郁为至毒，发为至猛，散为至暴，而弥漫充斥之不可御者，是则所谓疠气者也。曰：疠气致瘟，则予既得闻命矣，而瘟之与温，终何以不可同年语乎？且温疫、寒疫、温毒，不皆如瘟疫之别名乎？古人有一字而二用，或至三四用者，安知温之不可即为瘟乎？曰：否，非是之谓也。温虽可以统瘟，而瘟终不可以为温也。温之症治见于仲景书者，奥蕴深至矣，吾邑喻徵君嘉言先生，又从而阐明之，今所编第四卷是也，试复按之与瘟之症治同乎？否乎？冬不藏精，寒邪中肾，遇春而发者，温也；触染疠气，邪自口鼻而入者，瘟也。其所感之气，自入之门，已各不相同也。温者，以冬不藏精，寒邪藏于骨髓？其症以太阳少阴互为标本，而无少阳之半表半里者也；瘟者，以触染之邪由口鼻而舍于膂背，伏于膜原，其症为经胃交关，而兼乎半表半里者也，则其盘错之区，伏藏之所，又自各不相同也。至其游溢传变，而一则两感之邪，表里未可预拟，一则疏利破结，直达膜原；一则日传一经，凡六日而始遍，一则朝夕异状，俄顷变迁，是又其不同者也。以绝不相同之症，而泥古人用字之同，而遂欲同之，奚其可哉？

同学友雷静夫、雷凤元、杨星辉灿远同问品曰：疠气之说，比类极明，瘟疫之辨分剖最析，但不知疠气伤人，或有可以躲避之法否？答曰：疠气之伤人也，入口鼻而不觉不知，伏膜原而无声无臭，一如鹰鹯豺虎之伤人伤物，突如其来，蓦然而至，此虽欲避之不及避，且欲避之而决不能避者也。但值此万难躲避之邪，而必欲寻一避之之法，则惟有当合境延门时气大发，瘟疫盛行递相传染之际，内则养定精神，外则加谨防范，而毋犯房劳，毋妄动作，毋忍饥饿，毋伤饮食，毋啖生冷，毋餍肥甘，毋肆骂詈，毋鸣锣鼓，毋食凉坐卧湿地，毋冒雨感受风寒，毋近病人床榻染其秽污，毋凭死者尸棺触其臭恶，毋食病家时菜，毋拾死人衣物。常以苍术、雄黄辟秽，大蒜、火[1]酒驱邪，则正气实而疫不能侵，元神旺而邪不敢入。譬如寇贼当前，我之城池高深，又复粮充饷足，马壮兵强，纵贼势猖獗，耀武扬威，而我之市贾居民，自能安堵无恐，绝无震撼之忧焉。避疫如拒寇，拒寇之法非即避疫之法耶，然则人之当斯际者，其必审详慎重，预防其患于将然，而洞烛其机于先事可也。

---

〔1〕火：原书字迹模糊，疑为"火"字，或"人"字。

　　表弟魏为质亦尝过余，问曰：瘟疫触冒异气，先生言之详矣。然气机一动，当必如云之腾，风之起，其所笼罩吹嘘者，非仅一隅一地也，乃发而为病，或者此处盛行而彼地截然无有，此村皆病而邻村都自安然，甚有同村同室同房而有病有不病者，果何以故？曰：子之言，得其大概而未究其精微也，我明语子。夫云之兴也，触石而起，肤寸而合，缕缕然如游丝之袅空，渐如犬、如牛、如车轮，俄顷布获，漫太空弥六合者，云之密者也。然不观夏云之如峰乎？有浓有淡，有突兀有平衍，有破碎玲珑者。又不观秋云之如罗乎？铺鱼鳞，亘匹帛，罅日影，透秋两者乎？大块噫气，万窍怒号，叱者叫者，譹者宎者，寥寥调调刁刁，震空虚而摇山谷者，风之大且狂者也，起于青苹之末，和畅而清徐者，则又风之微而善者也。异气亦然。夫云之淡者，破碎玲珑，漏日而透雨者，阳气足以鼓荡而驱以开之，风之震空虚摇山谷而曲房幽闼，重帘绣幕之限阻而不能入者，亦有障而蔽之者也。异气之动，岂不如云之腾，风之起，而亦有彼此之殊甚，或同村同室同房而病否各异者，地气之盛衰，人禀之厚薄不同也。其盛与厚者，能鼓荡而驱以开之，或自固而有以阻之，故安然无病也。衰与薄者，则如密云之霾霪终风之暴狂，而皆为其所笼罩吹嘘也。吾故曰：子之言，得其大概而未究其精微也。曰：是则然矣。然有某年极多极重，某年或少或轻，甚或其年绝无者，岂亦地气之盛衰，人禀之厚薄欤？曰：是又异气之盛衰厚薄而为之也。气盛而厚，则其年极重极多；气薄而衰，则其年自轻自少也。然亦有极多而极轻，极重而极少者，未有终一岁之久，数百里之地而绝无一人犯此者也。少且轻焉，其或不药而愈，人遂不之觉焉耳。夫厉气之与正气，相为乘除，固无日而无之者也。天有春温而不能无秋肃，世有君子而不能无小人，鸟兽草木有养人而不能无害人也。夫厉气固无日而无之者也。

　　姻兄夏文翰曰：疫固有五运六气之说矣，然或者谓医师诊病皆当准此用药，其果然欤？曰：《内经》及诸贤集中多有以此为言者，然吴君又可曰，夫病不可以年气四时为拘，并非五运六气所印定者，《经》曰天行时疫，亦不必过拘运气。盖天地之气胜复靡常，但当以形症察之，即《运气总论》亦曰，有在天之运气，有在人之运气，如天时胜，则舍人之病而从天之时；人病胜，则舍天之时而从人之病。三说者，虽皆不外运气以立言，而实未尝专主运气以为治也。且不观火运之年，疫当盛行而反见稀少，水运之年，疫应稀少而反见盛行，四五六月火运主之，若拘运气，患疫者宜重，而病或甚轻，九十一月金水司令，疫宜轻而反重乎？曰：然则彼皆非欤？曰：否。人身一小天地也。天地以水火金木土为五运，而人即有五脏以应之。地以风寒暑湿燥火为六气，而人即有六腑以应之。且天之雨露风雷霜雪，即人之喜怒恐惧悲惊也。地之山岳河海，即人之精神血脉也。故人身之一毛一窍，一呼一吸，无一时一息不与阴阳相兆天地相通也。是故，凡病之生，皆有形症。形症者，即人身运气之显见者也。某脏受病，即某脏之本运本气有乘而致也；某腑受病，即某腑之本运本气被克而然也。既细察其脉理，复详审其形症，因脏者治脏，因腑者治腑，或正治，或从治，或直折，或顺性，或反佐，或求属，而以热治寒，以寒治热，以辛散邪，以润解燥，以酸敛汗，以燥收湿，以碱软坚，以凉清热，神而明之，变而通之，调其员以济其偏，制其克而助其用，则不必侈言五运六气之何如，而已不外其理于察症观形之际矣。曰：善哉！子论运气而能见其大也。夫吾固久疑夫照年气用药而药有不应，按时令治病而病有不除者，皆拘迂而鲜所通者也。得子之言，俾胶固曲谨者流，而后知尽信书者之不如无书也矣。

书成之日，契友陶景尼、邹绍南问于品，曰：详查是卷，悉取吴喻二氏明言，加以论释，并采从前经验诸方，附载后卷，以治瘟疫无剩义矣。但查说之有云：疫者，民皆病也，疠鬼为灾，斯名疫矣，又历书所载某日为天瘟，某日为土瘟，某日为瘟鬼所在，道书所载天符降伏，诸瘟元皇，打鬼祛瘟。而又有五瘟使者，摄瘟大神。而又有鄱阳湖乡沿河沿湖上下一带，及各郡县市镇村庄，每当疫气盛行，往往有神像现身，且端然在座，侍卫多人，病者口中竟有某日要到某家，某日要到某姓，某姓设宴甚丰，某家设款极薄，某人在数难逃，某人罪名可赦，并其所需供仪钱锭，亦教令向某某店中买取之语，藉藉相传，不一而足。历年试验大半有准。一乡如此，则别乡可知；一邑如此，则别邑可知。今此书既专论瘟疫，何以并无一字道及，岂说文之称谓历家之推衍，道家之传习俱不足凭乎？活现之神像，病人之口语不足信乎？抑或者生平盛世，断无此等奇异，或皆古今陋俗之相沿，愚夫愚妇之好事者而故为此，妄诞之说惑人以诬世乎？乃一皆置而勿论，是犹不免有挂漏之讥也。品应之曰：神道幽远，圣所不言，然傩以逐疫，即宣圣亦原有朝服而立阼阶之事。今据云云，虽不可视为理之所必有，而亦不可谓为事之所必无。按此原是上天降罚以惩奸淫，因其地其人或立心常悖乎天理，或持己素陷于贪淫，或处世专逞乎强梁，或遇物每肆其残贼。他如平基挖土，伤损龙身，伐木开渠冲犯神煞，罪孽多端，上千赫怒，故悚之以俨然如在之形，加之以偶然不测之祸，使世之见见闻闻者毛骨悚然，咸知天鉴不爽，莫不生其敬畏，俾人之得以改过自新也。吾谓当斯境者，亟宜屏其声色，禁其锣鼓，惟斋戒沐浴，以展其诚，戒谨恐惧以致其敬，祷祝以泄其罪，忏悔以禳其灾，仗人事以挽天心，庶免真诛于万一。若当此而或欲以医药是务，亦惟于此卷中求之耳，吾故不敢妄赘一言，徒令人惊奇而骇异也。皆憬然曰：灾由天降，祸本自求，予早不知天道之所以刑淫，而但拘泥于鬼神为祸之说也。今聆斯言而不禁豁然通，恍然悟矣。

辩孔琐言[1] 新增

辩孔琐言自序

甲午秋，余以乡试至江城，见坊刻有《医门普度》[2]一书，不胜欣赏。窃谓疫痢二症，至险至危，久无定论，顷予评订吴又可先生《瘟疫》一编，剞劂问世，今又得孔君毓礼合痢症之条，穷源溯流，明白显示，以为医家之津筏，此固予所踵踵延颈，甚欲引为将伯之助者也。急索览之，则孔君书内论疫之言，有颠倒前辈、贻害后人之甚者，又不得不为之辩矣。孔君论疫，固本吴氏原文，而于其原序中，"瘟"字尽改为"温"，又于吴氏原论各条下，窜窃己意，居然以"正名""正误"自称。呜呼！"瘟"之与"温"，较然两症，绝不相同，而乃欲以吴书"瘟"名之真正者，竟以"瘟""温"混称为"正名"；吴书治"瘟"之不误者，又以"瘟""温"误治为"正误"耶，此余所甚不解于孔君者也。夫吴氏之书，专论瘟疫，及余所评订原文甚明。信如孔君言，"瘟"即是"温"。又云：加"疒"为"瘟"，皆后人之自为变易，不可因易其文，遂以"瘟""温"为两病，是则孔君之敢于颠倒前辈，贻害后人矣。试思"瘟"与"温"之较然两症者，而既欲颠倒以混其名，则"瘟"与"温"之较然两治者，不致贻害而混其治不止也。然而吴氏所谓"邪厉毒秽，感受传染之瘟疫"而可以《内经·素问》之所谓"冬伤于寒，春必病温，冬不藏精，春必病温"之治以治之乎？吾恐孔君亦知其不可也。则"瘟"与"温"之各为一症，固已显然也。且即温之为症，亦不一矣，如冬温、春温、风温、湿温，种种不同，前贤尚论往籍可稽，独无有阐入疫门瘟字混举淆称者。故长沙张氏谓，治疫为前人缺典，因著论以为补遗，则瘟之与温症不同而名各别又显然也。盖温症有兼瘟气而发者，未有瘟疫而即名之以温病者也。请得晰言之。昔嘉言喻氏先辈之论疫也，谓仲景《伤寒论》欲明冬寒、春温、夏秋暑热之正目，不能并入疫病以混常法，驳叔和四变篇谓瘟疫者另加一气，或温气兼瘟气。夫春温之正不能并入疫病以混常法，而温瘟并发之症必加兼字，先辈恐误后人，句斟字酌，精细如此，可知瘟疫与温病之不同者，此其一也。又谓四

---

〔1〕辩孔琐言：原书此处无此标题，今据章节结构需要补之。
〔2〕《医门普度》：《医门普度温疫论》的简称。

时不正之气，感之者初不名疫，因病致死，病气尸气混合不正之气，斯为疫矣。以故鸡瘟死鸡，猪瘟死猪，牛马瘟死牛马，推之于人何独不然？夫病气尸气混合，不正之气，始名瘟疫，而温则冬伤于寒及冬不藏精之所致，是"瘟"与"温"之不同者，又其一也。惟谓温与暑湿热之气交结互蒸，其中或杂诸秽，益以病气死气，无分老少，触之即同一病状，此则温气而兼瘟气者。然"温"不同"瘟"，玩一"兼"字，可见不得谓"瘟"即是"温"者，又其一也。夫先辈不惜苦心以分而别之，而孔君必欲恣其私见，以混而同之也，余是以不解也。且孔君亦自知其立说之前后牴牾乎？其评论杂气曰：疫病乃天地疠气，时人以伤寒目之，更以冬伤于寒春必病温之温病混之，则"温"不可以混"瘟"，孔君亦既知之矣，而于"瘟"即是"温"之言，不已自相矛盾乎？又云：疫病感天地戾气也。戾气者，非寒、非暑、非暖、非凉，亦非四时交错之气，乃天地间一种疠气。至于温病，则伏邪所发，多有安居静养，别无他故，倏焉而病，询其所以然之故，无处寻思，求其感受之因，杳不自觉，则"瘟"之不同于"温"亦犹"温"之不可以混"瘟"者，孔君亦又知之，而与"瘟"即是"温"之言相为矛盾，不更彰明较著哉！不但此也，又据杂气篇评曰：即如叔和所云，春应温而反寒，夏应热而反凉，秋应凉而反热，冬应寒而反温，得非时之气，长幼相似者以为瘟疫病，其说亦似是而非是。孔君又明知非时之气，如前所云应温反寒，应热反凉之类，是为温病，而不可遂以为瘟疫，故谓叔和之说似是而实非也，则"瘟"即是"温"之言，即问之孔君其以为然乎？否乎？抑实矛盾乎？此固不待智者而知之者也。嗟乎！温之为症虽亦多端，然不如瘟之危险。若大头、软脚、疙瘩、瓜瓢、蛤蟆、绞肠诸恶症，治者差以毫厘，病者即分生死。故吴氏《醒医六书》，实专门名家之业，无从颠倒，无从疵议者也。而孔君云云，且以"正名"、"正误"自命，则余虽不与孔君辩，而不得不代为吴氏辩，且为读吴氏书而治瘟疫者辩之也。《易》曰：由辩之不早辩。孟子曰：予岂好辩哉，愚亦犹是耳知我罪我不遑计矣。爰就孔君原文为之条辩，如下至若痢门，余另与疟泄合为论著，附录后编。

　　时乾隆乙未[1]初夏八十一岁[2]老人松园熊立品自识。

〔1〕乾隆乙未：公元 1775 年。

〔2〕八十一岁："八"疑为"七"之误。凡例中谓"念予辛逾七十"。另外，又有序称"兄以七十倦勤之年"，两者互证，七十余岁说法较可信。

辩孔琐言

新建邑庠熊立品圣臣甫辩

正名原文愚辩分注各文下

《伤寒论》曰：发热而渴，不恶寒者，为温病。

此即《内经》、仲景、嘉言诸前辈所指之正温病也。冬伤于寒，冬不藏精，致寒邪深入，遇春感发伏邪，浮越于太阳、阳明、少阳三经，故身发热。真水亏缺，邪火上炎，肠胃如焚，津液枯涸，故口渴。不恶寒者，伏匿之邪，郁蒸成热，自内达外，故不恶寒，非如瘟疫之热而不恶寒也。孔君误认病原，因而误认病症，遂误有《正名》之书，而实由于误解《伤寒论》也。已实误而不正，又奚其正也。

后人省文，加"疒"为"瘟"，即"温"也。

此一"温"字，系春夏正温，或感受外邪而发之风温、湿温也。若瘟则疫病，系感触天地疠气，延门合境无论老少强弱，共相传染者也。症候本不相同，病名所以各异，岂因其声音之合，遂并其字义而同乎？至谓"后人省文"，试问"氵"之与"疒"，孰为多？孰为少乎？此又支离其词之甚者，人所易见，无俟繁言。

如"病證"之"證"，后人省文作"证"，嗣后省"言"，加"疒"为症。又如滞下，古人为下利脓血，盖以泻为下利，后人加"疒"为"痢"。要之，古无"瘟""痢""症"三字，皆后人之自为变易耳。不可因易其文，以"瘟""温"为两病，

古诚无此三字，故喻氏嘉言先生以前亦有以"温疫"名篇者，古人字多通用，有一字而四五解者矣。若谓一字只一义，则温良恭俭之"温"，即可解作温故知新之"温"乎？且孔君谓，古人以泻为下利，试问今有痢者，孔君仍以滞泻治之，有泄泻者，孔君遽以痢治之，而执古人下利二字谓痢，亦为泄，或泄即为痢乎？善读书者不以辞害意，以意逆志，是为得之。因哉，孔君之论瘟矣！

各指其受病之原。

冬伤于寒，冬不藏精者，春夏之正温也；得非时之气以为病者，冬温、风温、湿

温也；感四时不正之气，而又杂以秽气，加以病气尸气者，瘟疫也。此瘟疫、温病受病之原，其迥乎不同有如此者。

乃指冬之伏寒，至春至夏，发为温热。

精失闭藏，水脏不胜寒肃而受伤，冬不即病者，以我政当权，尚可御侮。至于春前时，退气泄热，既耗其液木，复盗其精。故略感微邪，春则发为温病，夏则发为热病。此《内经》、仲景、嘉言诸贤之所指，以名温者也。

又以非节之暖为瘟疫，

按：叔和《序例》，固有其冬有非节之暖者，名曰冬温，实未闻曰瘟疫。即在昔诸贤，俱指四时异气，或天地不正之气为病，亦无一人以非节之暖为瘟疫者。孔君云云，不知何据？

果尔，又当异症异脉，

春温之病，其症发热，口渴而不恶寒，初无传染。若夫瘟疫初起，不阴不阳，似疟非疟，先憎寒而后发热，久则但发热而不憎寒，或至日晡益甚，头疼节强，苔如积粉，渐或黄黑芒刺，二便秘塞，甚至延门合境，共相传染，此症异也。温病之脉，初但伤经者为阴邪，发则为伏气，伏气多弱脉。久伤入脏者为阳邪，阳邪为正温，正温多洪脉。若瘟疫之脉则详，予评订吴氏《六书》[1]中，迥乎各别，此脉异也。孔君论脉，不尝云乎疫邪充斥，脉多变幻，或浮细如丝按之全无，或沉微欲绝举之不见，或全伏，或极促，朝更夕改，莫可名状，岂非脉异乎？

不然，何以知其受病之原不同也。

既审其脉，复辨其症，借曰，未知吾不信矣。

设使脉症不同，病原各异，又当另立方论治法，然则方论治法，又何立哉？

按：温病之方论治法，详于《内经·素问》及喻氏《尚论》后四卷，瘟疫之方论治法，则莫详于吴氏《醒医六书》，其他散见于前贤各书者，难更仆数。即孔君所辑刘宏璧、林起龙、朱煜及二贤名方治案，孰非因其脉症不同，病原各异而另立者乎？

所谓枝节愈繁而意愈乱，学者未免有多歧之惑矣。

体认得喻氏春温之论，清清楚楚，参透得吴氏瘟疫之论明明白白，不妄以"瘟"

---

〔1〕《六书》：即《醒医六书》。

即是"温"，自然枝节不繁，意亦不乱，而何有于惑，何有于多歧？

夫温者热之始，热者温之终，温热首尾一体，故又为热病，即温病也。

据称温热首尾一体，热病固即温病矣。若瘟疫与温热首尾并非一体者，何得妄谓"瘟"即"温"也乎？

又名疫者，以其延门合户，如徭役之役，众人均等之谓也。

诠解"疫"字义，名通精确矣。试问温之为病曾有是乎？即此数语似孔君，亦明知"瘟"不同于"温"也，而又安得谓"瘟"即是"温"？

今省文作"殳"加"疒"为"疫"。又为时疫时气者，因其感时行疠气也。因其恶疠，又为之疫疠。终有得汗而解，

按：瘟疫之症，必于下后，表里疏通才得战汗而解。若起初即似孔君主用温补，而以术附参芪闭固皮毛，壅滞经络脏腑，奚由得有战汗、自汗？疫邪又何由得解哉？

故燕冀名为汗病。

按：时疫、时气、疫疠、汗病，皆瘟疫之别名。更有大头、软脚、疙瘩、瓜瓤、蛤蟆、绞肠等名目，固皆孔君笔之于书者，今谓"瘟"即是"温"，试问温之为病曾有是乎？

此外，又有风温、湿温，即温病夹外感之兼症各各不同，究其病则一。

风温、湿温，均为温病，大端虽同，而其实亦有治风、治湿之异。至瘟疫之与温病，则脉不同，症不同，治不同，方不同矣，何得谓"瘟"即是"温"？细按孔氏"瘟"即是"温"之言，初以为湿温一症，略略相近，今复考其所引刘宏璧集补，谓凡盛夏湿温之症，即藏疫疠在内，一人受之则为湿温，一方传遍则为疫疠，夫一人受之为湿温，是湿温并不传染他人也。一方传遍为疫疠者，则延门合境共相传染者也，则瘟疫与湿温且截然为两病，而况风温、春温等，反得与瘟疫混而为一病之理哉？

然后世称疫者众，书以温疫者，弗遗其言也。

此孔君正名之作所由来乎？虽然，吴氏论疫之书，一字一句莫不湛深名理，纬以名言，固无俟后人是正矣。即前贤论列，散见各编者，岂尽谬戾，罔知者乎。孔君订吴氏之书而乃尽翻成说，正以瘟温同病之名，视名编等于覆瓿，炫浅学矜其创获。孔子有言：盖有不知而作之者，我无是也。若孔君者，其无乃不可乎？

后以"伤寒例"及诸家所议，凡有关于温疫，其中多有错误者，仍恐致惑于来学，悉采以正焉。

按：所引《伤寒例》及云岐子《活人书》、陶节庵、朱丹溪等诸前辈，皆冬温、风温、湿温之议耳，与吴氏专论瘟疫者，渺不相涉，乃横加阐入。吾恐孔君所谓滋学者多歧之惑者，殆不啻其自谓也。己则误而不正，而尚暇正人哉！

评曰：细阅所辩诸条，最为详晰，不但瘟疫之源流益著，而风温、湿温，并大头、软脚等瘟之病原，纤毫毕澈矣。可谓有功医学。

正　误

品按：孔氏正误诸条，多系喻嘉言驳正王叔和《伤寒序例》，并云岐子《活人书》、陶节庵、朱丹溪等，辩论冬温、春温、风温、湿温之语，绝非瘟疫症中所有事。今孔君于吴氏《瘟疫论》中，凭空插入，名以"正误"，岂以为吴氏未见以上诸书，不知所谓证有名温者，而但谆然详切于瘟疫之审治研方，故待今日孔君而正其误耶。